全国老年服务与管理类专业
规划教材
NATIONAL PLANNED TEXTBOOK
FOR ELDERLY SERVICE AND
MANAGEMENT

社区老年照护

Community Care for the Elderly

主编 郭小建 刘宇竹
Chief Editor Guo Xiaojian Liu Yuzhu

副主编 李国英 张小江 吕吉利
Deputy Editor Li Guoying Zhang Xiaojiang Lü Jili

参编 周春梅 黄全美 王喻燕 周文 罗雁
Co-editor Zhou Chunmei Huang Quanmei Wang Yuyan Zhou Wen Luo Yan

天津大学出版社
TIANJIN UNIVERSITY PRESS

内容提要

本书遵循科学性和实用性原则，结合老年人的生理和心理特点以及社区照护工作特色，介绍了社区老年照护评估、社区老年日常生活照护、社区老年营养照护、社区老年心理健康照护等方面的基本原理和方法，同时介绍了社区老年常见疾病照护、社区老年躯体移动障碍照护、社区老年紧急救护技术、社区老年保健按摩、社区老年活动设计等内容，从而让社区老年照护者全面掌握老年人居家照护技术，提高社区老年照护相关工作人员的照护质量，改善为老年人提供服务时的预防技术、照护技术。

本书既可以作为高等职业院校、中等职业学校老年服务与管理类专业以及老年社会工作、民政服务与管理等专业人才培养使用的教材；也可以作为各类养老服务机构、社区养老服务中心、企事业单位离退休工作办公室、干部休养所、老年大学等老年教育培训机构的培训或教学用书，为一线老年服务人员提供技术流程参考；还可以作为从事养老敬老相关工作的老年服务从业人员的职业技能培训用书。

图书在版编目（CIP）数据

社区老年照护：汉文、英文／郭小建，刘宇竹主编；李国英，张小江，吕吉利副主编；周春梅等参编. —天津：天津大学出版社，2023.7（2024.3重印）

全国老年服务与管理类专业规划教材

ISBN 978-7-5618-7521-6

Ⅰ. ①社… Ⅱ. ①郭… ②刘… ③李… ④张… ⑤吕… ⑥周… Ⅲ. ①老年人-护理-社区服务-中国-高等职业教育-教材-汉、英 Ⅳ. ①R473.59 ②D669.6

中国国家版本馆 CIP 数据核字（2023）第 114785 号

SHEQU LAONIAN ZHAOHU

出版发行 天津大学出版社
地　　址 天津市卫津路92号天津大学内（邮编：300072）
电　　话 发行部：022-27403647
网　　址 www.tjupress.com.cn
印　　刷 北京盛通数码印刷有限公司
经　　销 全国各地新华书店
开　　本 787mm×1092mm　1/16
印　　张 24.5
字　　数 550千
版　　次 2023年7月第1版
印　　次 2024年3月第2次
定　　价 99.00元

前 言

Preface

21 世纪是人口老龄化的时代。目前，世界上所有发达国家都已经进入老龄社会，许多发展中国家正在或即将进入老龄社会。1999 年，中国也进入了老龄社会，是较早进入老龄社会的发展中国家之一。国家统计局数据显示，截至 2022 年底我国老年人口达到 2.1 亿人，占总人口的比重达到 14.9%，远超过同期总人口 0.5% 的年均增长率。党的二十大报告指出，十年来，我国人均预期寿命增长到 78.2 岁。全国老龄工作委员会最新发布的数据显示，从 2022 到 2035 年，中国将进入急速老龄化阶段，老年人口将增加到 4.18 亿人，占总人口的比重达到 29%。中国是世界上老年人口最多的国家，中国老年人口占全球老年人口总量的五分之一，中国的人口老龄化问题不仅是中国自身的问题，而且关系到全球人口老龄化的进程，因此备受世界关注。随着经济社会的发展变化，我国人口老龄化面临新形势。当前和今后较长的一个时期，我国人口老龄化发展将呈现出以下鲜明特点：老年人口增长快、规模大；高龄、失能老人增长速度快、社会负担重；农村养老问题突出；老年家庭结构空巢化、独居化加速；未富先老矛盾凸显；等等。同时，我国养老事业存在机构养老床位不足、社区养老技术不成熟、家庭养老需求较大、养老服务人才严重短缺的现象。本书主要从社区居家养老的服务技术入手，分为十个项目，分别阐述社区老年照护评估、日常生活照护、营养照护、心理健康照护、常见疾病照护等内容。

本书由郭小建、刘宇竹担任主编，李国英、张小江、吕吉利担任副主编，周春梅、黄全美、王喻燕、周文、罗雁参与编写。项目一、项目二由重庆城市管理职业学院郭小建编写；项目三由重庆仁爱社会工作服务中心张小江编写；项目四由重庆城市管理职业学院罗雁编写；项目五的任务一至任务三由重庆城市管理职业学院李国英编写，任务四由重庆仁爱社会工作服务中心周春梅编写；项目六由重庆医科大学附属第三医院吕吉利编写；项目七由重庆高新区艾上社会工作服务中心王喻燕编写；项目八由重庆仁爱社会工作服务中心黄全美、周春梅编写；项目九的任务一、任务二由重庆市第一社会福利院周文编写，任务三由重庆城市管理职业学院郭小建编写；项目十由重庆青年职业技术学院刘宇竹编写。

编者

2023 年 1 月

Preface

The 21st century is an era of population aging. At present, all the developed countries in the world have entered the aging society, and many developing countries are entering or are about to enter the aging society. In 1999, China also entered the aging society and was one of the developing countries that entered the aging society earlier. According to data from the National Bureau of Statistics, by the end of 2022, China's elderly population had reached 210 million, far exceeding the average annual growth rate of 0.5% of the total population in the same period, and the proportion of the aging population had reached 14.9% of the total population. The report of the 20th CPC National Congress pointed out that China's average life expectancy had increased to 78.2 years. The latest data released by the National Working Commission on Aging show that from 2022 to 2035, China will enter a rapidly aging stage, with the elderly population increasing to 418 million, accounting for 29% of the total population. China has the largest elderly population in the world, accounting for 1/5 of the total elderly population in the world. China's population aging is not only a problem of China itself, but also related to the process of global population aging, which has attracted worldwide attention. With the development and change of economy and society, the aging of population in China is facing a new situation. At present and for a long period in the future, the development of population aging in China will show distinct characteristics such as rapid growth and large scale of the elderly population, rapid growth of the elderly and disabled elderly, heavy social burden, prominent rural pension problem, accelerated empty nesting and living alone of the elderly family structure, and prominent contradiction of getting old before getting rich. At the same time, there are some phenomena in the pension cause in our country, such as insufficient institutional beds for the aged, immature community pension technology, a greater demand for the family pension, and a serious shortage of talents in providing for the aged. This book mainly starts with the service technology of community home care for the aged and is divided into ten projects, expounding the care assessment, daily life care, nutritional care, mental health maintenance, common disease care for the elderly in the community and so on.

This book was chiefly edited by Guo Xiaojian and Liu Yuzhu; Li Guoying, Zhang Xiaojiang and Lü Jili served as deputy editors; Zhou Chunmei, Huang Quanmei, Wang Yuyan, Zhou Wen and Luo Yan participated in the writing of this book. The first and second projects were compiled by Guo Xiaojian of Chongqing City Management College. The third project was written by Zhang Xiaojiang of Chongqing Charity Social Work Service Center. Project 4 was compiled by Luo Yan of Chongqing City Management College. Project 5 was compiled by Li Guoying of Chongqing City Management College. Project 6 was compiled by Lü Jili of the Third Affiliated Hospital of Chongqing Medical University. Project 7 was compiled by Wang Yuyan of Chongqing High-tech Zone Aishang Social Work Service Center. Project 8 was compiled by Huang Quanmei of Chongqing Charity Social Work Service Center and Wang Yuyan of Chongqing High-tech Zone Aishang Social Work Service Center. Task 1 and Task 2 of project 9 were compiled by Zhou Wen of the First Social Welfare Home of Chongqing; Task 3 was compiled by Guo Xiaojian of Chongqing City Management College. Project 10 was compiled by Liu Yuzhu of Chongqing Youth Vocational and Technical College.

Editors

January 2023

目　录

Contents

Contents

项目一 社区老年照护概论

任务一 了解社区老年照护的基本概念

知识详解

一、社区照护

（一）社区照护的概念

社区照护是指在社区内通过正式或非正式的社会服务系统给予那些在身体和精神方面有需要的人（如老年人、儿童、弱能者和残障者）的援助性服务与支持。其目的是把有需要的社会成员留在其所在的生活社区，由政府人员、专门工作者、民间团体、志愿者、社区群众和受照顾对象的社会关系网络为其提供行动帮助、物质支援、心理支持和整体关怀。

社区照护源起

（二）社区照护的分类

20 世纪 60 年代，社区照护才正式成为英国政府的政策。1963 年，英国卫生部颁布一项文件——《健康与福利——社区照护的发展》，该文件指出：社区照护的对象包括妇女、老年人、精神病患者及肢体残障者；对于社区照护服务，志愿服务部门与地方政府应扮演主要角色，特别是在地方政府没有责任提供的方面，志愿服务部门是最主要的提供者。

在社区内接受照顾

由社区负责照顾

二、社区老年照护

（一）社区老年照护的含义

照护又称全面或者全方位的照料护理。它是一个综合概念，是指为因高龄、患病等身心功能存在或可能存在障碍的老年人提供的医疗、保健、护理、康复、心理、营养及日常生活等多方面的照顾。广义的“照护”概念不仅包括因生理疾病所需要的照护，还包括因心理和社会适应性各方面疾患所需要的照护，照护的目的在于增进或维持老年人身心功能，提高老年人自我照顾及生活自理能力，保持老年人的正常生活状态。《中华人民共和国国民经济和社会发展第十四个五年规划和2035年远景目标纲要》明确指出，我国将积极应对人口老龄化上升为国家战略，大力发展普惠型养老服务。

《中华人民共和国国民经济和社会发展第十四个五年规划和2035年远景目标纲要》

一般老年人患病的特点

（二）社区老年人的特点

1. 社区老年人的生理特点

衰老或老化是人类正常生命活动的自然规律。衰老是指随着年龄的增长，人体对内外环境的适应能力、代偿能力逐渐减退的过程。老化是指生物体生长发育到成熟期以后，随着年龄的增长，在形态结构和生理功能方面出现一系列退行性变化，机体功能逐渐丧失的过程。从生物学的角度来看，人体的衰老起始于细胞，表现为组织、器官功能减退。与许多生物一样，人类的衰老是一种普遍存在、不可逆且不可抗拒的渐进过程。衰老开始的时间及进程的快慢因人而异，主要表现为适应能力减弱，抵抗能力下降，自理能力降低等。

即使是年龄相同的老年人，不同脏器功能改变的程度也有差异，所以对老年人疾病不能仅仅以实际年龄来判断，更应全面考虑职业、家庭环境、经济状况及与周围人的关系等情况，综合加以分析和判断。

2. 社区老年人的心理特点

老年人会经常回顾自己过去的经历，寻找生命的价值，以便接受渐渐老去、走向死亡的事实，具体表现如下。

1）大脑功能下降，记忆力减退

老年人有近期记忆力减退，远期记忆力较好，存在空间功能障碍等特点。老年人的记忆力减退体现在日常所做的事上，如炒菜时忘记放盐、出门时忘记锁门等。相反，他们对几十年前的事情却记得比较清楚。随着生活节奏骤然放慢，老年人渐渐进入一种安详和宁静的停滞状态，开始对自己几十年走过的路进行回味，说的话、做的事都带着浓厚的怀旧色彩。除此之外，老年人的空间功能障碍越来越明显，可能出现外出后找不到回家的路、在家中找不到自己的卧室等比较严重的情况。

2）情绪控制能力减弱

老年人容易情绪不稳定，自控能力差，经常被负面情绪控制，易被激怒，动辄大发雷霆，或易哭泣，经常产生抑郁、焦虑、孤独、自闭和对死亡的恐惧等心理。

3）趋向保守，固执己见

进入老年期后，人的活动能力开始逐渐衰退，情绪变得低落。许多老年人在多年的社会实践中，养成了一定的生活作风和习惯，随着年龄的增长，这些生活作风和习惯不断被强化。因此，老年人在评价和处理事务时，往往容易坚持自己的意见，不愿意接受新事物、新思想，经常以自我为中心，很难正确认识和适应生活现状，常常沉湎于往事，对无法留住美好的过去而感到惋惜。

4）“返老还童”，言语、行为幼稚

老年人时常表现出与实际生理年龄不相称的言语和行为，对生活中的事物表现出前所未有的兴趣和好奇心，常要求别人给予更多的照顾和关怀，总要求老伴或子女陪在身边、挑剔饮食等。老年人小孩化并不是什么坏现象，这种现象的出现有一定的科学道理，这种变化对老年人保持身心健康非常有利。

5）依赖心理严重

老年人在老化过程中主要表现为三种典型的依赖，即经济依赖、生理依赖和社交依赖。老年人通常希望有一个健康的身体，一旦患有疾病，希望尽快痊愈，不留后遗症，不给后辈增加负担，尽可能延年益寿。但由于生理和社会上的一些客观原因，老年人在独立性和依赖性两者之间的斗争中，会不自觉地向依赖性方面倾斜。

因此，在照护老年人的过程中，要结合不同老年人的生理与心理表现、生活经历及文化程度，指导老年人正确地面对老化甚至死亡，让老年人了解老化与死亡是不可避免的。

任务导入

小王是某养老服务中心的一名社会工作者（简称社工），负责该机构中老年人的疾病照护。如果你是小王，你会如何运用本任务中所学知识，去了解该机构中老年病人的生理和心理状态？

任务分析

要了解老年病人的生理和心理状态，必须综合分析老年人的生理特点、心理特点和社会特点。了解老年病人的情况之后按照计划进行照护。

任务实施

一、操作流程

操作流程见图 1 –1。

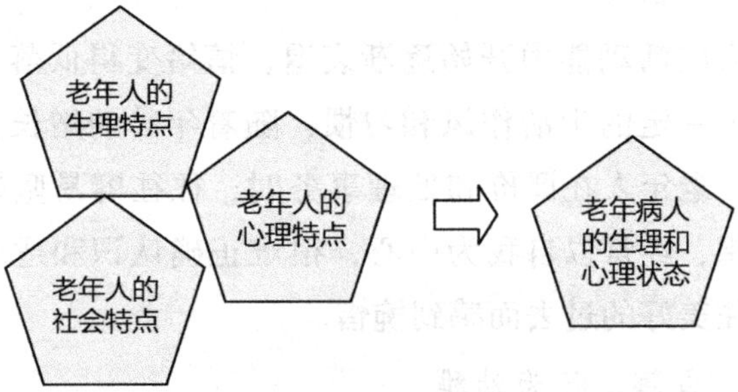

图 1 –1　操作流程

二、操作注意事项

尽量注意地区差异和个性化差异。

任务工单

表 1－1　任务工单

<table>
<tr><td>任务名称</td><td>老年病人的生理和心理状态</td><td>学时</td><td></td><td>培训对象</td><td></td></tr>
<tr><td>学生姓名</td><td></td><td>联系电话</td><td></td><td>任务成绩</td><td></td></tr>
<tr><td>任务设备</td><td></td><td>操作时间</td><td></td><td>操作地点</td><td></td></tr>
<tr><td>任务目的</td><td colspan="5">（1）掌握准备要素；
（2）体验思考过程；
（3）能够撰写心得体会</td></tr>
<tr><td rowspan="4">任务实施</td><td>准备</td><td colspan="4"></td></tr>
<tr><td>实施流程</td><td colspan="4"></td></tr>
<tr><td>实施总结</td><td colspan="4"></td></tr>
<tr><td>实施评价</td><td colspan="4"></td></tr>
<tr><td>教师评价</td><td colspan="5"></td></tr>
</table>

注：填写任务工单时，注意尽可能以（1）、（2）、（3）……的形式分条目列出，下同。

思考实践

谈一谈如何更好地判断老年人的心理状态。

任务二　了解社区老年照护的工作内容和方法

知识详解

一、社区老年人的生理照护

1. 社区老年人生理照护的内容

社区老年人生理照护的内容包括救助服务、社会安排服务、环境改造服务、危机干预服务、社区参与服务、权益保障服务等。社区老年人生理照护的作用如下。①满足老年人在食物方面的需要：注意老年人的膳食营养，为不能自理的老年人喂食和喂水。②满足老年人排泄的需要：帮助不能自理的老年人排便、排尿，及时清除排泄物。③满足老年人舒适的需要：营造安静、清洁、温度适宜的休养环境。④满足老年人活动和休息的需要：帮助老年人适当活动，并尽可能促进老年人正常睡眠。⑤满足老年人安全的需要：防止老年人跌倒、噎食、误吸、损伤，保持老年人皮肤的完整性。

社区老年人生理照护的含义

老年人生理照护的具体内容

精细化管理的“医养结合”护理模式的工作内容

2. 社区老年人生理照护的方法

社区老年人生理照护为老年人提供日常生活起居护理，对简单疾病提供用药指导及治疗干预，做好日常活动看护等。可以采用基于精细化管理的“医养结合”护理模式，构建并健全护理管理制度，机构内配备老年专业护士、护理人员充当老年人的健康顾问。

老年人的身体健康状况对于其能否参加社会活动非常重要，社会工作者在评估和介入阶段要格外注意。社会工作者要谨慎地处理好涉及老年人隐私的健康问题。社会工作者要帮助老年人、机构和家庭进行生活环境方面的调整，以有效避免意外事故的发生。

二、社区老年人的心理照护

社区老年人心理照护的含义

1. 社区老年人心理照护的内容

在老年人比较集中的地方，由单位或者社区建立专门的老年人休闲娱乐活动场所，为老年人提供文化、教育、娱乐、体育设施等，满足老年人的精神需求。老年大学以及一些老年人服务站的开设，既可以丰富老年人的晚年生活，增加老年人之间的交往，同时也可以使老年人获得所需知识。

老年人心理照护的方法原则

2. 社区老年人心理照护的方法

我国社区老年人心理照护服务模式分为三种，即医学模式、教育模式、社会模式。医学模式中的心理健康服务称为心理治疗；教育模式中的心理健康服务称为心理辅导；社会模式中的心理健康服务称为心理咨询。

三、社区老年人的社会照护

1. 社区老年人社会照护的含义

社会照护是指在社区内通过正式或者非正式的社会服务系统为那些在身体和精神上有需要的人提供的援助性服务与支持。社区老年人社会照护模式包括个人自助、家庭支持、机构照顾、市场服务和政府主导，以满足差异化需求。

2. 社区老年人社会照护的内容

政府与社区建立伙伴关系。在社区照护中，政府与社区的参与应该是相辅相成、互补长短的关系，所以服务的模式不是以家居照顾取代院舍照顾，而是正规与非正规服务的结合，从而有效地提供照顾。

第一，提供医疗照顾。在各医院开通老年人门诊优先服务，分出老年疾病治疗专科病室，设立日间医院，为老年人提供出院医疗护理和健康护理服务。

第二，提供住院照顾。为不宜留在家中生活的老年人提供住院照顾。

第三，帮助服务对象正常地融入社区。社区照护的目标应该以协助服务对象正常地融入社区为主，让他们建立自己的生活方式和社交关系。

第四，使服务使用者参与及充分地表达自己的愿望，并承担倡议者的角色。

第五，建立理想和关怀社区。建立理想社区的主要方法是组织志愿团体在社区内形成有效的支持网络，将社区内松散的资源整合起来，通过居民的参与，发展自我潜能和扩大对社会的影响力。重建新公民社会意识，强调居民的义务参与和积极互动，建立理想和关怀社区的目标，需要多方努力和长时间的推动才有可能实现，特别是政府的支持与物质资源的投入是非常重要的。

3. 社区老年人社会照护的方法

社区老年人社会照护的方法主要是提供住院照顾，如为一些不宜留居家中生活的老年人提供老人宿舍、安老院、福利院、敬老院等。此外，也有老人社交中心等帮助老年人正常地融入社区的照护场所。

（1）老人社交中心。按照中国香港的标准，每个老年人口达到3 000人的社区应有一所老人社交中心。老人社交中心可以定期举办学习班、兴趣小组及文娱康乐活动等，促进老年人与社会的紧密接触。

（2）老人综合性社区服务中心。按照中国香港的标准，每个老年人口达到2万~5万人的社区应建一所老人综合性社区服务中心。除一般性小组及社区活动外，老人综合性社区服务中心还可以提供多样化的辅助服务（如膳食、洗衣等）协助有困难的老年人，同时也可提供个人辅导及推广老人社区教育。

（3）家务助理。家务助理可以帮助一些缺乏家人照顾的体弱及行动不便的老年人，其服务内容包括给老年人送饭，帮老年人料理家务、做个人清洁，护送老年人看病等。

（4）老人日间护理中心。为日间缺乏家人照料的体弱老年人提供有限度的护理服务及社群活动。

（5）老人外展服务。社会工作者探访一些老弱、独居及参加活动有困难的老年人，协助他们申请所需要的服务（如低保、家务料理等），并为他们提供探访、社交、康乐活动及辅导服务。

（6）交通及公共娱乐方面的优待。如老年人乘搭车优惠、免费等。

任务导入

小李是某养老服务中心的一名社工，负责照护服务中心的老年人。如果你是小李，你会如何运用本任务中所学知识对老年人进行社会照护？

任务分析

要制订老年人的社会照护计划，首先要了解老年人的生理和心理照护方法，还要根据老年人的个人情况，提供对应的社会照护。梳理了任务分析的思路后，需要对所需分析的内容进行整理和汇总，同时结合机构老年人的现状评估和需求评估，明确活动目标。

任务实施

一、操作流程

操作流程见图1-2。

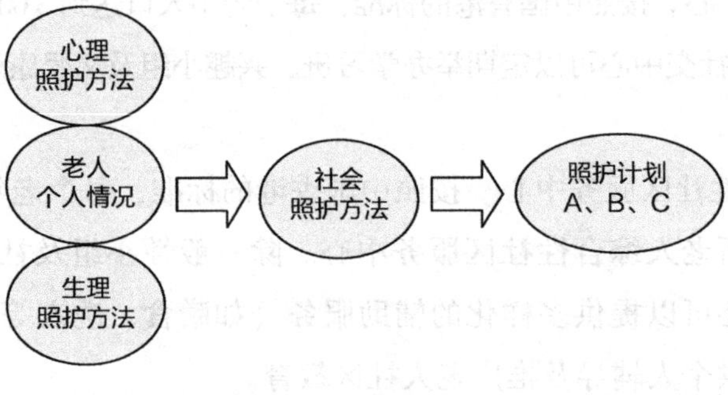

图 1-2　操作流程

二、操作注意事项

（1）进行老年人服务需求和现状分析时注意选择标准的量表，并按照评估流程进行。

（2）搜集、判断老年人生理、心理等信息时注意科学性和准确性。

（3）注意地区差异和个性化差异。

任务工单

表1－2　任务工单

<table>
<tr><td>任务名称</td><td colspan="2">老年人社会照护</td><td>学时</td><td></td><td>培训对象</td><td></td></tr>
<tr><td>学生姓名</td><td colspan="2"></td><td>联系电话</td><td></td><td>任务成绩</td><td></td></tr>
<tr><td>任务设备</td><td colspan="2"></td><td>操作时间</td><td></td><td>操作地点</td><td></td></tr>
<tr><td>任务目的</td><td colspan="6">（1）掌握准备要素；
（2）体验思考过程；
（3）能够撰写心得体会</td></tr>
<tr><td rowspan="4">任务实施</td><td>准备</td><td colspan="5"></td></tr>
<tr><td>实施流程</td><td colspan="5"></td></tr>
<tr><td>实施总结</td><td colspan="5"></td></tr>
<tr><td>实施评价</td><td colspan="5"></td></tr>
<tr><td>教师评价</td><td colspan="6"></td></tr>
</table>

思考实践

讨论如何让老人更好地度过离退休的过渡期。

任务三 了解社区老年照护的目标、任务与策略

知识详解

一、社区老年照护的目标

社区老年照护的目标推动了一种新的文化的产生，这种新文化既是一种“以人为本”的社会意识，又是一种对建立理想和关怀社区的期望。

C. 赫金博瑟姆（C. Heginbotham）在《回归社区：志愿者道德与社区照顾》一书中提到了“源自关怀社区的照顾”的五个理想，可以将其看作社区老年照护的目标。

（1）重建新公民社会意识。提高居民在社区的义务参与度，在社区中营造互助友爱的氛围。政府应该尽量协助每个社区推动居民自发地参与义务工作。

（2）政府与社区建立伙伴关系。政府与社区的参与相辅相成、互补长短。正规与非正规服务相结合，可以更好地实现社区老年照护。

（3）帮助服务对象正常地融入社区。让老年人在社区建立自己的生活方式和社交关系。

（4）倡导老年人在社区实现自治。使服务使用者参与并充分地表达自己的愿望，在社区建设中成为倡议者、活动的组织者。

（5）建立理想和关怀社区。组织志愿者团队形成有效的支持网络。将社区里的资源整合起来，发动、鼓舞居民加入志愿者团队，提高他们的社会地位和自我满足感，扩大他们的社会影响力。

二、社区老年照护的任务

由于社区老年照护根据服务对象的需要确定服务工作的取向，因此可以将社区老年照护理解为一个内涵相当广泛的服务模式。社会工作者可以通过社区老年照护这一管理与服务的基本模式，根据不同国家和地区服务对象的需求和环境条件的不同，形成以实践为取向、符合本土情况的社区老年照护模式。

（1）将社区内有特殊困难而自己不能解决并需要长期照顾的服务对象留在社区内接受服务。以英国为例，就医后出院的老年人、伤残人士以及精神病康复者，回到社区后都能得到社区的照顾及支援服务。社会工作者运用照顾管理（caring management）工作模式，对每一个有需求的个案进行认真评估，制订照顾计划，根据服务对象的需

要，结合不同专业和不同机构的服务系统提供社区老年照护。照顾管理的工作过程是一个对服务对象的需要不断评估、不断协调相关支持网络系统的过程。

（2）使有困难的社区居民（个人或家庭）所需要的家庭照顾社会化，减轻家庭的负担。在社区内有需求的服务对象，其家庭承担着照顾服务者的大部分工作，其中服务对象的医疗、康复锻炼、生活起居与卫生饮食照顾，需要大量的人力、物力的支持。家庭照顾社会化是将照顾服务者的支持服务通过机构的不同专业实行分类、分项，对有需要者进行服务。例如，入户的支持性服务有心理辅导服务、医务护理服务、康复治疗服务等。除此之外，社会化服务还包括购物服务、送餐服务、家庭清洁服务等。

（3）挖掘社区的各种人力资源，建立社区支持网络，使社区居民建立起互助、互帮的责任意识，实现社区居民之间的高度互动，使社区居民形成良好的人际关系。

三、社区老年照护的策略

社区老年照护的策略主要是指使用什么方式使服务使用者和服务者相互理解沟通，进而建立起彼此信任的关系，以及使用什么方法建立社区老年照护支持网络，以完成社区老年照护的任务，实现社区老年照护服务的目标。

第一，确定社区老年照护的服务对象群及其住所，与之建立起相互信任的关系，并探索他们自身的潜能与资源，帮助他们建立自信心。

建立自助组织的层面

第二，建立社区老年照护支持网络和自助组织。

通过建立社区老年照护支持网络和自助组织，社会工作者可在确定服务对象的需求之后，了解社区的志愿者能够提供的服务和服务对象个人及其家庭潜在的服务资源，并将这些资源与服务对象的需要进行匹配。

以志愿者提供服务为主的非正式的社区老年照护支持网络能否长期坚持下去，往往取决于服务对象对志愿者服务依赖程度的高低。由于为服务对象提供的服务是长期的，单靠非正式服务系统可能会导致服务不能持续。因此，社区老年照护的正式服务系统所需的福利资源必然依赖政府的投入。

任务导入

小张是某社区服务中心的一名社工，负责照护社区中的老年人。如果你是小张，你会如何运用本任务中所学知识，去提升社区老年照护策略？

任务分析

要提升社区老年照护策略，首先需建立起相互信任的关系，了解本地区服务对象所居住的地区、服务对象的需要，然后需要在三个层面建立自助组织进行照护。它们分别是直接服务的自助组织服务系统（简称直接服务系统）、同类型服务对象的互助组织服务系统（简称同类型服务系统）、社区危机处理的自助组织服务系统（简称社区危机处理系统）。

任务实施

一、操作流程

操作流程见图 1－3。

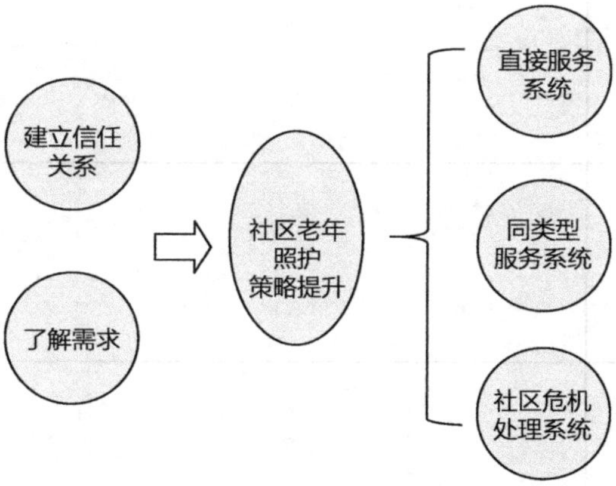

图 1－3　操作流程

二、操作注意事项

（1）制订照护计划时注意可操作性。

（2）尽量注意地区差异和个性化差异。

任务工单

表 1－3　任务工单

<table>
<tr><td>任务名称</td><td>社区老年
照护策略提升</td><td>学时</td><td></td><td>培训对象</td><td></td></tr>
<tr><td>学生姓名</td><td></td><td>联系电话</td><td></td><td>任务成绩</td><td></td></tr>
<tr><td>任务设备</td><td></td><td>操作时间</td><td></td><td>操作地点</td><td></td></tr>
<tr><td>任务目的</td><td colspan="5">（1）掌握准备要素；
（2）体验思考过程；
（3）能够撰写心得体会</td></tr>
<tr><td rowspan="4">任务实施</td><td>准备</td><td colspan="4"></td></tr>
<tr><td>实施流程</td><td colspan="4"></td></tr>
<tr><td>实施总结</td><td colspan="4"></td></tr>
<tr><td>实施评价</td><td colspan="4"></td></tr>
<tr><td>教师评价</td><td colspan="5"></td></tr>
</table>

思考实践

在社区老年照护中需要注意什么？

任务四 了解社区老年照护的专业技巧与服务方式

知识详解

结合我国国情，社区照护的专业技巧与服务方式中，资源调动、社区联络、社区教育、社区照护训练、支持服务等方法可以被借鉴，并用于我国的社区老年照护服务。

一、资源调动

社区照护的专业技巧与服务方式

社区照护需要庞大的人力、物力资源，来自政府的正式资源（人、财、物）仅仅是一部分，而另一部分来自非正式服务系统——志愿者、民间社团和服务对象的家人，这是社区照护的重要资源。社会工作者要在社区内通过多种形式拓展社区照护的服务资源，如招聘一般服务的志愿者和专业服务的志愿者，发展与社区内社会组织（商务机构或公司）的关系，争取说服其员工参与志愿者服务。与此同时，社会工作者还要联合社区周边固定的福利服务机构，如儿童福利院、老人院、康复中心等，为社区照护提供专业性服务。在社区照护服务中，由于需要专业性服务的被照顾者居住分散，往往需要较多的资源，因此在社区内的小型机构集中那些需要专业性服务的被照顾者，可以节约资源。社会工作者在社区照护服务资源调动中要考虑志愿者服务队伍的稳定与壮大问题，如：发动志愿者参加社区照护服务时，需要做大量的宣传、教育和鼓动工作；要定期宣传已经从事志愿服务的社区居民，要积极表扬他们的奉献精神；对志愿者要给予必要的车费、津贴补助。社会工作者还要考虑资源有效使用的问题，如：对非专业服务的志愿者要定期进行专业培训，要做分类训练计划的统筹安排；对长期从事志愿服务的人员要定期嘉奖。

二、社区联络

社区联络指维护和发展社区整体良好公众形象的公共关系工作，其作用在于通过社区公共关系的拓展工作，使社会各界人士为社区照护提供长期持续支持和资助。社区联络工作可以通过公关活动（如召开新闻发布会、发放宣传品等方式）充分传播社区组织形象，塑造社区组织形象。社区联络工作也包括开展筹款活动，如：在社区居民中为有困难的人士或家庭进行募捐；向企事业单位游说慈善捐款，对特殊的捐款者可以授予“社区荣誉居民”称号；等等。社区组织形象的塑造是一个长期的工作，社区联络的专门负责人员要明确形象目标的合理定位，坚持在长期计划的指导下逐步实现发展目标。

三、社区教育

社区教育可以理解为在社区居民中广泛地开展社区照护理念的传播和推广的教育。过去我国实行的是计划经济体制下的单位福利制度，这使得社区居民长期缺乏社区归属意识和社区照护意识。因此，为了使社区居民对社区产生归属感，必须在建构社区照护的服务框架的同时，进行社区照护意识的教育，这种教育也为建立社区照护的非正式支持网络起到动员和倡导的作用。

发展社区教育的方式

四、社区照护训练

社区照护训练是指在社区内对非专业人员进行的一些有关照顾的基本知识与技能的训练，其训练对象包括与服务对象接触的邻里、志愿者、各类服务人员、家人，服务对象也可以接受训练。训练内容和程度可以根据服务对象的需要而定，也可以根据服务者的水平而定，还可以根据新知识和新技术的发展与推广而定。

第一，对社区志愿者及服务对象的家人进行家居照顾训练，其内容包括：了解服务对象的困难与需要；学习疏导服务对象情绪的一些心理知识；学习简单的护理知识与方法。

第二，对社区照护的服务对象进行心理健康和身体康复的训练，其内容要根据服务对象的身体条件、个人潜能，由相关的专业人士恰当合理地设计训练课程。

第三，对在社区从事照护服务工作的全职工作人员定期进行更新和拓展服务知识的培训。

五、支持服务

为了提供支持服务，需要在社区建立一个以专业服务机构为依托，通过热线呼叫，为社区有需要人士提供各类家居服务的支持服务系统。提供支持服务的人员可以是社区内从事各种职业的离退休人士、志愿者和下岗再就业人员。支持服务系统可以为本社区缺乏资源但有需要的人士或家庭提供免费服务；为本社区既有资源又有需要的人士或家庭提供收费服务。支持服务系统属于非营利性组织，是社区自助性服务组织。目前我国城市社区服务中心的热线服务，就属于这类支持服务。

在发展这类支持服务时，要注意以下两个方面的内容：第一，界定需要提供免费服务的家庭十分费力，因此可以认定社区最低生活保障家庭为免费服务对象；第二，支持服务要防止服务的营利性倾向。

任务导入

小蔡是某社区服务中心的一名社工，负责照护服务中心的老年人。如果你是小蔡，你会从哪几个方面进行社区照护训练呢？

任务分析

在社区照护训练过程中，从上述知识结构中得知需要对不同的人群进行不同程度的照护训练。

任务实施

一、操作流程

操作流程见图1－4。

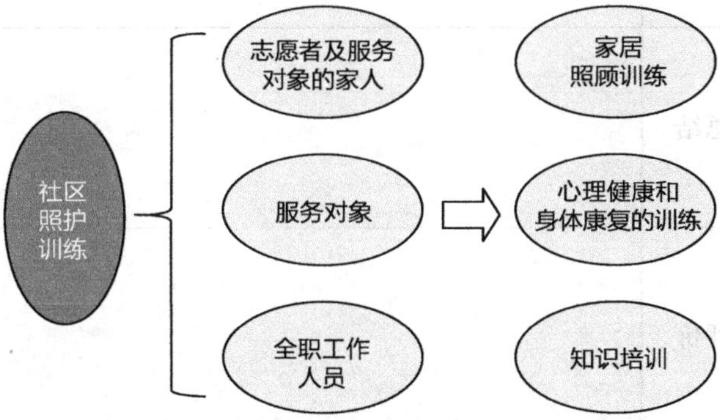

图1－4　操作流程

二、操作注意事项

设计照护训练时注意个性化差异。

任务工单

表 1-4　任务工单

<table>
<tr><td>任务名称</td><td>社区照护训练</td><td>学时</td><td></td><td>培训对象</td><td></td></tr>
<tr><td>学生姓名</td><td></td><td>联系电话</td><td></td><td>任务成绩</td><td></td></tr>
<tr><td>任务设备</td><td></td><td>操作时间</td><td></td><td>操作地点</td><td></td></tr>
<tr><td>任务目的</td><td colspan="5">（1）掌握准备要素；
（2）体验思考过程；
（3）能够撰写心得体会</td></tr>
<tr><td rowspan="4">任务实施</td><td>准备</td><td colspan="4"></td></tr>
<tr><td>实施流程</td><td colspan="4"></td></tr>
<tr><td>实施总结</td><td colspan="4"></td></tr>
<tr><td>实施评价</td><td colspan="4"></td></tr>
<tr><td>教师评价</td><td colspan="5"></td></tr>
</table>

思考实践

讨论社区联络过程中应该注意哪些细节。

项目二
社区老年照护评估

任务一　认识社区老年照护评估的重要性和意义

知识详解

老年人健康管理规范

一、老年人健康服务项目

每年为老年人提供 1 次健康管理服务，包括生活方式和健康状况评估、体格检查、辅助检查和健康指导。

（一）生活方式和健康状况评估

通过问诊及老年人健康状态自评了解其基本健康状况、体育锻炼、饮食、吸烟、饮酒、慢性疾病常见症状、既往病史、治疗及目前用药、生活自理能力等情况。

（二）体格检查

体格检查包括体温、脉搏、呼吸、血压、身高、体重、腰围、皮肤、浅表淋巴结、肺部、心脏、腹部等常规检查。此外，还需对口腔、视力、听力和运动功能等进行粗测判断。

（三）辅助检查

辅助检查包括血常规、尿常规、肝功能（血清谷草转氨酶、血清谷丙转氨酶和总胆红素）、肾功能（血清肌酐和血尿素氮）、空腹血糖、血脂（总胆固醇、甘油三酯、低密度脂蛋白胆固醇、高密度脂蛋白胆固醇）、心电图和腹部 B 超（肝、胆、胰、脾、子宫等部位 B 超）检查。

（四）健康指导

告知老年人评价结果并进行相应健康指导。

（1）对已确诊的原发性高血压患者和 2 型糖尿病患者等同时开展相应的慢性病患

者健康管理工作。

（2）对患有其他疾病（非高血压或糖尿病）的老年人，应及时告知治疗或转诊。

（3）对发现有异常的老年人建议定期复查或向上级医疗机构转诊。

（4）进行健康生活方式以及疫苗接种、骨质疏松预防、跌倒预防、意外伤害预防和自救、情绪调节等方面的健康指导。

（5）告知或预约下一次健康管理服务的时间。

二、老年照护评估的重要性

随着人口老龄化的快速发展、人口结构变化和传统家庭照料功能的弱化，老年人对养老服务人员尤其是养老护理人员的需求不断增加。《重庆市老年人权益保障条例》第四十八条规定："建立健全养老服务人员培养、使用和激励机制。教育、民政、人力社保、卫生计生等相关行业主管部门应鼓励高等学校、中等职业学校和职业培训机构设置养老护理等养老服务相关专业或者培训项目，培养养老服务专业人才。参加养老服务职业技能培训和鉴定的从业人员，按照有关规定，享受相应的补贴。人力社保部门应当建立养老服务人员劳动报酬指导价位定期发布制度，促进养老服务人员劳动报酬合理增长。"

老年照护评估（含健康评估）是系统地收集和分析照护对象的健康资料，以明确其健康状况、所存在的问题及产生问题的原因，确定其照护需要，进而提供照护服务的过程。

保障老年人健康要做到预防先行，老年人不要停留在得什么病就看什么病的阶段，而要在身体发生一些不适或先兆症状时就及时为自己做一个健康评估或及时进行检查。

2021年5月，北京积水潭医院老年医学中心主治医师范斌收治的一个老年失能患者，就是因为在出现相关征兆后没有做好健康评估，而让老人"遭了罪"。"这位患者其实吞咽功能已经很不好了，吃饭很慢，但家属和老人自己没有特别在意。结果昨天喂了饭以后，老人一直高烧不退。今早来到医院就诊，我们从她的肺里吸出很多鸡蛋。原来老人昨天吃的饭都咽到气管里了。这就是常说的吸入性肺炎。"范斌说，老年人出现吞咽缓慢的征兆时可以来医院做个评估，如果医生认为患者已经发生吞咽功能失能，应加强吞咽功能训练，必要时建议患者加个胃管，避免食物进入气管。

三、老年照护评估的意义

（一）开展老年照护评估工作是解决社会家庭养老难现状的有效途径

目前，我国的养老模式结构为居家养老占市场份额的96%，社区养老占3%，机构养老占1%，距离国务院提出的“9073”模式结构（居家养老占90%，社区养老占7%，机构养老占3%）尚有差距，并且目前我国的社区养老资源分布不均匀，主要分布在经济相对发达的城市。当今社会结构的转变使大量青年家庭成员走上社会、外出务工，导致我国人口流动加剧，家庭形式发生变化，老年户、空巢家庭不断增加，经济困难的孤寡、失能、高龄、失独等老年人的服务需求增加，“养儿防老”的家庭照护无从谈起，老无所依的问题越来越凸显，这种代际分离的居住方式使得传统的家庭照护模式不可持续，随之而来的是需要被照护的老年人丧失了其主要照护者，家庭养老难以为继。社区照护将老年人的照护从传统的家庭养老模式中分离出来，成为一种新的照护方式。

（二）开展老年照护评估工作是为社区老年人提供精准服务的基础

社区发挥资源整合的作用，通过组织社会多主体共同参与，集合各方力量在社区提供基本生活照护、康复护理、社区活动、日间照护、专业医疗护理、基础养老设备以及标准、规范的养老服务等，让老年人更加舒心、安心、放心。通过评估，可以完善常规诊断，提高保健诊疗的全面性、系统性、准确性，让老年人更加了解自己，避免无谓损伤，从而促进康复，提高生活能力，全面提高生活质量，减轻残疾与残废带来的后果，便于转诊、转院、出院，减少医疗费用支出，减少不必要的用药、过量用药、多重用药导致的不良反应，促进高龄老人合理用药，降低药品费用；让老年人的亲人和家属正确全面地了解老年人的身体、病症、精神状况，提供最直接、最有效、老年人最需要的生活照护。

（三）开展老年照护评估工作是提升养老服务质量的助推器

要对老年人的生理、心理方面进行全面的评估，以便了解老年人的需求，根据需求分门别类制订科学合理的照护计划，合理分配资源，推动一系列配套的标准化、个性化、规范化的养老服务制度的建设。在照护过程中不断发现不足和缺点，不断提升养老服务质量，保障老年人养老服务需求，提升养老服务水平，保障养老服务各项工作衔接有序、管理高效，构建需求评估、服务供给、制度保障、政策支撑、安全监管的养老服务工作格局，为指导建立长效的养老服务监督机制提供支撑，实现科学管理，改善医疗服务质量，保障老年人的权益。

（四）开展老年照护评估工作为政策制定提供依据

各有关部门可以通过老年照护评估摸清老年人情况，建立经济困难的失能和高龄老年人补贴制度，保障经济困难老年人居家养老服务需求，以积极应对人口老龄化、深入贯彻落实《中华人民共和国老年人权益保障法》，保障老年人合法权益。老年照护评估可推进社会养老服务体系建设，提升社会养老服务水平，为政府制定支持政策、扶持服务项目、分配资金等提供分区域、分人群、分项目等方面的精准数据支持，使政府在制定老年人服务规则及补贴政策时有据可依，充分调动社会力量参与，全面提升社区养老服务质量和运行效率，从而保障社会服务的有效供给，实现资源的有效合理配置。

任务导入

小李是某社区的一名社工，现在需要对社区的老年人进行照护评估。如果你是小李，你认为在老年人照护评估方面，应该坚持的原则是什么？

任务实施

老年人照护评估操作流程和注意事项如下。

（1）了解老年人身心变化特点。

（2）正确解读辅助检查的结果。结果异常有三种情况：由疾病引起的异常、属于正常的老年期变化的异常、受服用的药物影响而产生的异常。

（3）注意疾病非典型性表现。老年人的感受性降低，加之常并发多种疾病，因为发病后往往没有典型的症状和体征，称之为非典型性临床表现。

思考实践

在对社区老年人进行照护评估时，需要掌握一定的老年人健康评估方法，如交谈，观察，体格检查，视、触、叩、听全面检查，阅读病历等。除了以上方法，你可以思考一下还可以采取哪些方法？

任务二 了解社区老年照护评估的内容、分类和方法

知识详解

健康评估是指有计划地收集评估对象的健康资料，并且对资料的价值进行判断的过程，是健康管理中一个重要的部分。一般包括身体健康评估、心理健康评估和社会健康评估三个维度。

一、健康评估的分类

老年人身体健康情况由专业人员通过健康体检自测问卷、体格检查、实验室检查、辅助检查四个部分来获取，心理及社会健康评估由社区照护人员采用评估工具进行。

（一）身体健康评估

《中国健康老年人标准（2013）》中提出健康老年人的第一项标准就是：重要脏器的增龄性改变未导致功能异常；无重大疾病；相关高危因素控制在与其年龄相适应的达标范围内；具有一定的抗病能力。可以通过健康体检来判断老年人是否符合健康标准。身体健康评估包括健康史、体格检查和功能状态评估。

（二）心理健康评估

老年人心理健康表现为处事积极乐观，自我满意度高或自我评价好。抑郁是老年人常见的情绪问题，尤其是在患多种慢性疾病、功能残障、经历丧亲之痛和社会角色转变的老年人群中，抑郁情绪的发生率更高。

（三）社会健康评估

（1）认知功能评估。认知功能包括感知、思维、注意力、智能、自知能力等，老年人认知下降的过程有很大的变异性，随着年龄增长出现生理性功能下降，生理性功能下降进展缓慢，不影响日常生活，而病理性功能下降足以影响其正常的生活。

（2）日常生活活动能力评估。日常生活活动能力包括老年人基本生活所需的自我照顾能力，如穿衣、移动、洗漱、沐浴、如厕和进食等，以及老年人独立在家中生活所需具备的能力，如煮饭、购物、洗衣、做家务、使用交通工具、处理财务、打电话、自行服药等。

（3）环境适应能力评估。环境适应力包括老年人适应环境（家庭、机构、社区）

的能力，与其他人员（家庭成员、养老护理员、医生、护士、邻居等）相处的能力，主要从居家环境、家庭功能和社会支持三个方面来进行评估。

二、老年综合评估技术

老年综合评估发展史

老年综合评估与传统医学的区别

老年综合评估（comprehensive geriatric assessment，CGA）是指采用多学科方法评估老年人的躯体情况、功能状态、心理健康和社会环境状况等。人们据此制订以维持及改善老年人健康和功能状态为目的的治疗计划，以最大限度地提高老年人的生活质量。老年综合评估是现代老年医学的核心技术之一，是筛查老年综合征的有效手段。

让老年人定期接受老年综合评估，可及时发现老年人潜在的功能缺陷，明确老年人的医疗和护理需求，在此基础上，予以及时、合理、可行的干预，随访疗效和调整治疗计划，合理使用长期的医疗和照护服务，改善虚弱老年人的躯体、功能、心理和社会等方面的问题，从而改善老年人的生活质量。

（一）老年综合评估的对象

（1）年龄大于或等于65岁者。

（2）具有多种慢性病（共病）的多重用药者或合并有精神行为异常者。

（3）已出现生活或活动功能不全（尤其是最近恶化）者。

（4）经过急性期住院治疗，有一定程度功能下降的患者，或经常住院者。

（5）经过运动、神经、呼吸、心脏或智能康复的患者。

（6）具有跌倒、痴呆、尿失禁、晕厥、谵妄、抑郁症、慢性疼痛、睡眠障碍和帕金森综合征等常见老年综合征的患者。

（7）存在压疮、便秘、营养不良、运动功能障碍或肢体残疾等常见老年照护问题的患者。

（8）存在社会支持问题（如独居、缺乏社会支持、疏于照护）者。

（9）存在居住环境、社会环境和文化环境不良者。

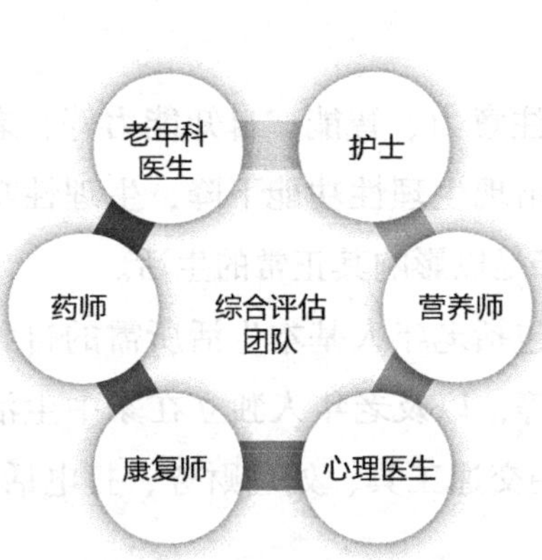

图2－1　老年综合评估的团队构成

（二）老年综合评估的操作者

老年综合评估的操作者包括老年科医生、护士、营养师、心理医生、康复师、药师等（图2－1），他们构成了一个具备老年综合评估开展资质的团队。

（三）老年综合评估的内容

CGA 的评估内容比较广泛，主要包括躯体功能、机体功能、精神心理状态、社会支持、生活环境五个维度的评估，见表 2－1。

表 2－1　CGA 的评估内容

评估维度	评估项目
躯体功能评估	日常生活活动能力评估
	平衡和步态评估
	莫尔斯（Morse）跌倒评估量表
机体功能评估	营养评估
	衰弱评估
	肌少症评估
	疼痛评估
	共病评估
	多重用药评估
	睡眠障碍评估
	听力障碍评估
	视力障碍评估
	尿失禁评估
	口腔问题评估
	压疮评估
精神心理状态评估	认知功能评估
	谵妄评估
	焦虑评估
	抑郁评估
社会支持评估	客观支持评估
	主观支持评估
	对支持的利用度评估
生活环境评估	居家环境评估

老年综合征具有多因素、高流行的特点，是当前老年医疗护理服务中重点关注的问题，也是多学科团队研究攻关的重要难题。CGA 是应对日渐突出的老年问题的重要

解决方法。我国需要结合实际情况，积极开发适合我国老年人群的综合评估工具及筛查工具，对老年人进行全方面、多维度评估的同时，为临床开展老年综合评估服务提供专业支持与帮助。

三、社区老年人日常生活活动能力评估

（一）日常生活活动能力评估定义

日常生活活动能力（activities of daily living，ADL）直接影响老年人日常生活质量，这一概念由西德尼·卡茨（Sidney Katz）于1963年提出，指一个人为了满足日常生活的需要每天所进行的必要活动，包括进食、梳妆、洗漱、洗澡、如厕、穿衣等，以及功能性移动，包括翻身、从床上坐起、转移、行走、驱动轮椅、上下楼梯等，反映了老年人在家居环境和户外环境中最基本的能力，是衡量老年人健康状况的重要指标。

（二）日常生活活动能力评估方法

随着我国进入加速老龄化阶段，失能老人、高龄老人、空巢老人问题凸显，老年人日常生活活动能力评估变得尤为重要。

日常生活活动能力评估又可以分为基本日常生活活动能力（Basic ADL）评估和工具性日常生活活动能力（Instrumental ADL）评估。

基本日常生活活动能力评估　　工具性日常生活活动能力评估　　基本日常生活活动量表操作说明

任务导入

小李是某社区的一名社工，社区有一名老人需要送至养老服务中心。在老人入住养老服务中心时，需要同步提交一份老人的健康评估报告，如果你是小李，你知道健康评估应该包括哪些内容吗？

任务分析

在对老年人进行健康评估时，既要收集老年人的基础资料作为身份信息的佐证，也要围绕老年人的身心特点，收集身体、心理、功能等方面的资料。

任务实施

老年人健康评估包括以下内容。

1）基本资料

基本资料既包括姓名、居民身份证号、性别、出生日期、文化程度和婚姻状况等个人基本信息，也包括经济来源、居住情况、主要照顾者等社会信息。

2）健康史

健康史既包括现病史和既往病史、家族疾病史、外伤史、药物过敏史、目前接受的治疗护理方案等信息，也包括饮食、营养和皮肤等方面需要特别注明的信息。

3）精神状况

精神状况既包括认知、心情、意志、行为等方面的信息，也包括自杀、伤人等需要特别注意的心理和行为问题的信息，可以有选择地使用精神卫生评定量表。

4）功能活动

功能活动既包括言语、视力、听力等沟通能力的信息，也包括完成进食、个人卫生等日常功能活动的信息，应注明眼镜、助听器、拐杖等辅助器具的使用情况。

5）社会功能

社会功能既包括社会活动的参与程度、自我感受等信息，也包括社会支持、社会评价等信息，可以有选择地使用精神卫生评定量表。

6）其他

应对褥疮、跌倒意外、自杀等需要特别注意的健康问题进行专门评估。

思考实践

“我今年76岁，平时喜欢锻炼身体，目前也没有大的疾病。我需要接受健康评估吗？”当你遇到这样的提问时，你会怎么回答？

任务三 开展社区老年认知功能评估

知识详解

老年人认知功能下降的过程有很大的变异性，随着年龄的增长会出现生理性功能下降，生理性功能下降进展缓慢，不影响日常生活，而病理性功能下降足以影响老年人的正常生活。中国人口结构正走向深度老龄化，认知功能关系到老年人的生活质量，若认知功能持续衰退甚至发展到痴呆，将严重降低老年人的生活质量，同时给社会和家庭带来巨大压力。我国老年人认知功能现状不容乐观，认知功能持续衰退会发展到轻度认知障碍，进一步发展为痴呆，将给医疗系统、社会和家庭带来很大的压力，需要引起重视，重点筛查，及时干预。

一、认知过程

认知是指人们获得知识或应用知识的过程，或对所获取信息加工的过程，这是人的最基本的心理过程。它包括感觉、知觉、记忆、思维、想象和语言等。人脑接受外界输入的信息，经过大脑的加工处理，将其转换成内在的心理活动，进而支配人的行为，这个过程就是信息加工的过程，也就是认知过程。

二、认知功能

21 世纪以来，全球人口老龄化程度不断加深，认知功能障碍患者群体也日趋庞大。《2018 中国痴呆与认知障碍诊治指南》指出，想要预防、治疗这类起病隐秘的认知功能障碍，早期发现预警指标非常重要，“如果能在‘患者已知而医生未知阶段’得到诊断与治疗，将会极大地缓解患者的痛苦，甚至可能得到治愈”。

认知功能下降在还没有影响人的正常生活、工作时，更像是一种大脑的亚健康状态。为了将“提前干预疾病”的种子深深种在人们心中，让人们有“脑健康管理”的概念，希望更多的人通过评估筛查的方式关注自身认知功能的状态，实现认知功能障碍相关疾病的早筛查、早诊断、早治疗。

一般认知功能评估量表

老年认知功能量表

简易认知状态评价量表（MMSE）的实践运用

任务导入

小李是某社区的一名社工，有不少老年人向小李询问能否开展一些提升老年人认知健康能力的服务。如果你是小李，你认为老年人认知健康能力如何提升？

任务分析

据统计，在 65 岁及以上人群中有近 20% 的人存在轻度认知损害，但最终不一定都会导致痴呆症，因此早期干预非常必要。常见的简单实用的手指操，不仅能够帮助老年人增强身体协调能力，还可以帮助老年人改善短期记忆力。

任务实施

老年人有效减缓潜在认知老化的预防方案如下：

（1）加强锻炼（即多参加体育运动）；

（2）减少心血管和相关代谢的危险因素，比如高血压、糖尿病、吸烟等；

（3）监测药物及其伴随的情况；

（4）改善睡眠问题；

（5）开展社交活动与寻找学习机会；

（6）扩大社会支持网络。

思考实践

针对老年人的认知功能障碍，从日常生活活动、劳动或文体活动中，选出一些老年人感兴趣，能帮助其恢复认知功能和技能的作业，让老年人按指定要求进行训练，以逐步恢复认知功能。你认为可以通过哪些适合老年人参与的作业训练方式，使老年人集中精神，增强注意力和记忆力，重建对生活的信心？

任务四 开展社区老年人跌倒风险评估

知识详解

跌倒是指突发的、不自主的、非故意的体位改变，倒在地上或更低的平面上。根据国际疾病分类标准，跌倒包括从一个平面至另一个平面的跌落和同一平面的跌倒。跌倒的定义在不同文献中有所不同，主要的区别为是否将意识丧失、偏瘫或癫痫发作所致的跌倒视为跌倒。

老年人跌倒的
发生率和危害

一、老年人跌倒风险评估的意义和方法

老年人跌倒并非无法避免，而是可以预防和控制的。跌倒风险评估是进行跌倒干预的基础和前提，《中国老年人跌倒风险评估专家共识》建议老年人，特别是有跌倒史

的老年人，均应进行跌倒风险评估。对跌倒低风险老年人给予简要的筛查，对跌倒高风险老年人给予全面的评估，并提出进一步的干预措施，从而有效降低老年人跌倒的发生率和相关伤害。

常用的跌倒风险评估方法

一项大型前瞻性研究比较了社区居住老年人的计时 - 起立 - 行走（TUG）测试、功能性前伸试验（FRT）、单腿站立试验及蒂内提（Tinetti）步态与平衡测试。多数受试者无法进行单腿站立试验和功能性前伸试验，这表明功能较弱的老年人会产生地板效应。老年人的身体机能差异较大，对跌倒风险较低的人群，TUG 测试的辨别力较弱；对身体机能较差的人群，该测试的辨别力较强，且能预测老年人新发跌倒的风险。

二、老年人跌倒的有效干预措施

研究结果表明，干预措施可能会有助于预防跌倒，但诱发跌倒的因素的多样性，不同跌倒危险因素的累加和协同作用，以及目标群体和对照组的异质性，导致这些干预措施的适用性尚不清楚。一项关于预防社区老年人跌倒的多因素干预措施的分析结果显示，多因素干预可能会降低老年人跌倒的发生率，并轻微降低 1 次或多次跌倒和反复跌倒的人数，但可能对其他跌倒相关的结果（如骨折、住院治疗或医疗护理、与健康相关的生活质量）影响很小或无影响。

2013 年英国国家卫生与临床优化研究所（NICE）发布的临床指南《老年人跌倒预防评估指南》建议的有效预防跌倒的核心干预措施包括：

（1）力量和平衡训练；

（2）居家危险评估和干预；

（3）视力评估和转诊，药物的审查、调整和停用。

运动项目干预跌倒

（一）居家环境的评估和适老化改造

我国老年人的跌倒一半以上是在家中发生的，因此家庭环境的风险评估对所有老年人均是必要的。NICE、美国老年学会/英国老年学会（AGS/BGS）、莫兰（Morland）的临床实践指南均将房屋的居住隐患确定为跌倒的危险因素，并建议对房屋进行危险性评估。居家危险因素评估工具可对住房内的地面（板）、灯光、客厅、卧室、厨房、卫生间、楼梯、衣服与鞋子以及住房外环境等给予全面评估，并提出干预建议。

（二）药物的审查、调整和停用

部分药物可引起或加重老年人精神意识障碍，以及步态稳定性、平衡觉和视觉的异常而导致跌倒，是预防跌倒的重要可调节因素。加强跌倒高风险药物的管理对降低跌倒发生率、减小伤害严重程度有着重要的意义。

与发生跌倒相关的药物包括抗抑郁、抗癫痫、抗精神病、苯二氮卓类、强心苷类、袢利尿剂、阿片类药物及多重用药（通常被定义为使用4种或以上的药物）。医务人员在给予老年人上述药物时，应慎重权衡风险与获益，关注药物剂量、不良反应及药物相互作用。

（三）视力评估和转诊

AGS/BGS建议对老年人的视敏度进行评估，还建议对老年人的视力进行评估（如对比敏感度、立体视觉、视野、眼镜等）。NICE亦提出应对老年人进行视力评估和转诊，以解决老年人视力方面的问题。但NICE和AGS也指出将视力检查和转诊矫正作为单一的干预措施以减少跌倒次数是不够的。

首次白内障手术可降低老年人跌倒的风险和发生率。视力评估和转诊可成为多因素预防跌倒干预并改善生活质量的成功要素之一。白内障是导致视力障碍的主要原因，出现白内障相关症状的老年人应行白内障手术。中国康复医学会预防老年人跌倒康复综合干预专家共识提示，老年人居室应光照充足，设置夜灯，步行或者走楼梯时，不要戴多焦镜片。

三、老年人跌倒风险评估量表

老年人Morse跌倒风险评估量表（表2-2）是医学领域公认的、用以评估老年人跌倒风险的量表之一。此量表总分125分，评分越高意味着受试者跌倒风险越高。

表2-2 老年人Morse跌倒风险评估量表

项目	评分	标准	日期				
跌倒史	25分	跌倒史					
		晕厥史					
		视觉障碍					
医学诊断	15分	无医学诊断					
		存在1个医学诊断					
		存在2个及以上医学诊断					
行走需要辅助	30分	拐杖、手杖、老年学步车等					
		轮椅					
		他人协助下活动					

（续）

项目	评分	标准	日期				
特殊药物治疗	20 分	麻醉药					
		抗组胺药					
		抗高血压药					
		镇静催眠药					
		抗癫痫、抗痉挛药					
		轻泻药					
		利尿剂					
		降糖药					
		抗抑郁、抗焦虑、抗精神病药					
步态	20 分	年龄≥65 岁					
		体位性低血压					
		迈步时自觉下肢乏力需物品支撑					
		下肢乏力（从椅子上站起来困难、平衡性差、下肢颤抖、行走时关节强直、小步态、不抬腿、拖着脚走					
精神状态	15 分	意识障碍					
		躁动不安					
		沟通障碍					
		睡眠障碍					
		患者（家属）漠视护士的评估及提醒					

跌倒风险的评定标准分为三挡：低度风险（<25 分）、中度风险（25~45 分）和高度风险（>45 分）。后面的日期可以帮助测试者以时间为轴进行风险数据对比，较为方便且直观，可以有针对性地提高受试者的薄弱方面，有效避免跌倒。

四、居家危险因素评估工具

环境因素也是引起老年人跌倒的重要危险因素，家庭环境的改善尤其是进行居家适老化改造可以有效减少老年人跌倒的发生。

在进行家居适老化改造前，需要对家庭整体环境进行评估，建议使用居家危险因素评估工具（home fall hazard assessment，HFHA）进行评估。

居家危险因素评估工具

该评估工具包括对住房内的灯光、地面（板）、厨房、卫生间、客厅、卧室、楼梯、衣服与鞋子以及住房外环境等9个方面共计53个危险因素条目的评估，并且对每个条目都给出了干预建议。

任务导入

小李是某社区的一名社工，计划开展老年人小组活动，主要是向老年人讲解针对跌倒的防范措施有哪些。如果你是小李，你认为老年人从个人层面应该掌握哪些防范措施？

任务分析

步态的稳定性和平衡功能下降是引发老年人跌倒的主要原因。这是身体机能减退综合作用的结果，它会随年龄增加而加重。因此，对于老年人来说，首先要增强防跌倒意识，其次要加强体育锻炼，从体质层面提高抗跌倒能力，减少跌倒后带来的诸多伤害。

任务实施

针对跌倒的防范，个人干预措施如下。

1. 增强防跌倒意识，合理安排自己的日常活动

将经常使用的东西放在伸手就能拿到的位置，尽量不要在家里登高取物，不要勉强自己做不容易做到的动作。

老年人活动时一定要慢，不急不躁，并且要专注，避免睡前饮水过多以致多次起夜，因为起夜发生跌倒而受伤的情况特别多。

2. 增强体质，防治骨质疏松，提高抗跌倒能力

适度锻炼，如散步、打太极拳等。多练习提高平衡能力的小招式，如金鸡独立、不倒翁、直线走、侧步走等都是简单易行的好方法。

3. 注意日常的穿着

衣服要舒适、合身、宽松，裤腿或者裙脚不要太长，否则容易踩踏而跌倒。鞋对

于老年人而言更重要，鞋在保持躯体的稳定性中有着十分重要的作用。老年人应该尽量穿鞋底粗糙、摩擦力大的防滑鞋。

4．规范用药

对于容易引起跌倒的药物，老年人尽量不用或少用。对于精神类的药物更应慎用，家人要多陪伴老年人，做好保护。

思考实践

健康教育是预防跌倒的关键。应结合老年人的生理和心理特点，正确评估老年人的身体和环境状况。你可以思考一下，如何从个人干预措施、家庭环境干预措施、社区干预措施三个方面开展介入服务，帮助老年人采取有效的措施，降低跌倒的发生率，提高老年群体的生活质量。

项目三
社区老年日常生活照护

任务一　开展老年人口腔清洁照护

一、老年人口腔清洁护理的方式

老年人口腔清洁护理的基础知识

（一）日常口腔清洁

刷牙是最基本的口腔清洁方式。每次刷牙应不少于 3 分钟，注意选择适合自己的软毛保健牙刷，最好交叉使用 2 种以上含氟牙膏。另外，每次进食后漱口也是必要的口腔清洁方式。每餐饭后用温水漱口，尤其是进食带甜味、黏性的食品后更要漱口，通过漱口清除遗留在口腔内的食物残渣和细菌，减小食物残渣对牙齿的负面影响。

佩戴活动义齿的老年人，每天至少取出义齿清洗 2 次，而且在晚上睡前要取出义齿放入杯内用清洁液浸泡去渍消毒，预防义齿口炎发生。

（二）口腔健康检查

（1）洗牙。老年人洗牙是非常有必要的，每年到正规医院洗 1 次牙，及时清除菌斑、牙结石、色素等，能有效地减少牙龈炎、牙周炎的发生。

（2）定期口腔检查。老年人每年应进行 1 次口腔检查，对牙齿疾病要早发现、早治疗，不要等到牙痛的时候才去看医生。发现自己牙齿松动掉落、咀嚼无力、牙龈出血、口臭等，都要及时进行检查和治疗。龋齿、牙周病在发病早期阶段是没有任何症状的，需要医生检查才能发现，如果能及时治疗，则能完好地保住牙齿。拖延治疗往往是导致老年人缺牙的成因之一。

（三）健康的生活方式

保持科学健康的生活方式。从年轻的时候起，就应通过健康的生活方式加强口腔保健，避免吃过冷、过热和过于坚硬的食物，坚持叩齿锻炼和牙龈按摩。此外，戒烟限酒还能防止牙齿变黄、脱落，促进牙龈部位血液循环。

建议老年人在关注自己身体健康和口腔健康的同时，也要依靠饮食来增强体质，并且多吃新鲜水果和蔬菜，为身体补充各种维生素以及矿物质。

（四）口腔保健操

口腔保健动作

对于口腔保健，清洁只是最基本的工作。如果能结合一些口腔保健方法，能产生意想不到的效果。比如在每次刷牙后，用洗干净的拇指和食指按照一定的顺序按摩牙龈，坚持 3～5 分钟，就能很好地促进牙周血液循环，减少牙周疾病的发生。按摩牙龈后，还可以做 2 分钟的叩齿保健，就是上下牙齿轻轻叩击，先前牙再后牙。这个动作可以刺激牙周组织血液循环，使牙根更加牢固，同时也有刺激唾液分泌的作用。

（五）正确的拔牙观念

慎重对待拔牙。牙齿出现问题，尽早治疗和保留牙齿是基本的原则。拔或不拔要看患牙坏到什么程度，符合拔牙适应证时就要尽早拔牙。该拔的牙不拔也会造成口腔病灶，不仅使口腔卫生恶化，还会引起其他疾病。但是并不是所有老年人的牙疼、牙齿松动都到需要拔牙的程度。牙疼、牙齿松动由很多因素引起，一般情况下，对症治疗后没有保留价值的患牙，医生才会建议拔掉。拔牙以后会引起一系列的反应，如咀嚼功能下降、临近牙齿移位、不美观等。虽然可以通过种牙、镶牙修复缺失牙，但天然牙齿是最好的。

（六）长期卧床病人的口腔护理

对于长期卧床的病人来说，简单的口腔护理方法，就是漱口、擦洗牙齿。一般常用的漱口水有漱口药液、口泰、1%～4% 苏打水等几种。

（1）器具：镊子 1 把、棉花球若干、压舌板 1 块（或用竹筷代替）、漱口药液（常用生理盐水、1:5 000 呋喃西林或 3% 硼酸溶液）。

（2）方法：让病人侧卧，面向护理者，用压舌板轻轻撑开颊部，以镊子夹取蘸足漱口药液的棉花球，由内向外，沿牙齿的纵向擦净牙齿内外两侧、咬合面、舌、口腔黏膜、硬腭等处，洗毕，帮助病人漱口，擦干面部。若口腔黏膜有溃疡，可撒锡类散或青黛散。如有义齿，应帮助病人取下，用冷水刷洗，让病人漱口后戴上。

二、老年人口腔清洁护理的常见误区

（一）口腔护理就是牙齿护理

口腔护理是对牙齿、舌头、上颚、脸颊等口腔器官的清洁和保护。口腔是消化道的起始端，前方通过裂隙与外界相通，后方通过咽喉部与咽部相连。口腔的前壁是唇，侧壁是脸颊，顶部是上颚，底部是黏膜和肌肉。口腔被上下牙弓分为前外侧的口腔前庭和固有侧的固有口腔。当上下颌牙齿咬合时，口腔前庭和固有口腔可以通过第三磨牙后面的空间连接起来。

（二）洗下的牙结石是牙齿的一部分

牙结石是沉积在牙齿表面的已钙化的或正在钙化的菌斑及其他沉积物，像暖水瓶里的水垢一样坚硬，干净清洁的牙齿并没有这些沉积物。

（三）洗牙会破坏牙齿表面的牙釉质，对牙齿造成伤害

即使天天刷牙也难以完全清除牙结石，所以需要专业洗牙。在专业洗牙过程中，机器在牙釉质表面形成细微划痕，但牙齿对这种小划痕能自我修复。而且规范的操作会在洗牙后进行抛光修复划痕。需要注意的是，不规范的操作方式会伤害牙齿表面的牙釉质。

（四）洗牙会使牙缝增大，使牙齿变松

如果洗牙后牙缝增大了，说明本身就有牙周病，牙龈已经萎缩，所以去除牙结石后给人以牙缝增大的错觉。这不是治疗造成的，而是牙周病本身的原因。如不及时除去牙结石，牙龈会进一步萎缩，反而会导致牙齿松动。

（五）洗牙会感染艾滋病、乙肝

洗牙过程中，器械会频繁接触唾液、血液，如果消毒不严格，容易造成交叉感染。但在正规医院，所有器械“一人一用一消毒”，一次性用品如手套、口杯“一人一用一弃”，防止传染病传播。

三、老年人口腔清洁护理的注意事项

（一）克服消极情绪

老年人本身有高血压、心脑血管疾病等，对口腔治疗需要注射麻药以及相关治疗方式有恐惧心理；以及在“拔一颗牙少一颗牙”的观念影响下不想拔牙，拒绝相应的治疗与建议。因此，需要帮助老年人克服消极情绪，以正确的、科学的态度看待、接受口腔治疗。

（二）改变错误的清洁义齿方式

有些老年人觉得用开水烫义齿或是醋来泡义齿能更彻底地消毒，其实这种观点是

错误的。活动义齿多为高分子有机树脂材料制成，热水浸泡会加速材料软化，用醋浸泡会损害其基托，轻则缩短使用寿命，重则导致其变形。

清洁义齿可以用一些专业的义齿清洁片，达到除菌消毒的目的。另外，在每次吃饭或进食后取下义齿，认真冲洗，并用小的软毛牙刷轻轻刷洗义齿的各个面，特别是义齿的内面及其与剩余天然牙接触的部位。因为这些部位最容易残存细菌和菌斑，对口腔组织危害最大。

（三）及时修复、治疗患牙

老年人出现患牙后，需要尽快修复、治疗，恢复牙齿功能，否则会影响咀嚼食物和美观。义齿使用2～3年后需要维修或更换。定期观察老年人口腔情况，出现口腔疾病症状时，应及时带老年人就诊治疗。

（四）采用有效的清洁方式

牙缝黑三角增加、牙齿不齐容易导致口腔疾病，清洁牙齿时需要格外注意。普通的牙刷由于刷头较大，可能无法满足清洁需求，建议同步使用更细小的间隙刷以及牙线，不要让食物残渣在口腔里过夜。

任务导入

某社区养老服务中心的李爷爷，最近老是牙龈出血，大牙有一颗有点松动，经常发痛。李爷爷与其他老年人聊天时大倒苦水，说牙齿痛起来自己简直受不了，饭吃不下，水喝不了，觉也睡不好。有老人说自己之前也是牙疼，拔了就好了，建议李爷爷也去拔掉；也有老人说少吃甜食、太辣的食物，减少刺激性饮食，症状会缓解；还有老人说，年老了牙疼很正常，忍到它自己掉了就好了。

如果你是该养老服务中心的工作人员，了解到李爷爷的这种情况，你会给他什么样的建议呢？

任务分析

了解和收集李爷爷的相关情况，建议李爷爷及时去咨询专业医生找到对症的治疗方案。

另外，根据李爷爷和其他老人的聊天内容，工作人员还应敏锐捕捉到不止李爷爷在牙齿健康上存在认识误区，其他老人也需要学习更多有关牙齿甚至口腔健康的知识，如果你是工作人员，你还可以做哪些工作来改善这种现状呢？请写一个应对方案（表3－1）。

表 3－1　应对方案

主题	
目标	
需求和现状调查	多少老年人存在口腔健康问题…… 有哪些认识盲区、误区……
介入方式/方法	培训？咨询？义诊……
介入内容	案例分享？答疑？就医建议……
评价效果	

任务二　开展老年人头发清洁照护

一、老年人头发清洁护理基本常识

秀美的头发是人体健康的象征。拥有一头乌黑、亮泽、顺滑的头发，人就会显得年轻而有精神。然而，人过了中年尤其是步入老年之后，由于皮肤的生理性退化、萎缩以及皮肤毛囊数目的逐渐减少等，头发会出现干枯、变细、脱落、易折断、变白等变化。头发的这些变化虽然不会给人体健康带来什么大的影响，但却会给中老年人在精神上增加无形的压力。为减少年龄增长带来的头发烦恼，学习和掌握必要的头发清洁照护知识很有必要。

发质修复基本常识　　护发基本常识

二、老年人头发清洁护理步骤

随着生活水平的不断提高，现在的老年人越来越追求时尚，其中就包括对发型、发色美观的追求，可以看到很多老年人都会选择烫发、染发。但头发是人体的一部分，也需要营养，不科学的烫发、染发，会导致头发分叉、易断，表面光泽尽失。这样受损的发丝中水分和养分都极度缺乏，尤其是在紫外线强烈的季节，发丝内部往往会出现严重的营养不良，因此对头发进行科学护理是非常有必要且重要的。头发护理首先从基础的洗发开始，洗发的每个步骤都是有技巧和注意事项的。

1. 洗发前应先梳头

洗头最忌发乱，因此应在洗发前先将乱发梳通。在梳发时，应用齿疏的梳子把头发的凌乱处和打结的地方梳顺，然后再从头发末端梳起，直到可以顺畅地从发根梳到发尾。在梳发时，要注意不要一开始就从发根开始梳，以免损伤发根。

2. 要湿洗头发

现在年轻人流行干洗头发，但这种洗发方式并不适合老年人。因为干洗头发往往用的是化学性洗发水，而且洗头发时按摩头皮的动作，容易使头皮毛细血管张开，吸收洗发水中的化学物质。长期积累，容易引发脑梗死。因此，洗头发时最好将头发弄湿，用喷头冲淋，让水顺着头发流下，不要采用将头发完全放入脸盆中浸湿的方法。

3. 洗头发时不要用力揉搓头发

头发很少会出现特别脏的情况，所以在浸湿头发后，倒适量洗发水于双手手心，搓出泡沫后放在头发上轻轻揉搓，即可产生泡沫，无须过分用力搓头发，以免伤害头发毛鳞层。冲洗时也应用手指轻轻捋直头发，切忌像拧衣服一般拧头发。

4. 适量用护发素

头发湿时，摩擦力大，更易被揉乱、扯伤，使用适量护发素可以有效避免这种情况。

5. 尽量冲洗干净洗发水和护发素

由于洗发水和护发素中含有少许化学物质，因此在洗头发时一定要冲洗干净，以免化学物质残留在头发上，伤害头发和头皮。

6. 擦头发时尽量不要拉扯头发

头发湿时尽管弹性很大，但也最容易受伤。因此，擦头发时尽量不要拉扯头发，应用两条毛巾擦头发。一条毛巾用于吸收头发中大部分的水，另一条用来轻轻地擦干头发。

在这里需要提醒的是，尽量不要使用粗毛巾。

老年人头发清洁护理注意事项

除了以上洗头发时的技巧和注意事项外，平日里的梳头发也很重要。不管是用手指轻轻地揉捏头皮，还是用细密的梳子从头发中梳过，都可以拉动发根，刺激头皮中的毛细血管，进而滋养头发。另外，生活中还要避免过度暴晒头发。头发的组成物质与骨头、牙齿、指甲是相同的，长时间在阳光下暴晒，会使头发中的养分丢失，头发变得干枯、易断。因此，要注意保护头发，避免长时间在阳光下暴晒。如果不得已要长时间在烈日下工作，应戴上帽子。

任务三　开展老年人皮肤清洁照护

一、老年人皮肤清洁护理步骤

皮肤清洁护理的含义

在进行皮肤清洁护理前，首先要对皮肤进行评估，然后根据老年人的行动能力选择清洁方式。

（一）评估

（1）颜色与温度：皮肤有无苍白、发绀、发红、黄疸、色素沉着；皮肤温度。

（2）感觉与弹性：皮肤有无感觉障碍或过敏；皮肤弹性情况。

（3）完整性与清洁度：皮肤有无破损、皮疹、水泡、硬结和斑点；皮肤湿润度，污垢及气味。

（二）淋浴和盆浴

1）适用对象

能够自行完成沐浴过程的老人。

2）目的

保持皮肤清洁与舒适；预防皮肤感染、压疮发生；增强皮肤对刺激的敏感性。

3）准备

（1）老人准备：了解淋浴和盆浴的目的、方法及注意事项。

（2）用物准备：准备毛巾、浴巾、浴皂或浴液、防滑拖鞋、干净衣物。

（3）环境准备：调节浴室温度为（24±2）℃，水温以40～45 ℃为宜，浴室内有扶手、浴盆及地面防滑设施，必要时备椅子。

4）操作流程

送入浴室→协助入浴（协助老年人脱去衣裤，偏瘫老人脱衣时，应先脱健侧，再脱患侧；穿衣时先穿患侧再穿健侧）→避开老人身体调节水温，由冷水向热水调节，伸手触水，以不烫手为宜，可根据老人淋浴习惯调节。

（三）床上擦浴

1）适用对象

病情较重、卧床、活动受限及无法自行沐浴的老人。

2. 目的

保持皮肤清洁与舒适；预防皮肤感染、压疮发生；增强皮肤对刺激的敏感性；协助老人活动肢体，防止发生关节僵硬及肌肉痉挛等。

3）准备

准备脸盆、足盆各一只，水桶两只（一只桶盛 50～52 ℃的温水，另一只桶盛污水），毛巾两条，浴巾，小橡胶单，浴皂或浴液，清洁衣裤和被子，另备便器及便器巾。

4）操作流程

调节温度（调节室温至（24±2）℃，水温为 50～52 ℃，可按季节和个人习惯调节水温）→清洗面部（将毛巾盖在老人胸前，将小毛巾浸湿后拧干并对折成 4 层，用小毛巾的四个角擦洗双眼，从内眼角到外眼角，洗净毛巾，将小毛巾包裹在手上，分别擦拭额部、鼻部、两颊、耳后和颈部，洗净毛巾，擦干脸上的水迹，每擦洗一部位需要清洗毛巾）→擦洗上肢（为老人脱去上衣时，先脱近侧后脱对侧，如肢体有外伤，先脱健侧后脱患侧）→泡洗双手→擦洗胸腹→擦背部（必要时按摩背部）→平卧更衣（为老人穿上衣时，先穿远侧后穿近侧，或先穿患侧后穿健侧）→擦洗下肢→冲泡双足（冲泡双足时为避免打湿床褥，需要垫橡胶单）→擦洗会阴。

注意：擦洗时一般用热水擦净，浴巾擦干即可；如皮肤油污较多应做到"一湿二皂三净四干"，即先冲水湿手，再打香皂或洗手液，然后用清水冲洗干净，最后用毛巾擦干或自然风干。

（四）背部按摩

1）目的

促进背部血液循环，预防压疮等；观察老人一般情况，满足身心需要；使老人更舒适，减轻体位性疲劳。

2）准备

准备浴巾、毛巾、面盆（内盛 50～52 ℃的热水）、50% 乙醇溶液、润滑剂、清洁衣裤（按需准备）。

3）操作流程

调节室温至（24±2）℃→翻身观察→清洁背部→按摩背部（用 50% 乙醇溶液或润滑剂以按摩法、叩击法、揉捏法按摩，同一个部位每个动作执行 3～5 次，时间为 4～6 分钟）→擦干穿衣。

全背按摩：手掌大小鱼际蘸少许 50% 乙醇溶液，以环形方式按摩；按摩顺序为骶尾部→肩部→上臂→髂脊部位。

脊柱按摩：拇指指腹蘸少许50%乙醇溶液；按摩顺序为骶尾部→肩部→颈部→骶尾部。

二、注意事项

（一）淋浴、盆浴注意事项

（1）沐浴应在进餐1小时后进行；

（2）若老年人患有传染病，则应注意隔离消毒；

（3）浸泡时间不应超过20分钟，以免引发头晕等不适；

（4）身体衰弱或有创伤、心脏病的老年人需要卧床休息，不宜淋浴或盆浴；

（5）浴室勿闩门，以防发生意外时不能及时进入；

（6）告知老年人在沐浴过程中如感到虚弱无力、眩晕，应立即呼叫帮助；

（7）照顾者应在可呼唤到的地方，并每隔5分钟检查老年人沐浴情况；

（8）若沐浴时老年人发生晕厥，应立即将其抬出，使其平卧并做好保暖，视情况送医。

（二）床上擦浴注意事项

（1）保护隐私，减少暴露，避免着凉；

（2）注意节力原则；

（3）擦净皮肤褶皱处；

（4）动作轻柔、敏捷，减少翻动次数，一般15～30分钟完成擦浴；

（5）擦洗中，密切观察老年人反应和皮肤情况，如遇寒战、面色苍白等，应立即停止，并予以适当处理。

（三）背部按摩注意事项

（1）保护老年人的隐私，注意保暖；

（2）了解老年人的病情，做过背部手术或肋骨发生骨折的老年人禁止背部按摩；

（3）注意节力原则，根据按摩部位调整身体姿势。

三、压疮的预防

1. 压疮的概念

压疮是由于身体局部组织长期受压，血液循环出现障碍，持续缺血、缺氧、营养不良而导致的组织破损和坏死。

2. 压疮的易发部位

压疮好发于身体受压、缺乏脂肪组织保护、无肌肉包裹或肌层较薄的骨骼隆突处。

卧位不同，受压点和好发部位也不同。

3. 压疮的预防

压疮的预防关键在于找出其发生原因。要求做到“六勤一好”，即勤翻身、勤观察、勤擦洗、勤按摩、勤更换、勤整理、营养好。

具体预防措施有以下五项。

（1）避免局部组织长期受压：定时翻身，避免局部组织持续受压，一般每 2 小时翻身 1 次，必要时每 1 小时翻身 1 次，翻身时动作轻柔，避免拖拉推；保护骨隆突处，支持身体空隙处，将体位安置妥当后，在身体空隙处垫软枕、海绵垫；坐轮椅活动的老年人，使用轮椅时间 1 次不超过 1 小时。

（2）避免潮湿刺激：大小便失禁、出汗及分泌物多的老年人，应及时擦洗干净；床铺保持清洁干燥、平整无碎屑，被褥、衣服污染后应及时更换。

（3）避免摩擦力和剪切力：协助老年人翻身时避免拖、拉、推；半卧位时，应防止其身体下滑；使用便器时，不可硬拉、硬塞。

（4）促进局部血液循环：手法按摩；电动按摩器按摩；红外线灯照射。

（5）增进营养的摄入：多食用高蛋白、高维生素、富含锌元素的食物。

四、案例分享

陈爷爷，85 岁，患有 2 型糖尿病 20 余年，合并视网膜病变及慢性肾病。患退行性骨关节炎，于 3 年前做过左侧全膝关节置换术。现在视物不清，长期入睡困难，睡后易醒，服用多种治疗药物，包括安眠药。因行走不稳，近半年，夜间去厕所时曾跌倒两次。第一次造成左下肢胫骨骨裂，保守治疗后愈合；第二次跌倒，头部着地，诊断为硬膜外血肿，经药物治疗后血肿吸收，生命体征平稳，但身体虚弱，在他人协助下才能在床边站立。

根据陈爷爷的实际情况，清洁照料应包括以下内容。

（1）口腔清洁：老人身体虚弱时，协助他在床旁座位刷牙；后期协助他去卫生间刷牙，告知他牙刷、漱口杯等物品的摆放位置。注意选择软毛牙刷。

（2）皮肤清洁：协助老人洗脸、洗脚（温水清洗，不超过 10 分钟）、修剪指甲，为老人选择宽松的棉质衣服、透气柔软的鞋子（如运动鞋、布鞋）。前期为老人在卧室擦浴，硬膜外血肿后 1 个月不要洗头，可以用温水擦头发，后期能进卫生间后选择座位淋浴（使用助行器、拐杖或者轮椅）。

（3）环境布置：调节室温和水温，关好门窗，拉上窗帘，地面铺防滑垫，设置扶手；卫生间淋浴时，老人需穿防滑拖鞋。

项目四
社区老年营养照护

任务一　了解老年人的营养需求

知识详解

为了维持生命与身体健康，人类必须每天摄取一定数量的食物，以满足合理营养的需要。所谓合理营养，首先是膳食中应该含有机体所需要的一切营养素，即蛋白质、脂肪、糖、维生素、无机盐、水和食物纤维；其次，人类摄入的食物应该易于消化，并能促进食欲；最后，食物中不能含有对机体有害的物质。人类在进化过程中，人体的营养与膳食之间建立了一种动态平衡的关系。这种平衡一旦被打破，就会造成各种营养素缺乏或过剩，从而导致各种营养性疾病。

老年营养照护就是适应老年人代谢的特点，通过营养和膳食的改善，充分利用各种营养素的综合作用，以增强老年人体质，使其保持充沛的体力和具有生活自理能力与从事一般劳动的能力，预防老年病，从而达到延年益寿的目的。

一、老年人的营养素需求

营养素的需要量是指维持机体正常生理功能所需要的各种营养素的数量。这是针对健康的个体而言的，由于个体的生理状况、劳动程度和环境条件不同，对营养素的需要量也不相同，即使在同一状态的不同个体，营养素需要量也有差异。低于或高于需要量，都将对机体产生不利影响。

情景导入1

要使老年人得到合理营养，必须注意两个方面：一是通过膳食调配提供满足老年人需要的热能和各种营养素；二是要有合理的膳食制度。二者必须兼顾才能达到合理营养的目的。

营养素生理需要量

老年人每日适中营养素供能标准

一般在老年人当中，由于膳食不平衡常常出现热能摄入过多和蛋白质摄入不足两种情况，前者引起超重肥胖，较易发现，后者常被认为是衰老的表现而被忽视，比如老年人偏食、只吃素食、拒食在护理中必须加以矫正。

2017 年中国国家卫生和计划生育委员会发布“老年人能量及主要营养素参考摄入量”——能量和宏量营养素可接受范围（表 4－1）、微量营养素参考摄入量（表 4－2）。注：表 4－1 和表 4－2 中 RNI 指推荐摄入量，AI 指适宜摄入量。

表 4－1　能量和宏量营养素可接受范围

能量和宏量营养素	每日推荐摄入量/宏量营养素可接受范围							
	65～79 岁				≥80 岁			
	男		女		男		女	
	轻[a]	中[a]	轻[a]	中[a]	轻[a]	中[a]	轻[a]	中[a]
能量/(千卡/天)	2 050	2 350	1 700	1 950	1 900	2 200	1 500	1 750
蛋白质 RNI/(克/天)	65		55		65		55	
总脂肪/(%E[b])	20～30							
饱和脂肪酸/(%E[b])	<10							
n－6 多不饱和脂肪酸/(%E[b])	2.5～9.0							
n－3 多不饱和脂肪酸/(%E[b])	0.5～2.0							
总碳水化合物/(%E[b])	50～65							
添加糖/(%E[b])	<10							

[a] 身体活动水平。
[b] %E 表示占总能量的百分比。

注：1 千卡约等于 4.2 千焦。

表 4－2　能量营养素参考摄入量

微量营养素	每日推荐摄入量/适宜摄入量			
	65～79 岁		≥80 岁	
	男	女	男	女
钙 RNI/(毫克/天)	1 000			
磷 RNI/(毫克/天)	700		670	
钾 AI/(毫克/天)	2 000			
钠 AI/(毫克/天)	1 400		1 300	
镁 RNI/(毫克/天)	320		310	
氯 AI/(毫克/天)	2 200		2 000	
铁 RNI/(毫克/天)	12			
碘 AI/(微克/天)	120			
锌 AI/(毫克/天)	12.5	7.5	12.5	7.5
硒 AI/(微克/天)	60			

（续）

微量营养素	每日推荐摄入量/适宜摄入量			
	65~79 岁		≥80 岁	
	男	女	男	女
铜 AI/(毫克/天)	0.8			
氟 AI/(毫克/天)	1.5			
铬 AI/(微克/天)	30			
锰 AI/(毫克/天)	4.5			
钼 RNI/(微克/天)	100			
维生素 A RNI/(微克 RAE[a]/天)	800	700	800	700
维生素 D RNI/(微克/天)	15			
维生素 E AI/(毫克 α-TE[b]/天)	14			
维生素 K AI/(微克/天)	80			
维生素 B_1 RNI/(毫克/天)	1.4	1.2	1.4	1.2
维生素 B_2 RNI/(毫克/天)	1.4	1.2	1.4	1.2
维生素 B_6 RNI/(毫克/天)	1.6			
维生素 B_{12} RNI/(毫克/天)	2.4			
泛酸 AI/(毫克/天)	5			
叶酸 RNI/(微克 DFE[c]/天)	400			
烟酸 RNI/(毫克 NE[d]/天)	14	11	13	10
胆碱 AI/(毫克/天)	500	400	500	400
生物素 AI/(微克/天)	40			
维生素 C RNI/(毫克/天)	100			

[a] 视黄醇活性当量（RAE，微克）= 膳食或补充剂来源全反式视黄醇（微克）+1/2 补充剂纯品全反式 β-胡萝卜素（微克）+1/12 膳食全反式 β-胡萝卜素（微克）+1/24 其他膳食维生素 A 原类胡萝卜素（微克）。

[b] α-生育酚当量（α-TE，毫克），膳食中总 α-TE 当量（毫克）= 1×α-生育酚（毫克）+0.5×β-生育酚（毫克）+0.1×γ-生育酚（毫克）+0.2×δ-生育酚（毫克）+0.3×α-三烯生育酚（毫克）。

[c] 叶酸当量（DFE，微克）= 天然食物来源叶酸（微克）+1.7×合成叶酸（微克）。

[d] 烟酸当量（NE，毫克）= 烟酸（毫克）+1/60 色氨酸（毫克）。

老年人食用的主要食品类别和用量

不同水平的营养素需要量

二、老年人的蛋白质需求

情景导入 2

蛋白质是组成一切器官的细胞的重要成分之一，它除了为机体提供部分能量外，还参与体内的一切代谢活动，也是机体所需氮的唯一来源。

1. 构成机体，修补组织

蛋白质是组成机体所有组织、细胞的重要成分，占人体质量的16% ~18% 。人体内的神经、肌肉、内脏、骨骼，甚至指甲和头发，没有一处不含蛋白质。人体的生长发育、组织细胞的新陈代谢，都离不开蛋白质。

2. 调节体液渗透压和维持酸碱平衡

正常情况下，机体细胞内外体液的渗透压必须保持平衡，这种平衡是由电解质和蛋白质共同调节而实现的。当人体摄入蛋白质不足时，血浆蛋白浓度降低，渗透压下降，导致水在细胞间隙内积聚，从而出现水肿。同时，为维持细胞生命，也要使体液的pH值（酸碱值）或氢离子浓度保持正常，酸碱之间保持平衡。氢离子浓度高时体液呈酸性，为酸中毒；氢离子浓度低时体液呈碱性，为碱中毒。蛋白质是两性物质，能与酸或碱进行化学反应，起到维持体液酸碱平衡的作用。

3. 构成生理活性物质

机体内许多具有重要生理作用的物质也是由蛋白质构成的，如果没有蛋白质的参与，这些物质就不能起作用。酶是蛋白质，它参与了机体内环境的各项生命活动；运输氧气的血红蛋白及人体的免疫物质的形成也需要蛋白质的参与；一些维生素也可以由蛋白质转变而来。另外，血液的凝固、视觉的形成、人体的肌肉运动等，无一不与蛋白质有关。

4. 供给能量

蛋白质在体内的主要功能并非供给能量，但它也是一种能源物质。人体能量的主要来源为糖和脂肪。当糖和脂肪供应不足时，机体便会依靠蛋白质氧化分解提供能量。每克蛋白质在体内产生16.7 kJ（4 kcal）的能量。正常情况下，蛋白质氧化分解提供的能量占机体每天所需总能量的10%~15% 。

5. 维护皮肤的弹性和韧性

胶原蛋白是人体结缔组织的组成成分，有支撑、保护作用。在人的皮肤中，胶原蛋白含量高达9%，维护着人类皮肤的弹性和韧性。如长期缺乏蛋白质会导致皮肤的生理功能减退，使皮肤弹性降低，失去光泽，出现皱纹。

蛋白质营养价值的评价

老年人对蛋白质的利用率下降，维持机体氮平衡所需要的蛋白质数量要高于青壮年时期，而且老年人对蛋氨酸、赖氨酸的需求量也高于青壮年时期。因此，老年人补充足够的蛋白质极为重要，蛋白质对于维持老年人机体正常代谢、补偿组织蛋白消耗、增强机体抵抗力均具有重要作用。

三、老年人的脂类需求

脂类是人体的重要组成成分，体脂占人体体重的 14% ~19% 。脂类是脂肪和类脂的总称，是一类具有重要生物学作用的化合物，由碳、氢、氧三种元素组成，能溶于有机溶剂而不溶于水。在膳食中，脂肪摄入量会影响人类健康，因此其越来越受到人们的重视。通常将常温时呈液态的脂肪叫作“油”，呈固态的脂肪叫作“脂”，通称油脂。油脂与胆固醇、磷脂统称脂类。脂类是一类重要的营养物质，它以各种形式存在于人体的各种组织中，具有重要的生理作用。

情景导入 3　　甘油三酯　　磷脂　　胆固醇

老年人的脂肪摄入量一般以不超过总热能的 25% 为宜。适量的脂肪供给可改善菜肴风味，促进脂溶性维生素的吸收，供给机体必需的脂肪酸，为机体提供热量，是人体不可缺少的营养素。但脂肪摄入过多，尤其是动物性脂肪摄入过多，可引起肥胖、高脂血症、动脉粥样硬化、冠心病等。故老年人的脂肪摄入量一般应控制在每日每千克体重 1 克以下，除各种食物中所含脂肪外，应尽量少食用动物油脂，而食用大豆油、葵花子油、花生油等植物油。

老年人应少食用含胆固醇过多的食品，如动物脑、肾、肝、鱼子等。一般认为，对于空腹血胆固醇水平在正常范围内的老年人，每日膳食中胆固醇的摄入量以不超过 500 毫克为宜，患有高胆固醇血症的老年人，则应控制在 300 毫克以内。

四、老年人的碳水化合物需求

情景导入 4

碳水化合物又称糖类，是生物界三大基础物质之一，是自然界最丰富的有机物质，主要由碳、氢、氧三种元素组成，其基本结构式为 $C_m(H_2O)_n$，由于组成形式不同而产生不同的化合物。碳水化合物是人类最廉价的能量来源，也是人类生存所需要的最基本的物质和最重要的食物来源。日常食用最多的淀粉类食品、食糖和膳食纤维都属于此类。

碳水化合物的生理功能主要有以下几个方面。

（一）供能及节约蛋白质

碳水化合物的分类

碳水化合物对机体最重要的作用是供能，是供能营养素中最经济的

碳水化合物的参考摄入量和食物来源

一种。每克葡萄糖在体内产生 16.7 kJ（4 kcal）的热量，它在体内的消化吸收较蛋白质和脂肪迅速而完全，即使在缺氧条件下，也能进行部分酵解，供给机体能量。

当机体摄入充足的碳水化合物时，首先利用它提供能量，从而减少作为供能营养素的蛋白质的消耗，使更多的蛋白质用于更需要的地方。相反，当体内摄入的碳水化合物不充足时，机体为了满足自身对葡萄糖的需求，则通过糖原异生作用将非糖类物质转化为葡萄糖。

（二）构成机体组织

每个细胞都含有糖类，如糖脂参与细胞膜的构成；黏蛋白（由黏多糖组成的蛋白）参与结缔组织的构成；对遗传信息起传递作用的核糖核酸与脱氧核糖核酸都由核糖参与构成。

（三）保肝解毒

摄入充足的碳水化合物可以增加体内肝糖原的储存量，加强肝脏功能，使机体抵抗外来有毒物质的能力增强。肝脏中的葡糖醛酸能与这些有毒物质结合，排出体外，起到解毒作用，从而保护肝脏。

（四）抗生酮

脂肪在体内彻底被代谢分解，需要葡萄糖的协同作用。脂肪酸分解所产生的乙酰基需与草酰乙酸结合进入三羧酸循环而最终被彻底氧化，产生能量。当碳水化合物摄入量不足时，脂肪不能在体内完全氧化燃烧，致使其反应的中间产物酮体大量堆积。尽管肌肉和其他组织可利用酮体产生能量，但酮体是一些酸性化合物，过多会引起血液酸性升高，即出现所谓的酸中毒。当碳水化合物摄入充足时，脂肪代谢完全，不会产生酮体。

五、老年人的能量需求

情景导入5

机体的能量消耗

正常情况下，如果人体每天摄入的能量和消耗的能量基本保持平衡，则体重可维持在正常范围内，机体可保持健康。当能量长期摄入不足时，可使体重减轻，出现全身无力、嗜睡、怕冷、头晕、目光无神及皮肤苍白、粗糙、缺乏弹性等症状，各种生理功能受到严重影响。碳水化合物、脂肪和蛋白质是为生命活动提供能量的主要营养素，它们广泛存在于各类食物中。

实验证明，在适量饮用乙醇的情况下，乙醇是可以提供一定能量的。完全燃烧时每克乙醇产生 29.3 kJ（7 kcal）的热量，其中 70% 可被机体利用，即提供 20.9 kJ（5 kcal）的热量。

能量虽然不是有形的营养物质，但它是身体活动的动力。老年人需要摄取足够的能量来维持基础代谢，即用于心跳、呼吸、胃肠运动、体温维持、组织更新等的能量，还要利用摄取的能量来保障运动消耗及因进食引起的能量额外消耗，因此老年人必须保证能量的摄取。

六、老年人的矿物质需求

在构成机体的所有元素中，除碳、氢、氧、氮外，其他均为矿物质。矿物质可参与机体成分的构成，维持细胞膜的通透性、机体的渗透压、酸碱平衡、肌肉的兴奋性，还是酶的辅基。随着年龄的增加，老年人体内的矿物质数量增多，但因为代谢紊乱，老年人体内有益的矿物质反而减少，故应引起重视。对老年人健康影响较大的矿物质有钙、铁、硒、碘、铬等。

老年人钙需求的特点　老年人铁需求的特点　老年人硒需求的特点

七、老年人的维生素需求

维生素是维持生命活动所必需的一类微量的低分子有机化合物，其不构成机体成分，不提供能量，虽然机体需要量少，但不可缺少，它们以辅基的形式参与酶的功能。机体本身能合成的维生素非常少，故大部分维生素必须从食物中获取。对老年人健康影响较大的维生素有维生素 A、维生素 D、维生素 E、维生素 B、维生素 B_2、维生素 C 等。

老年人维生素 A 需求的特点　老年人维生素 D 需求的特点　老年人维生素 E 需求的特点

老年人维生素 B 需求的特点　老年人维生素 B_2 需求的特点　老年人维生素 C 需求的特点

任务导入

小杨是某养老服务中心的一名社工，负责老年人的营养护理。如果你是小杨，为照护老年人，你会如何运用本任务中所学知识，根据老年人的膳食需求，满足老年人对营养素的需求？

任务分析

要照护老年人，为老年人提供合适的、全面的营养素，首先要知晓老年人需要哪些营养素，然后了解老年人对每种营养素的需求量。通过综合分析完成照护。

任务实施

一、操作流程

操作流程见图4－1。

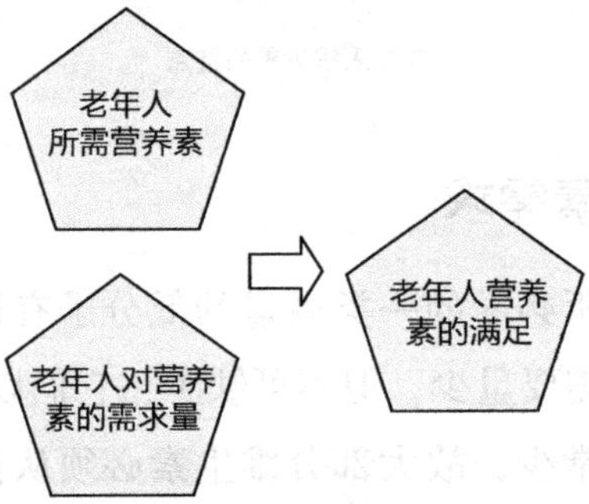

图4－1 操作流程

二、操作注意事项

（1）进行老年服务需求和现状分析时注意选择标准的量表并按照评估流程进行。

（2）诊断病情时注意科学性和权威性。

任务工单

表4-2　任务工单

<table>
<tr><td>任务名称</td><td colspan="2">老年人营养素的满足</td><td>学时</td><td></td><td>培训对象</td><td></td></tr>
<tr><td>学生姓名</td><td colspan="2"></td><td>联系电话</td><td></td><td>任务成绩</td><td></td></tr>
<tr><td>任务设备</td><td colspan="2"></td><td>操作时间</td><td></td><td>操作地点</td><td></td></tr>
<tr><td>任务目的</td><td colspan="6">（1）掌握准备要素；
（2）体验思考过程；
（3）能够撰写心得体会</td></tr>
<tr><td rowspan="4">任务实施</td><td>准备</td><td colspan="5"></td></tr>
<tr><td>实施流程</td><td colspan="5"></td></tr>
<tr><td>总结</td><td colspan="5"></td></tr>
<tr><td>评价</td><td colspan="5"></td></tr>
<tr><td>教师评价</td><td colspan="6"></td></tr>
</table>

思考实践

谈一谈如何更好地帮助老年人合理摄入所需营养素。

任务二　老年人营养评估

知识详解

一、老年人膳食调查

膳食调查是营养调查中的一个基本组成部分，是指通过不同的调查方法，了解调查对象在一定时间内通过膳食所摄取的各种营养素的数量和质量，计算出热能与各种营养素的摄取量，与参考摄入量比较，评价调查对象的营养需要得到满足的程度。

（一）膳食调查方法

进行膳食调查时，可根据调查研究的目的、人群、对方法精确性的要求、所用经费多少以及研究时间的长短来确定适当的调查方法。膳食调查方法有多种，通常采用的方法有询问法、记账法、称重法、化学分析法和食物频率法。询问法包括 24 小时膳食回顾法和膳食史法，在实践中可将这两种方法结合使用。

24 小时膳食回顾法　　膳食史法

（二）老年人营养评估

营养的好坏直接关系到老年人的身体健康与否、抗病能力强弱和寿命长短。改善老年人营养状况对提高老年人的生活质量、减轻社会负担有重要意义。随着社会的发展、家庭规模的缩小、生活及工作压力的增大等，传统的家庭养老功能弱化，社会养老迅速发展。养老机构作为社会养老的一部分，其作用非常重要。面对我国如此庞大的老年人群，评价老年人的营养状况，采取有效措施预防并及时改善营养不良状况具有重要意义。

二、营养状况体格测量

体格测量指标及方法

人体体格测量的根本目的是评价机体膳食营养状况。可以反映人体营养状况的指标有很多，不同年龄、不同生理状况的人选用的体格测量指标有所不同，而且不同指标的测定方法也存在较大差异。

三、营养水平生化检查

营养水平生化检查是借助生理、生化实验手段评价营养状况的临床常用方法，还可用于营养治疗效果的评价。营养水平生化检查一般包括营养指标和免疫指标检查。常见的检查内容包括：①测定血液中营养素或其标志物的含量；②测定血液、尿液中营养素代谢产物的含量；③测定与营养素有关的血液成分或酶活性；④测定血液、尿液中因营养素不足而出现的异常代谢产物；⑤进行负荷、饱和及同位素实验。

任务导入

小谭是某养老服务中心的一名社工，负责照护老年人。该养老服务中心要评估老年人膳食营养摄入状况。如果你是小谭，你会如何运用本任务中所学知识进行评估呢？

任务分析

要评估老年人膳食营养摄入状况，首先要协助老年人进行膳食调查，之后进行营养状况体格测量以及营养水平生化检查，对膳食的摄入状况进行分析从而形成报告。

任务实施

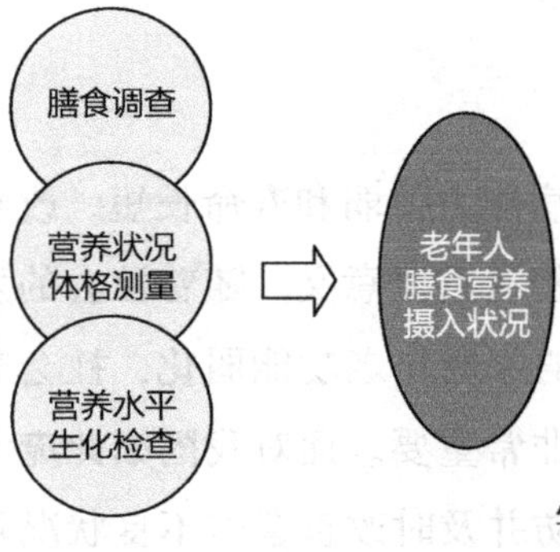

图 4－2　操作流程

一、操作流程

操作流程见图 4－2。

二、操作注意事项

（1）搜集、判断老年人生理、心理等信息时注意科学性和准确性。

（2）注意老年人的身体状况以及相关病史。

任务工单

表 4－3 任务工单

<table>
<tr><td>任务名称</td><td colspan="2">老年人膳食营养摄入状况</td><td>学时</td><td></td><td>培训对象</td><td></td></tr>
<tr><td>学生姓名</td><td colspan="2"></td><td>联系电话</td><td></td><td>任务成绩</td><td></td></tr>
<tr><td>任务设备</td><td colspan="2"></td><td>操作时间</td><td></td><td>操作地点</td><td></td></tr>
<tr><td>任务目的</td><td colspan="6">（1）掌握准备要素；
（2）体验思考过程；
（3）能够撰写心得体会</td></tr>
<tr><td rowspan="4">任务实施</td><td>准备</td><td colspan="5"></td></tr>
<tr><td>实施流程</td><td colspan="5"></td></tr>
<tr><td>实施总结</td><td colspan="5"></td></tr>
<tr><td>实施评价</td><td colspan="5"></td></tr>
<tr><td>教师评价</td><td colspan="6"></td></tr>
</table>

思考实践

想一想在了解老年人膳食营养摄入状况时，怎么提高其真实性及准确性。

任务三 慢性疾病老年人营养指导

知识详解

一、肥胖症营养指导

肥胖症是能量摄入超过能量消耗而导致体内脂肪堆积过多达到危害程度的一种慢性代谢性疾病，主要表现为脂肪细胞增多增大，体重增加。肥胖症是老年人常见的疾病，容易引起心脑血管疾病和糖尿病，影响老年人的生活质量和期望寿命。

肥胖症概述

（一）老年人肥胖的原因

老年人发胖的原因主要是中年以后基础代谢消耗的能量降低，体力劳动减少，再加上营养摄入过多，导致脂肪在体内堆积，这些脂肪大部分分布在皮下、肝脏、腹壁、腹腔的大网膜及肠系膜上。特别是女性，进入绝经期后内分泌功能减退，新陈代谢降低，更容易发胖。

（二）肥胖的危害

研究表明，老年肥胖常伴有多种疾病，主要有如下几种。

1. 高血压

肥胖人易患高血压，患病率为正常人的3倍。随着肥胖程度的增加，患病率进一步升高，同时伴有高脂血症。

2. 冠心病

老年肥胖所带来的高脂血症，使动脉硬化程度进一步加重，在其他因素的作用下，极易引起冠心病。

3. 糖尿病

长期持续性肥胖，会使糖尿病的发生概率明显增大。据统计，糖尿病在正常人群中的发生率为0.7%；体重超过标准体重的20%者，糖尿病的发生率为2%；超过50%者，糖尿病的发生率为10%。

4. 胆囊炎、胆石症

肥胖者发生胆石症的危险是非肥胖者的3～4倍，而腹部脂肪过多者发生胆石症的危险更大，发生胆石症的相对危险随身体质量指数（BMI）的增加而增加。肥胖者胆汁内胆固醇过饱和、胆囊收缩功能下降是胆石症形成的主要因素。

5. 其他

肥胖人的免疫力低下，易发生细菌性合并病毒性感染，一旦发生，则恢复较慢。肥胖者骨关节疾病、痛风症的发病率明显上升。

（三）肥胖型老年人的合理膳食

防治老年肥胖的饮食原则

老年人想要避免肥胖，保持理想的体重，首先需要改变不合理的饮食结构和饮食习惯。肥胖型老年人的饮食治疗要本着个性化的原则，根据肥胖型老年人的家族史、个人饮食习惯、社会环境因素、食欲大小和体力活动强度制订切实可行的个性化和长期性饮食治疗计划。

二、糖尿病营养指导

糖尿病是一种慢性疾病。当胰岛素分泌不足或者人体无法有效地利用所产生的胰岛素时，就会引发糖尿病。2014 年，8. 5% 的 18 岁以上成人患有糖尿病。2019 年，150 万人因糖尿病而死亡，48% 的糖尿病死亡发生在 70 岁之前。2000—2019 年，糖尿病导致的死亡增加了 3%，中低收入国家的糖尿病死亡率上升 13%。

饮食治疗是治疗糖尿病的基础疗法，是一切治疗方法的前提，不论糖尿病属何种类型，病情轻重或有无并发症，是否用胰岛素或口服降糖药治疗，都应该严格进行并长期坚持。通过平衡膳食，配合运动和药物治疗，可将血糖控制在理想范围，并可全面控制代谢，达到维持理想体重，保证充沛的体力，有效防治各种糖尿病急、慢性并发症的目的。

糖尿病概述

1. 饮食一般原则

合理控制总热能，热能摄入量以达到或维持理想体重为宜；平衡膳食，选择多样化、营养均衡的食物，放宽对主食类食物的限制，减少单糖及双糖食物的摄入，限制脂肪的摄入，适量选择优质蛋白质，增加膳食纤维、维生素、矿物质的摄入；提倡少食多餐，定时定量进餐。

糖尿病老年人一日食谱举例

2. 糖尿病老年人的饮食设计

（1）餐次安排：宜少食多餐，一日不少于三餐，注射胰岛素或易发生低血糖者，要求在三餐之间加餐，既保证营养吸收，又减轻对胰岛的负担。早餐量要少，因为上午肝糖原分解旺盛，易发生早餐后高血糖。

一日三餐占比可为1/5、2/5、2/5。进餐时间要规律，少吃零食。

（2）烹调方法：多采用蒸、煮、烧、烤、凉拌的方法，避免食用油炸的食物。

三、心脑血管疾病营养指导

（一）心脑血管疾病概述

心脑血管疾病是心脏血管和脑血管疾病的统称。心脑血管疾病具有发病率高、致残率高、死亡率高、复发率高、并发症多（即“四高一多”）的特点。近年数据显示，我国心脑血管疾病的发病率与致死率仍高居榜首。2019 年，农村、城市心脑血管疾病分别占死因的46. 74%和44. 26%，每5例死亡病例中就有2例死于心脑血管疾病。心脑血管疾病的发病因素与吸烟、缺少锻炼有关，在营养方面，与热能摄入过多引起的肥胖，饱和脂肪酸、胆固醇、蔗糖、动物性食物摄入过多，蔬菜及膳食纤维摄入过少，维生素C、维生素B_6、维生素B_3及硒等缺乏有关。

1. 高血压

高血压是最常见的心脑血管疾病，是全球范围内的重大公共卫生问题，不仅患病率高、致残率高、死亡率高，而且可引起心、脑、肾并发症，是冠心病、脑卒中的主要危险因素。

高血压的定义及分类

2. 冠心病

冠心病又称缺血性心脏病，是指供给心脏营养物质的冠状动脉血流减慢，血管发生严重粥样硬化或痉挛，使冠状动脉狭窄或形成血栓，造成管腔闭塞，导致心肌缺血、缺氧而引起的心脏病。

（二）心脑血管疾病膳食指导

1. 防治高血压的合理膳食

1）控制能量摄入，维持理想体重

减轻体重对各型高血压患者均有效。减肥可降低血压，而且有利于降低血糖和血脂；减肥与药物治疗有协同作用，可作为药物治疗的辅助措施。因此，超过理想体重15%以上的高血压患者都应控制能量摄入，以维持理想体重。

防治高血压的食物选择

2）采用低钠高钾膳食

对于高血压患者，推荐采用适量限盐膳食（每天6克盐）。适量限盐膳食足以使大部分1期高血压患者血压达到正常，对用药患者限盐可提高降压药物的有效性。高血压患者适当增加钾的摄入量，多吃香蕉、橘子、花生、豆类及其制品。

3）补钙、镁

补钙对原发性高血压治疗有一定的作用，以每天供给 1 克为宜。高血压患者宜选用低脂奶粉和含镁丰富的食品，如绿色蔬菜、粗粮、用胆水（主要含氯化镁）制作的豆腐、坚果等植物性食物。

4）以植物性食物为主，限制脂类摄入

含膳食纤维高的食物，如标准粉、玉米、荞麦、小米等可促进肠蠕动，加速胆固醇排出，对防治原发性高血压有利。蔬菜、水果富含维生素 C 等多种维生素，可改善心脏功能和血液循环。脂肪供给量为每天 40～50 克，同时患高脂血症及冠心病者，应限制动物脂肪的摄入。

2. 防治冠心病的合理膳食

冠心病的膳食营养防治

冠心病的基础病变大多为动脉粥样硬化，多数患者伴有高脂血症及肥胖症。因此，在冠心病的防治中绝不可忽视饮食疗法，只有将饮食、运动及药物疗法紧密结合起来，才能对有效预防和控制冠心病发挥积极作用。

四、高血压营养指导

高血压出现的原因

高血压是指在未用抗高血压药物的情况下，机体的收缩压≥140 毫米汞柱和（或）舒张压≥90 毫米汞柱的状态。老年人是高血压高发的一个群体，调查发现，有 40% 的老年人患有高血压。高血压是一种无法根治的疾病，一旦患上高血压，患者往往需要终生服药。但很多药物都有一定的毒副作用，为了减少服药量，保障机体健康，老年人在饮食方面应做相应的调整。当然，尚未患有高血压的老年人平时也应在饮食方面加以重视，以防高血压缠身。

如何从营养角度来防治老年高血压呢？

1）控制能量的摄入

提倡吃复合糖类，如淀粉、玉米，少吃葡萄糖、果糖及蔗糖等易引起血压升高的糖类。

2）限制脂肪的摄入

尽量选择植物油，每人每天可摄入 40 克。宜食用海鱼，海鱼中含有不饱和脂肪酸，能使胆固醇氧化，从而降低血浆胆固醇，还含有较多亚油酸，能增加血管弹性及通透性，但合并肾功能不全、痛风者要慎用。

3）限制盐的摄入

人体摄入盐量越多血压水平就越高，日均摄入盐量每增加 1 克，平均血压上升

2毫米汞柱，低压上升1.7毫米汞柱。世界卫生组织（WHO）建议每人每日摄入盐量<5克，包括味精、酱油、腌制品等。高血压早期或轻度高血压患者，单纯限盐就能使血压恢复正常，中度高血压患者限盐也是有益的，可增强降压药的效果，并使降压药的用量减少。

4）多吃蔬菜

多吃新鲜蔬菜、水果，每天吃新鲜蔬菜不少于400克，水果100～200克。此外应多吃含钾、钙丰富而含钠低的食物（如土豆、茄子、海带、莴笋）和含钙高的食物（如牛奶、酸奶、虾皮）。少吃肉汤等含氮浸出物，避免加重心、肝、肾的负担。

5）总量控制

对食物摄入总量进行控制，调整饮食结构，少吃红肉，多吃白肉。

五、高脂血症营养指导

血浆内所含的脂类称为血脂，包括胆固醇、胆固醇脂、甘油三酯、磷脂和非酯化脂肪酸等，由于脂类代谢或运转异常使血浆中的一种或多种脂类水平高于正常水平的现象称为高脂血症。由于脂类不溶或微溶于水，必须与蛋白质结合以脂蛋白的形式存在，因此，高脂血症常为高脂蛋白血症，表现为高胆固醇血症、高甘油三酯血症以及两者兼有的混合型高脂血症。

（一）高胆固醇血症

高胆固醇血症患者的血浆胆固醇含量高于正常值。胆固醇是一种脂类，是人体不可缺少的重要物质，其作用主要包括构成细胞膜、形成胆酸和合成激素。高胆固醇血脂最重要的表现是血液中胆固醇的含量升高，尤其是低密度脂蛋白（LDL－C）的水平较高。胆固醇含量过高，心脏病发作（心绞痛、心肌梗死等）、中风的风险也随之增加。

高胆固醇血症患者的饮食治疗要点如下。

1）少吃含饱和脂肪酸的食物

摄入太多饱和脂肪酸会促进胆固醇合成和吸收，抑制胆固醇排泄。应少吃或不吃含饱和脂肪酸的食物，如各种肥肉、动物皮、奶油、油炸食物、糕点等。

2）少吃高糖分食物

含糖浆、果糖、蔗糖和淀粉的食物属于高糖分食物，会促进低密度脂蛋白胆固醇合成。应少吃精制米面、各种甜食，少喝含糖饮料。

3）少吃含反式脂肪酸的食物

反式脂肪酸会升高低密度脂蛋白胆固醇水平，降低高密度脂蛋白胆固醇，提高患冠心病风险。应少吃含反式脂肪酸的各种糕点、零食、方便面等。

4）少吃高胆固醇食物

动物内脏、各种肥肉、蛋黄以及动物皮中胆固醇含量较高，吃太多这类食物会使肠道吸收更多胆固醇，进而造成胆固醇水平升高。

5）多吃新鲜蔬果

新鲜蔬果含有果胶和膳食纤维，能降低低密度脂蛋白胆固醇水平。应多吃新鲜蔬果，如芹菜、菠菜、香菇、西红柿、南瓜等。

6）多吃大豆、豆制品和坚果

平时应多吃大豆、豆制品和坚果，其中含有的植物甾醇以及膳食纤维能延缓餐后血糖升高，降低胆固醇水平。

7）多吃全谷杂粮

全谷杂粮的膳食纤维可促进胆固醇排泄，应占主食的一半，如玉米、糙米、燕麦、高粱和各种杂豆类等。

8）多吃植物油

亚麻油、菜籽油和橄榄油中含有不饱和脂肪酸，有助于排出低密度脂蛋白胆固醇，但成年人每天的食用油摄入量不能超过 15 克。

9）多吃鱼虾

鱼虾含有 EPA（二十碳五烯酸）和 DNA（脱氧核糖核酸）等对身体有益的脂肪酸，能降低坏胆固醇水平。应每周至少吃 2 次鱼虾。

（二）高甘油三酯血症

高甘油三酯血症的特点是仅有血甘油三酯含量增高，而血胆固醇含量正常。其饮食治疗的要点与高胆固醇血症不同。

（1）限制进食量，降低体重。这是关键措施，老年人的体重要达到并维持在标准范围内。

（2）限制食用甜食。此类患者对糖类特别敏感，吃糖可使其甘油三酯含量明显增高。因此，白糖、红糖、水果糖、蜜糖以及含糖的食品和药物等应尽量少吃或不吃。

（3）禁酒。酒可使这类患者的甘油三酯含量增高。

（4）适当增加蛋白质摄入，尤其是大豆蛋白。

（5）适当限制胆固醇摄入，每天低于300毫克，每周可吃3个鸡蛋，其他含胆固醇食物也可适当食用，只要总摄入量不高于上述限值即可。

（6）适当限制脂肪尤其是动物脂肪摄入。

（三）混合型高脂血症

此类患者的血胆固醇和血甘油三酯含量都增高，饮食治疗的要点是将上面两种类型饮食治疗的要点结合起来，即适当限制胆固醇和动物脂肪摄入，控制食量以降低体重，忌吃甜食，戒酒，适当增加植物油、豆类及其制品摄入，多吃蔬菜、瓜果和某些有降脂作用的食物。

任务导入

小张是某社区医院的一名社工，负责照护医院中的老年人，其中有些老年人长期患有慢性疾病。如果你是小张，你会如何运用本任务中所学知识，制作慢性疾病老年人营养指导手册？

任务分析

要制作慢性疾病老年人营养指导手册，从上述知识结构中得知需要从肥胖症营养指导、糖尿病营养指导、心脑血管疾病营养指导、高血压营养指导几个板块进行编辑。

任务实施

一、操作流程

操作流程见图4－3。

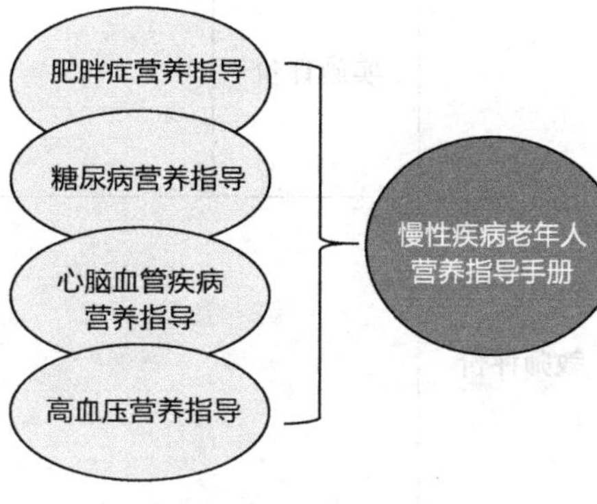

图4－3　操作流程

二、操作注意事项

制订照护计划时要注意科学性和全面性。

任务工单

表 4-4 任务工单

<table>
<tr><td>任务名称</td><td>慢性疾病老年人营养指导手册</td><td>学时</td><td></td><td>培训对象</td><td></td></tr>
<tr><td>学生姓名</td><td></td><td>联系电话</td><td></td><td>任务成绩</td><td></td></tr>
<tr><td>任务设备</td><td></td><td>操作时间</td><td></td><td>操作地点</td><td></td></tr>
<tr><td>任务目的</td><td colspan="5">（1）掌握准备要素；
（2）体验思考过程；
（3）能够撰写心得体会</td></tr>
<tr><td rowspan="4">任务实施</td><td>准备</td><td colspan="4"></td></tr>
<tr><td>实施流程</td><td colspan="4"></td></tr>
<tr><td>实施总结</td><td colspan="4"></td></tr>
<tr><td>实施评价</td><td colspan="4"></td></tr>
<tr><td>教师评价</td><td colspan="5"></td></tr>
</table>

思考实践

想一想如何让患有慢性疾病的老年人对膳食摄入引起重视。

项目五
社区老年心理健康照护

任务一　了解社区老年人的一般心理特征

知识详解

一、老年人的心理特点

老年期相较于生命的其他阶段，人体的各个组织器官会迅速衰老。所谓衰老，指机体对环境的生理和心理适应能力进行性降低、逐渐趋向死亡的现象。衰老可分为两类：生理性衰老和病理性衰老。前者指成熟期后出现的生理性退化过程，后者是各种外来因素（包括各种疾病）所导致的老年性变化。两者实际上很难区分。总之，衰老是许多病理、生理和心理过程综合作用的必然结果。

社区老年人的
一般心理特征

二、老年人心理健康的标准

美国心理学家马斯洛和米特尔曼提出的心理健康10条标准被广泛使用和认同。该标准被学界称为目前最佳的心理健康标准，包括：①有充分的安全感；②充分地了解自己，并对自己的能力做适当的估计；③生活目标切合实际；④与现实环境保持接触；⑤保持人格的完整与和谐；⑥具有从经验中学习的能力；⑦能保持良好的人际关系；⑧适度地表达和控制自己的情绪；⑨在不违背社会道德规范的条件下，能恰当地满足个人的基本要求；⑩在不损害集体利益的前提下，能有限度地发挥自己的个性。我国著名的老年心理学专家许淑莲教授把老年人心理健康的标准概括为5条：①热爱生活和工作；②心情舒畅，精神愉快；③情绪稳定，适应能力强；④性格开朗，通情达理；⑤人际关系适应性强。

综合国内外心理学专家对老年人心理健康标准的研究，结合我国老年人的实际情况，基本可以从以下五个方面对老年人心理健康进行界定。

（1）有正常的感觉和知觉，有正常的思维，有良好的记忆。就是说在判断事物时，基本准确，不发生错觉；在回忆往事时，记忆清晰，不发生大的遗忘；在分析问题时，条理清楚，不出现逻辑混乱；在回答问题时，能对答自如，不答非所问；在平时生活中，有比较丰富的想象力，并善于用想象力为自己设定一个合理的奋斗目标。

（2）有健全的人格。情绪稳定，积极的情绪多于消极的情绪，能够正确评价自己和外界的事物，能够控制自己的行为，办事不盲目或冲动。意志坚强，能经得起外界事物的强烈刺激。在悲痛时能找到发泄的方法，而不至于被悲痛所压倒。在欢乐时能有节制地欢欣鼓舞，而不是得意忘形和过分激动。遇到困难时，能沉着地凭借自己的意志和经验去加以克服，而不是一味地唉声叹气或怨天尤人。

（3）有良好的人际关系。乐于帮助他人，也乐于接受他人的帮助。在家中与老伴、子女、儿媳、女婿、孙子、孙女、外甥等都能保持情感上的融洽，能得到家人发自内心的理解和尊重。在外面，与老朋友和新结识的朋友都能保持良好的关系。对人不求全责备，不提过分要求，不以敌视的态度对待他人。无论在正式群体内，还是在非正式群体内，都有集体荣誉感和社会责任感。

（4）能正确地认知社会，与大多数人的心理活动相一致。如对社会的看法，对改革的态度，对国内外形势的分析，对社会道德伦理的认识等等，都能与社会上大多数人的态度保持一致。

（5）能保持正常的行为。能坚持正常的生活、工作、学习、娱乐等活动。其一切行为符合自己在各种场合的身份和角色。

三、造成老年人心理变化的因素

老年期是人生历程中的最后一个阶段。这一时期，不仅老年人机体衰老加快，疾病增多，面临着死亡的考验和挑战；而且老年人的职业状况、家庭结构、婚姻状态、经济境遇等方面都在发生变化，这些变化对老年人的感觉、知觉、记忆、智力、情绪、情感、性格、兴趣等都将产生影响。

（一）生理因素

有些疾病会影响老年人的心理状态，如脑动脉硬化，使脑组织供血不足、缺氧，使脑功能减退，使记忆力减退加重，晚期甚至发生老年性痴呆等。随着年龄的增加，肝脏血流供应减少，也会引起神经方面的异常，使老年人的智力与性格均发生改变。另外，还有些疾病，如脑梗死等，常使老年人卧床不起，生活不能自理，以致产生悲观、孤独等心理。

（二）社会因素

（1）老年人社会角色的转变。由于社会地位的改变，一些老年人发生种种心理上的改变，如孤独、自卑、抑郁、烦躁、消极等。这些心理因素都可能使其身体老化。

（2）老年人的家庭状况。离退休后，老年人的主要活动场所由工作单位转为家庭。家庭成员之间的关系对老年人的影响很大，如子女对老年人的态度、非同龄人之间因思想境界不同而产生的矛盾等，对老年人的心理均可产生影响。此外，社会心理学认为，以夫妻关系为代表的亲密关系是人类人际关系中的最高形式，老年丧偶对老年人的心理打击是不可逆的。

（三）物质因素

绝大多数老年人随着劳动能力的下降，可支配性经济收入随之减少。收入的减少和物价的提升都会对老年人的心理产生影响。

（四）文化程度因素

思想意识、道德伦理观念、理想与信仰等，均可影响老年人的心理状态。思想觉悟高、信念坚定、事业心强，可使老年人保持良好的心理状态，延缓老化，并保持身体健康。

任务导入

小王是某社区养老服务站的一名社工，负责对社区老年人进行心理健康监测，但由于社区老年人较多，无法实现系统性分析。如果你是小王，你会如何运用本任务中所学的知识去对社区老年人的心理健康状况进行评估？

任务分析

要对社区老年人的心理健康状况进行评估，首先要分析社区老年人的构成，包括个人基本情况、家庭构成等，然后对不同情况的老年人分类评估，从而筛选出存在心理健康问题的高危人群，分析其在心理上的问题和需求。

任务实施

一、操作流程

社区老年人数据筛选→制定评估方式→实施分类评估→汇总结果。

二、操作注意事项

（1）老年人数据的保密。

（2）筛选和评估标准的统一。

任务工单

表5-1 任务工单

任务名称	了解社区老年人的一般心理特征	学时		培训对象	
学生姓名		联系电话		任务成绩	
任务设备		操作时间		操作地点	
任务目的	(1)掌握社区老年人的心理特征; (2)能够判别影响社区老年人心理的因素				
任务实施	准备				
	实施流程				
	实施总结				
	实施评价				
教师评价					

思考实践

影响老年人心理健康的因素是多样的，因为老年人个体差异较大，受影响的程度不同，在实践中应如何判断哪种类型的因素对社区老年人的影响更深远?

任务二 了解社区老年人心理健康维护的知识与技能

知识详解

一、维护社区老年人心理健康的方法

人们总是在不断地想方设法地满足自己的需要，因为需要不仅是人的生理和社会需求的反映，还是个体心理活动和行为的动力。所以，要从了解和满足老年人的心理需求出发，切实加强老年人的心理保健。

维护社区老年人心理健康的五个方法

二、维护社区老年人心理健康的技能

（一）倾听

对于老年工作者来说，倾听不仅仅是听老年人的话语，还要认真地观察老年人，包括他们的神情和非语言行为，据此收集相关的信息。社会心理学家 G. 艾根（G. Egan）提出身体语言实施方法五要素：第一，与服务对象交谈时，要将身体朝向服务对象；第二，保持开放的身体姿态，在倾听的过程中，不要紧张，要让自己放松下来，不要紧绷身体或者交叉双臂，放松的状态给人一种安全感；第三，身体略微前倾，自然地向对方倾斜，表现出一种全心投入的态度；第四，保持良好的目光接触，要注视着对方的眼睛，让人感觉到一种尊重；第五，举止大方。

在倾听过程中，老年工作者要以老年人为主导来了解其诉求，并引导老年人说出更多的信息，还要做出回应，比如点头，和善地微笑以及配合少量的词语，如“是的”“继续说下去”，这样做既不会打断老年人的倾诉，又能给老年人一个心理支持，让其继续吐露心声。在倾听之后可以进行开放性提问，比如用“是什么”“如何”“为什么”等词语提问，从中可以获得一些事实和资料；可以询问一件事的经过，引出一些原因的探讨，从而得到更多的信息。

（二）共情

共情是应用心理学中被提到频率最高的词语。共情是人本主义创始人罗杰斯提出的，是指体验别人内心世界的能力，包含三个方面的含义：

（1）老年工作者借助老年人的言行，深入老年人的内心去体验他们的情感、思维；

（2）老年工作者借助已有的知识和经验，把握老年人的体验与他们的经历和人格

之间的联系，更好地理解问题的实质；

(3) 老年工作者运用咨询技巧，把自己的共情传达给老年人，以影响老年人并取得反馈。

要注意的是，共情既不是讲道理，也不是说教；既不是同情，也不是比惨。共情要求老年工作者设身处地地进行感受，然后从老年人的视角看待问题；要站在老年人的角度来和他们商讨事情，尽最大可能感受对方的亲身体验。共情要时刻警觉角色经验的干扰，老年工作者习惯以固定的身份或者是带有个人角色的个人感情来判断事情。共情要因人而异地灵活应用，要注意老年人的特点和背景，把握共情表达的程度。

（三）社会心理支持

社会心理支持包括社会支持和心理帮扶。社会心理支持的操作内容包括四个方面。第一，生存和安全。首先评估所在环境是否安全，是否有足够的基本生活保障。第二，陪伴和鼓励。老年工作者应该以陪伴和鼓励的形式，引导老年人，帮助他们走出困境，给予他们鼓励与赏识。第三，解释说明。老年工作者应该和老年人一起来制定应对方案（即干预措施），这可以有效地提高老年人的主动性。第四，安慰和同情。老年工作者应该对有心理创伤的老年人进行安慰，然后提供一个情绪释放的环境。

（四）危机干预

危机是指个体面对突然或者重大的事故，无法通过有效的方法加以应对所出现的心理的失衡和对精神健康的损害。造成心理危机的事件，有重大的自然灾害、大规模的社会动荡、人为的技术失误、长期而紧迫的经济困难、躯体残疾和功能残疾、暴力伤害。其中老年人的危机性事件有：第一，配偶或子女的突然死亡；第二，极度痛苦的躯体、心理疾病；第三，无经济来源；第四，无人照料；第五，接近死亡；第六，其他造成心理危机的特定事件。

进行危机干预的基本步骤是：第一，确定核心问题，深入有效地开展访谈，了解产生心理危机的原因；第二，保证与老年人交流的环境安全，使得老年人安下心来诉说自己的困境；第三，给予老年人社会心理支持，在抚慰陪伴和鼓励的同时，要加强对老年人身体的关注；第四，根据老年人的需求，制定可行的应对方案，在此过程中与老年人进行适当的沟通，建立良好的互动；第五，制订共同的行动计划，一旦老年人接受这个应对方案，就要让他们积极参与，按照计划完成自己的目标并且有相应的承诺，让老年人重视行动计划、干预行动计划；第六，多部门联合，加强卫生、公共安全、教育、媒体等部门的合作关系，实现资源共享。

任务导入

老张今年60岁，在体检中发现自己癌症晚期，原本身体健康的他受不了这个打击，几次尝试自杀，但均被家人发现。老张的家人向你求助，你应该如何帮助他？

任务分析

首先判别老张问题的严重性，然后选择干预的技巧与方法。经过分析发现，老张的自杀行为危及生命，利用危机介入的策略帮助老张增强信念，重塑生活信心，断掉自杀的念头。

任务实施

一、操作流程

干预危险行为→分析深层次原因→制定并实施危机干预方案→重塑信心。

二、操作注意事项

（1）当处理老年人厌世自杀事件时，老年工作者要坚持生命安全第一的原则，及时进行干预。

（2）危机干预计划一定要在深入了解老年人的处境和原因后，和老年人一起商量制订。

任务工单

表 5-2 任务工单

<table>
<tr><td>任务名称</td><td>了解社区老年人心理健康维护的知识与技能</td><td>学时</td><td></td><td>培训对象</td><td></td></tr>
<tr><td>学生姓名</td><td></td><td>联系电话</td><td></td><td>任务成绩</td><td></td></tr>
<tr><td>任务设备</td><td></td><td>操作时间</td><td></td><td>操作地点</td><td></td></tr>
<tr><td>任务目的</td><td colspan="5">（1）了解维护社区老年人心理健康的方法；
（2）掌握维护社区老年人心理健康的技能</td></tr>
<tr><td rowspan="4">任务实施</td><td>准备</td><td colspan="4"></td></tr>
<tr><td>实施流程</td><td colspan="4"></td></tr>
<tr><td>实施总结</td><td colspan="4"></td></tr>
<tr><td>实施评价</td><td colspan="4"></td></tr>
<tr><td>教师评价</td><td colspan="5"></td></tr>
</table>

思考实践

与同学尝试使用维护社区老年人心理健康的技能分别进行15分钟的情景模拟，熟悉使用技巧。

任务三　了解老年时期常见心理问题照护

知识详解

一、关于情绪方面心理问题的照护

情绪是指人对客观事物的态度体验，也是客观事物在人脑中的反映过程。情绪可以是愉快的或不愉快的，开心的或不开心的，满意的或不满意的，温和的或强烈的，短暂的或持久的，等等。不良情绪是指当期望与现实之间有较大差距时，当面临始料不及的精神打击时，人们产生的一种激烈的愤怒和对立情绪。描绘不良情绪的词语有愤怒、嫉妒、焦虑、恐惧、忧愁、悲伤、惊恐、痛苦等。

关于情绪方面心理问题的照护及注意事项

老年人情绪控制差的常见表现为心烦意乱，脾气急躁，坐立不安，面红耳赤、气喘吁吁的愤怒。

二、关于死亡方面心理问题的照护

（一）丧子/丧偶之痛

在我国，家庭成员对每个人都有特殊的意义，家人的离世让老年人不得不面临孤独、痛苦的晚年生活。

关于丧子/丧偶之痛的照护及注意事项

创伤后应激障碍（PTSD）是指个体经历、目睹或遭遇到一个或多个涉及自身或他人的实际死亡，或受到死亡的威胁，或严重的受伤，或躯体完整性受到威胁后，所导致的个体延迟出现和持续存在的精神障碍。女性比男性更易发生 PTSD。PTSD 的发生与很多因素相关，这些因素主要包括家庭因素、社会心理因素（如性别、年龄、种族、婚姻状况、经济状况、社会地位、工作状况、受教育水平、应激性生活事件、个性特征、防御方式、童年期创伤、家庭暴力、战争、社会支持等）和生物学因素（如遗传因素、神经内分泌因素、神经生化因素等）。其中重大创伤性事件是 PTSD 发病的基本条件，具有极大的不可预期性。

（二）对死亡的恐惧

从人类进化的角度来看，对未知的事物保持恐惧，并不是一个缺点，而是一种保护自己的手段。对死亡的未知，是人们对死亡产生恐惧的原因之一。对老年人来说，死亡比年轻人要近得多，因此对一无所知的“另一个世界”的恐惧，自然也比年轻人要多一些。

从个体的角度来看，死亡意味着和伴侣、子女的诀别，如果家庭关系和睦，对彼此都恋恋不舍，自然会害怕死亡将他们分开。所以，对于老年人来说，死亡带来的孤寂感也是让其恐惧死亡的原因。

关于对死亡的恐惧的照护及注意事项

死亡恐惧症是一种非正常的怕死，属于神经性恐怖症之一。神经性恐怖症，指面临不利或危险处境时所出现的过度情绪反应，其发病原因往往是内心情感体验偏差，持续或反复的现实环境刺激等，造成皮质与皮质下部神经互相作用发生紊乱。主要临床表现为对特定事物的恐惧，如患者忌讳提到有关死的任何话题或任何有死的暗示意义的事物（比如不敢从白事一条龙的商店门前通过），一旦接触到这些东西，就会出现四肢发抖、浑身冒汗等神经症状。恐惧往往由幻觉、错觉及妄想引起，并在深度幻觉中强烈发作。

三、关于社会价值需求难以得到满足的照护

关于社会价值需求难以得到满足的照护及注意事项

老年人离开工作岗位之后，也就是离退休之后，他们的社会角色、人际关系、生活规律都会发生很大的改变，这使老年人产生极大的失落感，甚至会患上离退休综合征。

所谓离退休综合征是指老年人由于离退休后不能适应新的社会角色、生活环境和生活方式的变化而出现的焦虑、抑郁、悲哀、恐惧等消极情绪，或因此产生偏离常态的行为的一种适应性的心理障碍，这种心理障碍往往还会引发其他生理疾病，影响身体健康。

任务导入

社区养老服务站的工作人员接到孙爷爷子女的求助电话，因子女外出打工孙爷爷长期独自在家，半年前老伴突然离世让孙爷爷心情非常低落，与子女通话时他常常流露出悲观情绪，觉得活着没有希望。如果你是社区养老服务站的工作人员，你应该怎么帮助孙爷爷？

任务分析

首先要收集孙爷爷的基本资料和信息，然后分析孙爷爷存在的问题及需求并进行评估，最后判别问题的严重程度。

梳理清楚问题后，依据老年时期常见的心理问题照护知识，根据与孙爷爷的沟通情况制定个性化介入方案，解决孙爷爷的问题。

任务实施

一、操作流程

问题收集与评估→介入方案制定与实施→解决问题。

二、操作注意事项

（1）确保所获取的信息有效、全面。

（2）制定方案时注意结合具体情况，确保方案的个性化。

任务工单

表 5－3　任务工单

任务名称	了解老年时期常见心理问题照护	**学时**		**培训对象**	
学生姓名		**联系电话**		**任务成绩**	
任务设备		**操作时间**		**操作地点**	
任务目的	掌握老年人不同心理问题的照护				
任务实施	准备				
	实施流程				
	实施总结				
	实施评价				
教师评价					

思考实践

要想帮助社区老年人达到心理健康，我们可以帮助老年人从哪些方面入手？选择一个社会案例，尝试运用在本任务中学到的知识，制定一份合理可行的照护方案。

任务四　开展社区老年群体常见精神障碍照护

知识详解

一、老年抑郁症的照护

老年抑郁，常见于大于或等于60岁的老年人中。老年人受躯体状况、经济状态、社会关系等因素的影响，问题比青壮年患者更复杂。但是，相当多的患者坚持认为他们仅是躯体不适而非存在精神心理问题，故不会寻求帮助。在临床上常见为轻度抑郁，但危害性不容忽视，如不及时诊治，会造成生活质量下降、心身疾病（如心脑血管病）的患病风险和死亡风险增加等严重后果。因而，老年人的抑郁症状要得到及时控制。

老年抑郁症的表现症状、识别方法及照护要点

二、老年疑病症的照护

老年疑病症的表现症状、识别方法及照护要点

老年疑病症就是以怀疑自己患病为主要特征的一种神经性的人格障碍。老年疑病症如果不能得到及时控制和治疗，在心理上就有可能从怀疑自己有病发展为对疾病的恐惧，甚至对死亡的恐惧，即所谓的老年恐惧症，这对老年人的身心健康将会产生严重的不利后果。

三、老年阿尔茨海默病的照护

阿尔茨海默病（Alzheimer’s disease，AD）俗称老年痴呆症，是一种神经退行性疾病，其特征在于患者存在认知和行为障碍，严重干扰患者的社交功能。这是一种潜伏期长、病程进展缓慢的“不治之症”。病因主要有脑神经的病变、脑血管的损伤、脑外伤、脑部感染、营养代谢因素和脑部肿瘤等。

老年阿尔茨海默病的表现症状、识别方法及照护要点

任务导入

社工老李准备开展老年群体常见精神障碍照护者支持小组，计划提升社区精神障碍老年群体的照护水平。如果你是老李，你会如何运用本任务中所学的知识去开展本次活动？

任务分析

首先需要收集社区内存在精神障碍的老年人的信息，判别精神障碍老年人的数量和构成，分析照顾者在照护技术提升方面的需求。然后，根据收集到的信息制订服务计划，帮助照顾者提升照顾能力，减轻照顾压力，以提升精神障碍老年人的健康水平。

任务实施

一、操作流程

精神障碍老年人数据的收集→需求分析→制订服务计划→提升照顾者能力。

二、操作注意事项

（1）大部分精神障碍老年人无法直接参与集体活动，针对照顾者的服务也是服务社区精神障碍老年人的重要手段。

（2）关注照顾者技术能力提升的同时关注照顾者的心理疏导。

任务工单

表 5-4　任务工单

任务名称	了解开展社区老年群体常见精神障碍照护	学时		培训对象	
学生姓名		联系电话		任务成绩	
任务设备		操作时间		操作地点	
任务目的	（1）掌握老年抑郁症的照护技术； （2）掌握老年疑病症的照护技术； （3）掌握老年阿尔默茨海默病的照护技术				
任务实施	准备				
	实施流程				
	实施总结				
	实施评价				
教师评价					

思考实践

（1）［单选题］关于老年抑郁症下列说法错误的是（　　）。

A. 高发年龄为 50～60 岁　　B. 高发年龄为 60～70 岁

C. 有自杀倾向　　D. 鼓励老年人多参加一些社会活动

（2）［单选题］阿尔茨海默病的主要表现症状不包括（　　）。

A. 出现渐进性记忆障碍　　B. 出现认知功能障碍

C. 人格改变　　D. 出现帕金森病的症状

项目六 社区老年常见疾病照护

任务一 社区老年慢性支气管炎照护

知识详解

慢性支气管炎是气管、支气管黏膜及其周围组织的慢性非特异性炎症。临床上以咳嗽、咳痰或伴有气喘等反复发作为主要症状，每年持续 3 个月，连续 2 年以上，但需要进一步排除具有咳嗽、咳痰、喘息症状的其他疾病（如肺结核、尘肺、肺脓肿、心脏病、心功能不全、支气管扩张、支气管哮喘、食管反流综合征等疾患）。早期症状轻微，多于秋末春初发病，春夏缓解。晚期因炎症加重，症状可常年存在。其病理学特点为支气管腺体增生和黏膜分泌增多。病情呈缓慢进行性进展，常并发阻塞性肺疾病，严重者常发生肺动脉高压甚至肺源性心脏病、肺性脑病，从而危及生命。

一、发病原因

正常情况下呼吸道具有完善的防御功能，对吸入的空气可发挥过滤、加温和湿化的作用；气道黏膜表面的纤毛运动和咳嗽反射等，可清除气道中的异物和病原微生物。下呼吸道还存在分泌型免疫球蛋白 A（IgA），有抗病原微生物的作用。因此，下呼吸道一般能保持净化状态。老年人全身或呼吸道局部防御和免疫功能减退，极易罹患慢性支气管炎，且反复发作而不愈。

慢性支气管炎的发病外因及内因

二、临床表现

老年慢性支气管炎最常见的四个表现是咳、痰、喘、炎。

（1）咳，就是咳嗽，这是老年慢性支气管炎比较常见的症状。

（2）痰，患有此病的老年人会咳痰，咳白色泡沫痰、黄痰或者偶尔痰里面带有血丝，一般早上排痰是比较多的。如果是急性感染的时候，可能有黄脓痰。

（3）喘，可能出现呼吸困难，早期是活动的时候出现，以后会逐渐加重。

（4）炎，就是感染，比如有发热、黄脓痰这样的表现。

1. 分型

根据1979年全国慢性支气管炎临床专业会议，将慢性支气管炎分为以下两种。

（1）单纯型：表现为咳嗽、咳痰两项症状。

（2）喘息型：符合慢性支气管炎诊断标准，具有喘息症状，并经常或多次出现哮鸣音。（目前大多认为该型应属慢性支气管炎合并哮喘）

2. 分期

按病情进展慢性支气管炎可分为三期。

（1）急性发作期：指在1周内出现脓性或黏液脓性痰，痰量明显增加，或伴有发热等炎症表现，或咳、痰、喘任何一项症状明显加剧。

（2）慢性迁延期：指有不同程度的咳、痰、喘症状，迁延1个月以上者。

（3）临床缓解期：经治疗或自然缓解，症状基本消失或偶有轻微咳嗽和少量痰液，保持2个月以上者。

三、治疗措施

老年慢性支气管炎的治疗方法主要包括药物疗法、物理疗法、雾化疗法、饮食疗法等，通过这些方法能够有效控制病情发展，缓解症状表现。但患者最好让专业医生根据自身的具体病况，制定合适的方案进行治疗，以免治疗不当影响疗效，同时要保持良好的家庭环境卫生，预防疾病复发。

四、预防措施

第一，戒烟。吸烟是导致慢性支气管炎的特别重要的原因，所以戒烟是首先要提倡的。

第二，生活在空气质量好的地方。空气质量越好，得慢性支气管炎的概率越小，因为污染空气里面的可吸入颗粒物对支气管的黏膜有直接的损害。

第三，做好防护。比如矿工必须戴矿山专用口罩，它对可吸入颗粒物的阻挡作用会很强。

慢性支气管炎照护保健的具体措施

五、照护保健

慢性支气管炎患者应该改掉一些不良的生活习惯，比如说吸烟，其实很多呼吸道疾病的发病因素和吸烟是分不开的，为此我们总结了慢性支气管炎的相关照护保健措施。

任务导入

小杨是某养老服务中心的一名社工，负责照护机构中的老年人。有一位老人长期患有慢性支气管炎，如果你是小杨，你会如何运用本任务中所学知识，去帮助这位老人？

任务分析

要照护长期患有慢性支气管炎的老年人，首先要了解、搜集老年人病史等相关资料，综合分析患有慢性支气管炎的原因；其次要初步根据老年人的症状进行分析，判断患病类型，与医生共同商定其治疗措施；最后要在医生的辅助下制订老年人照护计划，并且按照计划进行照护。

任务实施

一、操作流程

操作流程见图 6－1。

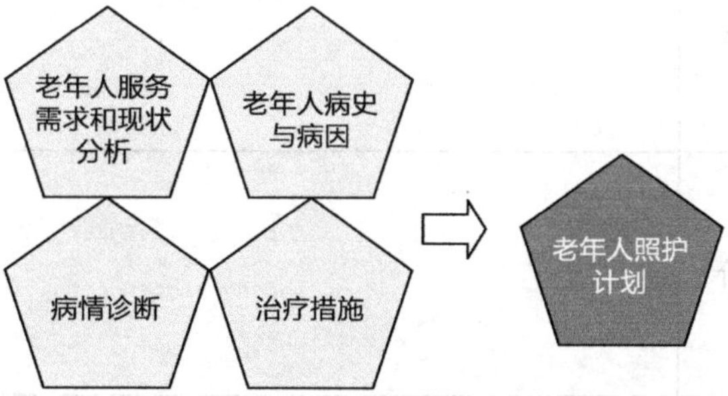

图 6－1　操作流程

二、操作注意事项

（1）进行老年人服务需求和现状分析时注意选择标准的量表，并按照评估流程进行。

（2）诊断病情时注意科学性和权威性。

（3）制订老年人照护计划时尽量注意地区差异和个性化差异。

任务工单

表 6-1 任务工单

<table>
<tr><td>任务名称</td><td colspan="2">老年慢性支气管炎照护前期准备</td><td>学时</td><td></td><td>培训对象</td><td></td></tr>
<tr><td>学生姓名</td><td colspan="2"></td><td>联系电话</td><td></td><td>任务成绩</td><td></td></tr>
<tr><td>任务设备</td><td colspan="2"></td><td>操作时间</td><td></td><td>操作地点</td><td></td></tr>
<tr><td>任务目的</td><td colspan="6">（1）掌握准备要素；
（2）体验思考过程；
（3）能够撰写心得体会</td></tr>
<tr><td rowspan="4">任务实施</td><td>准备</td><td colspan="5"></td></tr>
<tr><td>实施流程</td><td colspan="5"></td></tr>
<tr><td>实施总结</td><td colspan="5"></td></tr>
<tr><td>实施评价</td><td colspan="5"></td></tr>
<tr><td>教师评价</td><td colspan="6"></td></tr>
</table>

思考实践

谈一谈如何更好地帮助吸烟者戒烟。

任务二　社区老年高血压照护

知识详解

一、高血压概述

高血压（hypertension）是指以体循环动脉血压（收缩压和/或舒张压）增高为主要特征（收缩压≥140 毫米汞柱，舒张压≥90 毫米汞柱），可伴有心、脑、肾等器官的功能或器质性损害的临床综合征。高血压是最常见的慢性疾病，也是心脑血管疾病最主要的危险因素。正常人的血压随内外环境变化在一定范围内波动。在整体人群中，血压水平随年龄增长逐渐升高，以收缩压更为明显，但 50 岁后舒张压呈现下降趋势。近年来，随着人们对心脑血管疾病多重危险因素的作用以及心、脑、肾靶器官保护的认识不断深入，高血压的诊断标准也在不断调整，目前认为同一血压水平的患者发生心脑血管疾病的危险不同，因此有了血压分层的概念，即发生心脑血管疾病危险度不同的患者，适宜血压水平应有不同。

高血压发病原因

临床上高血压可分为两类：原发性高血压和继发性高血压。

（1）原发性高血压是一种以血压升高为主要临床表现而病因尚未明确的独立疾病，占所有高血压患者的 90% 以上。

（2）继发性高血压又称为症状性高血压，在这类疾病中病因明确，高血压仅是该种疾病的临床表现之一，血压可暂时性或持久性升高。

二、临床表现

高血压的症状因人而异。早期可能无症状或症状不明显，常见的是头晕、头痛、颈项板紧、疲劳、心悸等。仅仅会在劳累、精神紧张、情绪波动后发生血压升高，并在休息后恢复正常。随着病程延长，血压明显地持续升高，逐渐会出现各种症状，此时被称为缓进型高血压病。缓进型高血压病常见的临床症状有头痛、头晕、注意力不集中、记忆力减退、肢体麻木、夜尿增多、心悸、胸闷、乏力等。高血压的症状与血压水平有一定的关联，多数症状在紧张或劳累后会加重，清晨活动后血压会迅速升高，出现清晨高血压，因此心脑血管事件多发生在清晨。

当血压突然升高到一定程度时，甚至会出现剧烈头痛、呕吐、心悸、眩晕等症状，严重时会发生神志不清、抽搐，这就属于急进型高血压和高血压危重症，多会在短期内发生严重的心、脑、肾等器官的损害和病变，如中风、心肌梗死、肾衰等。症状与血压升高的水平并无一致的关系。

继发性高血压的临床表现主要是有关原发性高血压的症状和体征，高血压仅是其症状之一。继发性高血压患者的血压升高具有其自身特点，如主动脉缩窄所致的高血压仅限于上肢，嗜铬细胞瘤引起的血压增高呈阵发性。

三、治疗措施

（一）体格检查

（1）正确测量血压。由于血压有波动性，且情绪激动、体力活动时会引起一时性的血压升高，因此应至少2次在非同日静息状态下测得血压升高时方可诊断为高血压，而血压值应以连续测量3次的平均值计。仔细的体格检查有助于发现继发性高血压线索和靶器官损害情况。

（2）测量BMI、腰围及臀围。

（3）检查四肢动脉搏动和神经系统体征，听诊颈动脉、胸主动脉、腹部动脉和股动脉有无杂音。

（4）进行全面的心肺检查。

（5）全面详细地了解患者病史。

（二）实验室检查

实验室检查可帮助判断高血压的病因及靶器官的功能状态。常规检查项目有血常规、尿常规（包括尿蛋白、尿糖和尿沉渣镜检）、肾功能、血糖、血脂、血钾、超声心动图、心电图、胸部X线、眼底、动态血压监测等。

可根据需要和条件进一步检查眼底以及颈动脉超声等。24小时动态血压监测有助于判断血压升高的严重程度，了解血压昼夜节律，监测清晨血压，指导降压治疗以及评价降压药物疗效。

根据患者的病史、体格检查和实验室检查结果，可确诊高血压。诊断内容应包括：确定血压水平及高血压分级；判断有无合并其他心脑血管疾病危险因素；判断高血压的发病原因，明确有无继发性高血压；评估心、脑、肾等靶器官情况；判断患者出现心脑血管事件的危险程度。

目前，国内高血压的诊断采用2018年中国高血压治疗指南建议的标准，如表6－2所示。

表 6－2　中国高血压治疗指南建议标准（2018 年）

类别	收缩压/毫米汞柱	舒张压/毫米汞柱
正常血压	<120 和	<80
正常高值	120～139 和（或）	80～89
高血压	≥140 和（或）	≥90
1 级高血压（轻度）	140～159 和（或）	90～99
2 级高血压（中度）	160～179 和（或）	100～109
3 级高血压（重度）	≥180 和（或）	≥110
单纯收缩期高血压	≥140 和	<90

当患者的收缩压与舒张压分属不同的级别时，则以较高的分级标准为准。单纯收缩期高血压也可按照收缩压水平分为 1、2、3 级，见表 6－3。

表 6－3　高血压患者心血管危险分级标准

其他危险因素和病史	危险级别		
	1 级	2 级	3 级
无其他危险因素	低	中	高
1～2 个危险因素	中	中	很高危
≥3 个危险因素或糖尿病或靶器官损害	高	高	很高危
有并发症	很高危	很高危	很高危

原发性高血压和继发性
高血压的治疗

四、预防措施

高血压是一种可防可控的疾病，对血压在（130～139）/(85～89）毫米汞柱正常高值阶段、超重/肥胖、长期高盐饮食、过量饮酒者应进行重点干预，定期进行健康体检，积极控制危险因素。

针对高血压患者，应定期随访和测量血压，尤其注意清晨血压的管理，积极治疗高血压（药物治疗与生活方式干预并举），减缓靶器官损害，预防心、脑、肾并发症的发生，降低致残率及死亡率。

高血压的预防措施主要有以下五方面。①饮食方面：减少盐的摄入，多吃新鲜蔬果以及含钙、钾的食物，少油少脂，限制烟酒。②精神方面：保持乐观轻松的心态，避免不良刺激，适量释放压力。③运动方面：劳逸结合，进行适量的身体锻炼，保证充足休息。④体重方面：体重降低对改善胰岛素抵抗、高脂血症及左心室肥厚均有益。⑤传统健身：长期练习太极拳、八段锦、五禽戏等可帮助降压，降低脑卒中发生率。

五、照护保健

具体有六种方法，可扫描二维码进行学习。

照护保健的六种方法

任务导入

小李是某养老服务中心的一名社工，负责照护服务中心的老年人。有个老人办理入住，他患有高血压，如果你是小李，你会如何运用本任务中所学知识，去照护患有高血压的老人呢？

任务分析

要形成患有高血压老年人的照护计划，首先要协助老年人去医院进行正规检查，由专业医生诊断属于哪一种类型的高血压。依据不同类型的高血压给出不同的照护计划。梳理了任务的分析思路后，就需要对所需分析的内容进行整理和汇总，同时结合机构老年人的现状评估和需求评估，明确活动目标。

任务实施

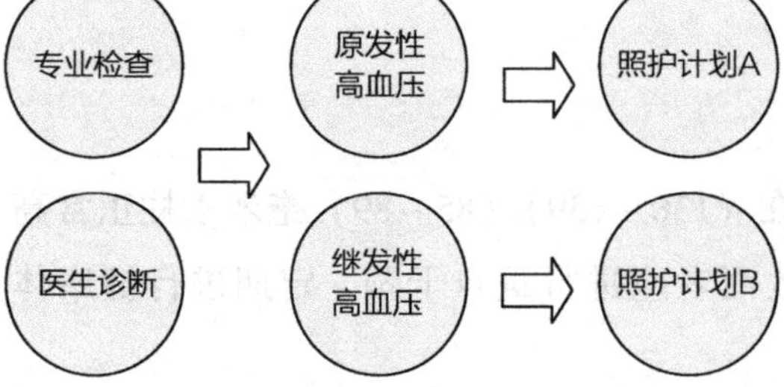

图 6－2　操作流程

一、操作流程

操作流程见图 6－2。

二、操作注意事项

（1）进行老年服务需求和现状分析时注意选择标准的量表，并按照评估流程进行。

（2）搜集、判断老年人生理、心理等信息时注意科学性和准确性。

（3）尽量注意地区差异和个性化差异。

任务工单

表6－4 任务工单

<table>
<tr><td>任务名称</td><td>老年高血压照护</td><td>学时</td><td></td><td>培训对象</td><td></td></tr>
<tr><td>学生姓名</td><td></td><td>联系电话</td><td></td><td>任务成绩</td><td></td></tr>
<tr><td>任务设备</td><td></td><td>操作时间</td><td></td><td>操作地点</td><td></td></tr>
<tr><td>任务目的</td><td colspan="5">（1）掌握准备要素；
（2）体验思考过程；
（3）能够撰写心得体会</td></tr>
<tr><td rowspan="4">任务实施</td><td>准备</td><td colspan="4"></td></tr>
<tr><td>实施流程</td><td colspan="4"></td></tr>
<tr><td>实施总结</td><td colspan="4"></td></tr>
<tr><td>实施评价</td><td colspan="4"></td></tr>
<tr><td>教师评价</td><td colspan="5"></td></tr>
</table>

思考实践

想一想患有高血压的老年人的饮食照护应该怎么做。

任务三　社区老年糖尿病照护

知识详解

糖尿病是一种比较常见的慢性疾病，分为1型糖尿病和2型糖尿病，其中2型糖尿病比较常见。国内多采用1980年联合国提出的60岁以上者的糖尿病为老年糖尿病的划分，有些国家以65岁为分界线。老年糖尿病按其发病时间可分为老年期起病的糖尿病和青壮年起病而延续至老年期的糖尿病。前者几乎均为2型糖尿病；后者多数为2型糖尿病，但也包括极少数1型糖尿病。因此必须了解老年糖尿病的发病原因及诸多特点，以便合理地进行防治。

糖尿病的发病原因

一、临床表现

糖尿病的典型症状及其他症状

老年糖尿病患者典型的临床表现是“三多一少”，即多食、多饮、多尿、体重减少。多数患者起病隐匿，半数以上患者无明显临床症状，多在体检时发现。患者若不及时治疗，可能会引起多种并发症，如酮症酸中毒、糖尿病肾病、微血管病变等。

二、治疗措施

老年糖尿病的病因和发病机制尚未被完全阐明，目前仍缺乏病因治疗。临床上主要遵循早期、长期、积极、理性、个体化治疗等原则，从健康教育、营养支持、运动治疗、血糖监测和药物治疗五个方面着手，以达到较好的治疗效果。

老年糖尿病的具体治疗措施

三、预防措施

糖尿病患者不能吃糖是指日常饮食不能直接食用蔗糖和葡萄糖，果糖是可以吃的，果糖的分解不需要胰岛素的参与。但是蜂蜜的主要成分是果糖与葡萄糖，故患者应慎食蜂蜜。老年糖尿病的预防措施如下。

（1）生活要规律，不暴饮暴食。吃饭要细嚼慢咽，多吃蔬菜，尽可能不在短时间内吃含葡萄糖、蔗糖量大的食品，这样可以防止血糖在短时间内快速上升，对保护胰腺功能有帮助，特别是有糖尿病家族史的老年人一定要记住！

（2）避免体重增加。肥胖是引发糖尿病的重要原因，预防糖尿病就需要预防肥胖。对于已经很胖的人，需要立即采取有效措施进行减肥，减肥的最佳方法无疑就是运动。

（3）戒除不良嗜好。众所周知，嗜酒好烟对人体危害极大，不仅会直接引起癌症等多种危害人体健康的疾病，还会使人体抵抗力、免疫力下降，给糖尿病以可乘之机，因此戒除烟酒很重要。

（4）多锻炼身体，减少熬夜，保证充足的睡眠。睡眠不足会影响激素分泌，压力过大，身体会储存脂肪来应对，会导致人的饭量变大，容易引起肥胖，因此老年人至少要保证8个小时的睡眠，适当地进行锻炼，最好每天坚持锻炼半个小时以上，这样可以起到强身健体、降糖等功效。

四、照护保健

老年糖尿病的护理措施

糖尿病是一种常见的内分泌代谢紊乱疾病，各个年龄阶段的人都可能患糖尿病，相对而言，老年人患糖尿病的概率更大一些，需加强日常护理。在护理老年糖尿病患者的时候，要注意做好心理方面的护理，妥善安排日常生活，饮食方面注意做好调理，要注意防止低血糖反应等。

老年人年龄大，抵抗力和免疫力低，在日常生活中容易患上一些疾病，糖尿病就是较为多见的一种。一旦确诊老年糖尿病，就应注意加强多种并发症的防范工作，在日常生活中做好对老年糖尿病患者的护理工作。

任务导入

小张是某社区医院的一名社工，负责照护医院中的老年人。有些老年人长期患有糖尿病，如果你是小张，你会从哪几个方面照护患有糖尿病的老年人呢？

任务分析

要形成患糖尿病老年人的照护计划，从上述知识结构中得知需要从心理护理、饮食护理、生活护理、低血糖反应的防治这几个方面进行照护。

任务实施

一、操作流程

操作流程见图 6－3。

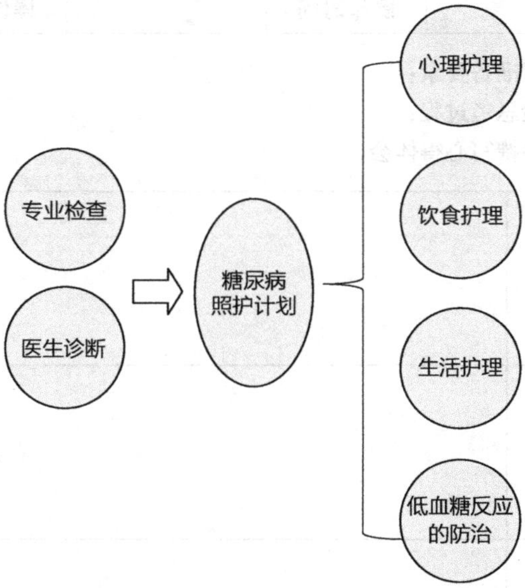

图 6－3　操作流程

二、操作注意事项

（1）进行老年服务需求和现状分析时注意选择标准的量表，并按照评估流程进行。

（2）制订照护计划时注意科学性和全面性。

（3）尽量注意地区差异和个性化差异。

任务工单

表 6－5 任务工单

<table>
<tr><td>任务名称</td><td colspan="2">老年糖尿病照护</td><td>学时</td><td></td><td>培训对象</td><td></td></tr>
<tr><td>学生姓名</td><td colspan="2"></td><td>联系电话</td><td></td><td>任务成绩</td><td></td></tr>
<tr><td>任务设备</td><td colspan="2"></td><td>操作时间</td><td></td><td>操作地点</td><td></td></tr>
<tr><td>任务目的</td><td colspan="6">（1）掌握准备要素；
（2）体验思考过程；
（3）能够撰写心得体会</td></tr>
<tr><td rowspan="4">任务实施</td><td>准备</td><td colspan="5"></td></tr>
<tr><td>实施流程</td><td colspan="5"></td></tr>
<tr><td>实施总结</td><td colspan="5"></td></tr>
<tr><td>实施评价</td><td colspan="5"></td></tr>
<tr><td>教师评价</td><td colspan="6"></td></tr>
</table>

思考实践

（1）糖尿病患者可以吃什么水果？

（2）适合糖尿病患者吃的蔬菜有哪些？

任务四　社区老年阿尔茨海默病照护

知识详解

阿尔茨海默病（AD）是一种起病隐匿的进行性发展的神经系统退行性疾病。临床上以记忆障碍、失语、失用、失认、视空间技能损害、执行功能障碍以及人格和行为改变等全面性痴呆表现为特征，病因迄今未明。65 岁以前发病者，称早老性痴呆；65 岁以后发病者称老年性痴呆。

一、发病原因

该病可能是一组异质性疾病，在多种因素（包括生物和社会心理因素）的作用下才发病。从目前研究来看，该病的可能诱发因素达 30 余种，如家族史、头部外伤、低教育水平、甲状腺病、母育龄过高或过低、病毒感染等。

诱发社区老年阿尔茨海默病的相关因素

二、临床表现

表示认知能力和身体机能恶化程度的三个阶段

该病起病缓慢或隐匿，患者及其家人常说不清何时起病。多见于 70 岁以上（男性平均 73 岁，女性平均 75 岁）的老年人，少数患者在躯体疾病、骨折或精神受到刺激后症状迅速明朗化。女性较男性多（二者比例为3:1）。主要表现为认知功能下降、出现精神症状和行为障碍、日常生活能力逐渐下降。根据认知能力和身体机能的恶化程度分成三个阶段。

三、治疗措施

（一）药物治疗

同高血压、糖尿病一样，该病无法根治，但是药物可以控制病情，推迟恶化，改善患者的生活质量，所以积极的治疗是必需的，不要误认为是正常的老化而忽视它，错失最佳治疗时机。

同时，良好的治疗效果离不开照护者的配合及患者长期、每日规律的服药。

阿尔茨海默病药物治疗的正确方式

（二）非药物疗法

可以通过以下方法改善体能和认知功能：躯体锻炼，提高患者肌力、平衡性和协调性；积极用脑，预防脑力衰退，以认知训练和记忆康复为首选；经常参加社交活动，与周围环境保持接触；安排规律的生活，合理分配休息和活动时间；积极使用各种提示物帮助记忆。

四、预防措施

（1）控制好血脂、血压、血糖，因为高血脂、高血压、高血糖也是阿尔茨海默病的危险因素。

（2）戒烟，因为抽烟可以增加阿尔茨海默病的患病风险。

（3）适量运动，保持健康的心态，多动脑、动手等，可以在一定程度上降低阿尔茨海默病的发病概率。

（4）加强社交活动，多与人接触，多与社会接触，保持良好的沟通，保持认知能力不下降，这是预防阿尔茨海默病非常重要的措施之一。

（5）补充神经酸，神经酸可提高脑神经的活跃度，修复受损脑神经，防止脑神经系统过度放电，延缓衰老，对预防阿尔茨海默病有一定的作用。

五、照护保健

阿尔茨海默病患者的照顾与护理方法

阿尔茨海默病患者家属应注意的内容

阿尔茨海默病患者的照护者在身体健康、心理健康、经济压力、社会偏见、家庭关系、结婚生子方面都有沉重的负担。患者与照护者之间是一种捆绑关系，照护者的状态影响着患者的生存质量，除了患者家庭要给照护者情感抚慰之外，全社会都应该关注这一群体。

作为照护者的家庭成员，在长时间单独照护的过程中，高强度的体力劳动，高度紧张的精神状态，患者因病发生的猜疑、吵闹和破坏，都会影响照护者的身体健康和心理健康。如果照护者是配偶和子女，那么他们身上还承担着患者治疗方面的经济压力。

阿尔茨海默病患者的照顾与护理方法主要有防止走丢、培养习惯、加强营养、适当运动、多加交流、做心理辅导等。

阿尔茨海默病患者的家属应定期带患者到医院复诊，在医生的指导下，合理护理患者。

任务导入

小郑是某社区服务中心的一名社工，负责照护服务中心的老年人。有一位老人患有阿尔茨海默病，如果你是小郑，你会从哪几个方面照护患有阿尔茨海默病患的老年人呢？

任务分析

要形成患阿尔茨海默病的老年人的照护计划，从上述知识结构中得知需要从心理护理和日常护理这两个方面进行照护。

任务实施

一、操作流程

操作流程见图 6－4。

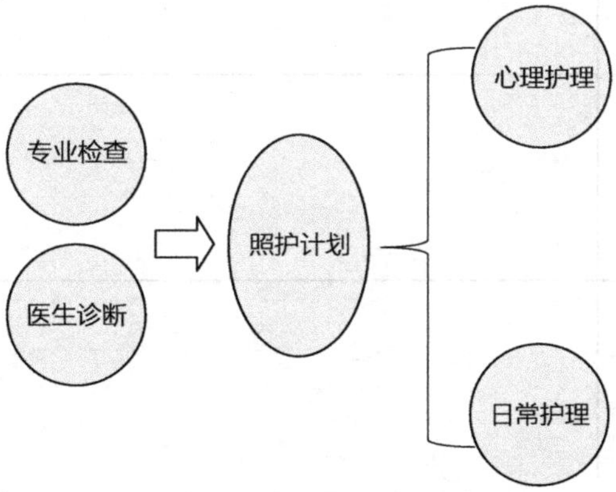

图 6－4　操作流程

二、操作注意事项

(1) 进行老年服务需求和现状分析时注意选择标准的量表，并按照评估流程进行。

(2) 制订照护计划时注意科学性和全面性。

(3) 尽量注意地区差异和个性化差异。

任务工单

表6-6 任务工单

<table>
<tr><td>任务名称</td><td colspan="2">老年阿尔茨海默病照护</td><td>学时</td><td></td><td>培训对象</td><td></td></tr>
<tr><td>学生姓名</td><td colspan="2"></td><td>联系电话</td><td></td><td>任务成绩</td><td></td></tr>
<tr><td>任务设备</td><td colspan="2"></td><td>操作时间</td><td></td><td>操作地点</td><td></td></tr>
<tr><td>任务目的</td><td colspan="6">（1）掌握准备要素；
（2）体验思考过程；
（3）能够撰写心得体会</td></tr>
<tr><td rowspan="4">任务实施</td><td>准备</td><td colspan="5"></td></tr>
<tr><td>实施流程</td><td colspan="5"></td></tr>
<tr><td>实施总结</td><td colspan="5"></td></tr>
<tr><td>实施评价</td><td colspan="5"></td></tr>
<tr><td>教师评价</td><td colspan="6"></td></tr>
</table>

思考实践

讨论在照护老年阿尔兹海默病患者的过程中应该注意哪些细节。

任务五　社区老年骨质疏松症照护

知识详解

骨质疏松症（osteoporosis）是由多种原因导致的骨密度和骨质量下降，骨微结构破坏，造成骨脆性增加，从而容易发生骨折的全身性骨病。骨质疏松症分为原发性和继发性两大类。原发性骨质疏松症又分为绝经后骨质疏松症（Ⅰ型）、老年性骨质疏松症（Ⅱ型）和特发性骨质疏松症（包括青少年型）三种。绝经后骨质疏松症一般发生在妇女绝经后5～10年内；老年性骨质疏松症一般指老年人在70岁后发生的骨质疏松；而特发性骨质疏松症主要发生在青少年身上，病因尚不明。除了主要与绝经和年老有关的原发性骨质疏松外，骨质疏松症还可能由多种疾病引起，称为继发性骨质疏松症。

导致老年人骨质疏松的原因

一、临床表现

骨质疏松症本身包括三大类症状。

（1）疼痛患者可有腰背酸痛或周身酸痛，负荷增加时疼痛加重或活动受限，严重时翻身、起坐及行走有困难。

（2）脊柱变形骨质疏松严重者可有身高缩短和驼背。椎体压缩性骨折会导致胸廓畸形，腹部受压，影响心肺功能等。

（3）骨折。非外伤或轻微外伤发生的骨折为脆性骨折，是低能量或非暴力骨折，如从站高处或小于站高处跌倒或因其他日常活动而发生的骨折。发生脆性骨折的常见部位为胸、腰椎、髋部、桡骨、尺骨远端和肱骨近端。

二、治疗措施

1. 调整生活方式

骨质疏松症患者应均衡膳食，采取高钙、低盐和适量蛋白质的饮食方式；应注意适当参加户外活动和有助于骨健康的体育锻炼以及接受康复治疗；避免嗜烟、酗酒和慎用影响骨代谢的药物；采取防止跌倒的各种措施，如注意是否有增加跌倒危险的疾病和药物，加强自身和环境的保护措施等。

老年骨质疏松症的三大治疗方式

2. 骨健康基本补充剂

1）钙剂

我国营养学会推荐成人每日钙摄入量为800毫克（元素钙量），绝经后妇女和老年人每日钙摄入推荐量为1 000毫克。我国老年人平均每日从饮食中获钙约400毫克，故平均每日应补充的元素钙量为500～600毫克。

2）维生素D

成人推荐剂量为每日200国际单位（5微克），老年人推荐剂量为每日400～800国际单位（10～20微克）。治疗骨质疏松症时剂量可为每日800～1 200国际单位（20～30微克）。建议老年人血清25-羟维生素D水平应为30纳克/毫升（75微摩尔/升）以上，以降低跌倒和骨折风险。应定期监测血钙和尿钙，酌情调整剂量。但是，如患者伴有肾结石及高尿钙，则应慎用钙剂及维生素D制剂。

3. 药物干预

仅补充钙剂对于骨质疏松的治疗是远远不够的，还需根据患者情况加用药物。

三、预防措施

合理控制骨质疏松症的方法

社区开展骨质疏松症管理的方法

从青少年时期就加强运动，保证足够的钙质摄入，同时预防和积极治疗各种疾病，尤其是慢性消耗性疾病与营养不良、吸收不良等，防止各种性腺功能障碍性疾病和生长发育性疾病；避免长期使用影响骨代谢的药物等，尽量获得理想的峰值骨量，减小发生骨质疏松的风险。

在成人期补充钙剂是预防骨质疏松的基本措施，钙剂不能单独作为骨质疏松症的治疗药物，仅作为基本的辅助药物。成年后的预防主要包括两个方面：一是尽量延缓和降低骨量丢失的速度和程度，对绝经后妇女来说，公认的措施是及早补充雌激素或雌孕激素合剂；二是预防骨质疏松症患者发生骨折，避免骨折的危险因素可明显降低骨折发生率。

四、照护保健

骨质疏松症是最常见的骨骼疾病。骨质疏松性骨折的危害巨大，是老年骨质疏松症患者致残和致死的主要原因之一。研究发现，髋部骨折后1年之内，20%的患者会死于各种并发症，约50%的患者致残，生活质量明显下降。

任务导入

小王是某社区服务中心的一名社工，负责照护老年人。如果你是小王，你会如何运用本任务中所学知识减小老年人跌倒的风险？

任务分析

跌倒的危险因素包括环境因素和自身因素等，环境因素包括光线昏暗、路面湿滑、地面障碍物、地毯松动、卫生间未安装扶手等。自身因素包括年龄老化、肌少症、视觉异常、感觉迟钝、神经肌肉疾病、缺乏运动、平衡能力差等。要从这几个方面进行风险防范。

任务实施

一、操作流程

操作流程见图 6 –5。

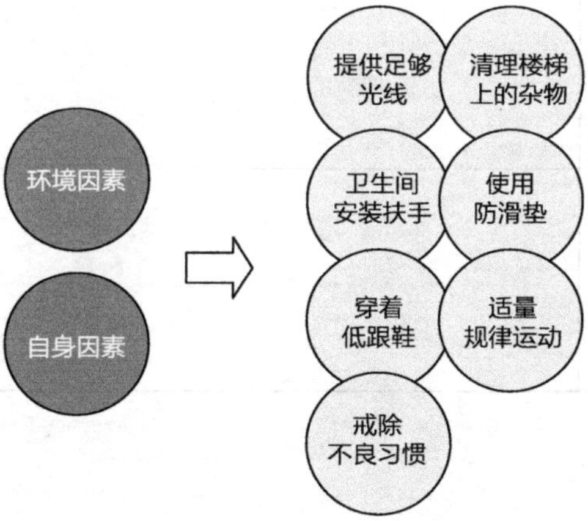

图 6 –5　操作流程

二、操作注意事项

（1）进行老年服务需求和现状分析时注意选择标准的量表，并按照评估流程进行。

（2）制订照护计划时注意科学性和全面性。

（3）尽量注意地区差异和个性化差异。

任务工单

表6-7 任务工单

任务名称	老年骨质疏松症照护	学时		培训对象	
学生姓名		联系电话		任务成绩	
任务设备		操作时间		操作地点	
任务目的	(1) 掌握准备要素； (2) 体验思考过程； (3) 能够撰写心得体会				
任务实施	准备				
	实施流程				
	实施总结				
	实施评价				
教师评价					

思考实践

保持充足日照对预防老年骨质疏松症有作用吗？

项目七
社区老年躯体移动障碍照护

任务一　协助社区老年人使用助行器

知识详解

一、助行器使用技术的含义及助行器的作用

助行器使用技术是指针对行动不便者、弱视者、盲人、老年人和残疾人（为叙述方便，统称患者），使用步行辅助器辅助人体支撑体重、保持平衡、锻炼行走，在保障患者安全的情况下使其得到有效的康复锻炼的技术。助行器有以下作用：①可以完成日常生活和工作需要的行走辅助；②可以分担体重，减轻下肢关节应力负荷；③可以扩大下肢支撑面积，维持平衡，保证步行安全，增强肌力和耐力；④可以锻炼上肢伸肌及有关肌肉、增强肌力和全身耐力。

二、助行器使用评估

（一）患者评估

（1）评估患者的一般情况：身高、体重、全身情况、疾病诊断。

（2）评估患者的行走能力和肢体活动能力。

（3）评估患者的认知和合作能力。

（二）环境评估

（1）评估路面是否平整。

（2）评估环境人员数量。

（3）评估环境温度等。

三、助行器使用前的准备工作及健康教育

(一) 准备工作

(1) 老年照护工作者自身准备工作：着装整洁，洗手，戴口罩。

(2) 用物准备：检查助行器装置是否完好，调节助行器高度。

(3) 环境准备：路面平整，减少人员走动。

(4) 核对医嘱，携助行器至患者床旁。

(5) 辨识患者：向患者及其家属解释使用助行器的目的及意义，并取得同意。

(二) 健康教育

在使用助行器前，老年照护工作者要对使用助行器的老年患者进行健康教育，主要包括以下几个方面：一是告知患者使用助行器的意义和重要性，做好解释工作，取得患者的配合；二是告知患者在使用助行器时应避免重心过于前倾或后仰，以免造成跌倒；三是叮嘱患者在使用助行器后如有不适及时告知执行人员。

四、助行器使用流程

第一步，提起助行器放在患者正前方，固定轮子。

第二步，协助患者坐于床边，双足着地站立，躯干前倾。

第三步，协助患者双上肢落于助行器扶手上，叮嘱患者慢慢将重心平稳落至助行器上，使助行器保持稳定。

第四步，打开轮闸，起步时足尖抬高，着地时先足跟再足尖，取得平衡后双足落于助行器后腿连线水平位置中间，再进行下一步。

助行器使用流程如图 7－1 所示。

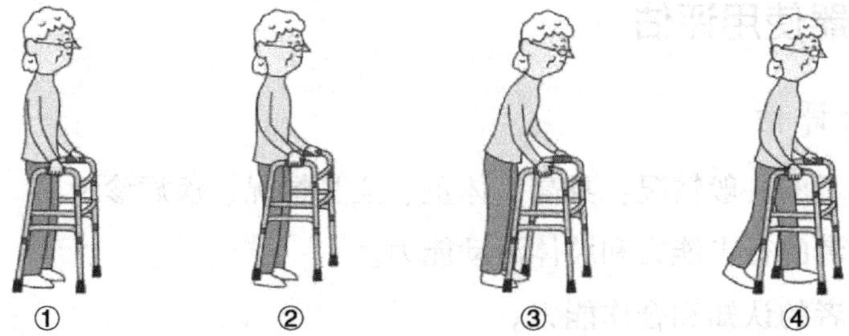

图 7－1　助行器使用流程

五、助行器使用评价

使用助行器可以使老年人在生命体征、肌力耐力等方面得到改善，主要包括生命体征平稳、肌力和耐力增强、锻炼时间延长等方面。

任务导入

小王是某社区养老服务站的一名养老护理员，负责在该养老服务站三层居住的半失能老年人的护理工作。如果你是小王，你会如何运用本任务中所学的知识去帮助老年人使用助行器？

任务分析

要开展老年人助行器服务，小王首先要学习助行器相关知识，同时评估老年人的身体状况和养老服务站的环境，特别是养老服务站的无障碍通道及老年人的活动场地；其次要做好助行器的选择工作，并对老年人进行助行器配置/使用的教育辅导工作；最后应用专业技术和按照规定流程使用助行器为老年人提供服务。

任务实施

一、操作流程

操作流程见图 7－2。

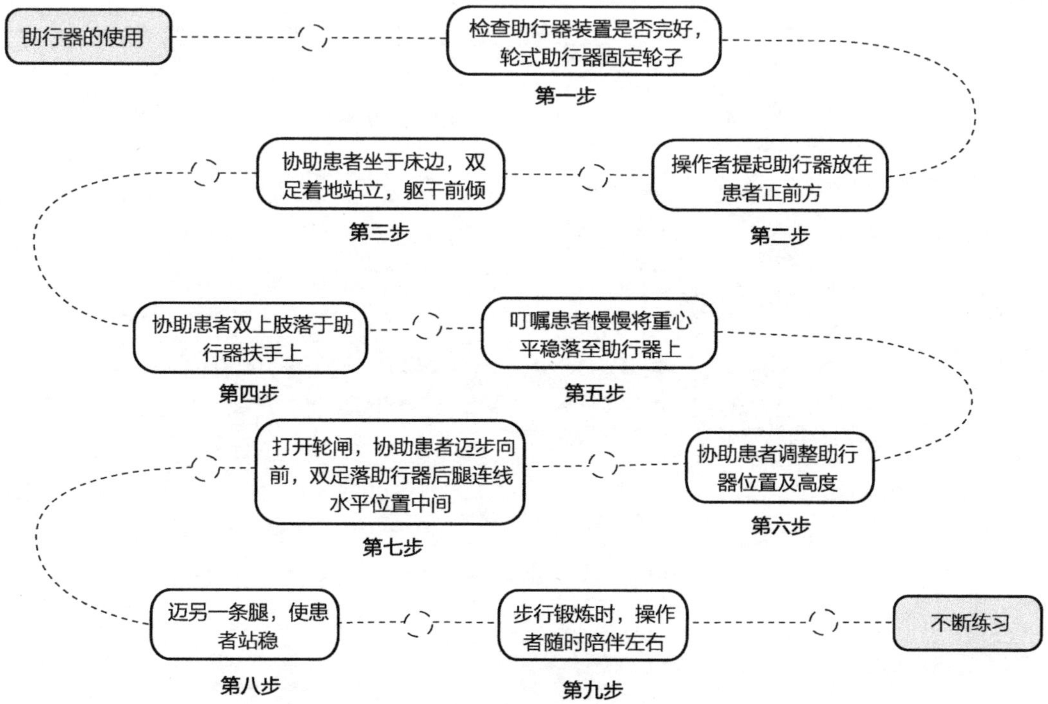

图 7－2　操作流程

二、操作注意事项

(1) 迈步时不要过于靠近助行器，否则会有向后跌倒的危险。

(2) 步行时不要把助行器放得离患者太远，否则会扰乱平衡，使助行器的底部不能牢固地放在地面负重。

(3) 使用轮式助行器时要求路面平整，上下坡时能灵活运用车闸以保证安全。

(4) 上、下肢衰弱、不协调或上、下肢均受累而不能通过腕、手负重的患者不宜使用助行器。

任务工单

表7-1 任务工单

<table>
<tr><td>任务名称</td><td>使用助行器帮助老年人生活</td><td>学时</td><td></td><td>培训对象</td><td></td></tr>
<tr><td>学生姓名</td><td></td><td>联系电话</td><td></td><td>任务成绩</td><td></td></tr>
<tr><td>任务设备</td><td></td><td>操作时间</td><td></td><td>操作地点</td><td></td></tr>
<tr><td>任务目的</td><td colspan="5">（1）掌握助行器使用技术；
（2）能够评估老年人使用助行器后的成效</td></tr>
<tr><td rowspan="4">任务实施</td><td>准备</td><td colspan="4"></td></tr>
<tr><td>实施流程</td><td colspan="4"></td></tr>
<tr><td>实施总结</td><td colspan="4"></td></tr>
<tr><td>实施评价</td><td colspan="4"></td></tr>
<tr><td>教师评价</td><td colspan="5"></td></tr>
</table>

思考实践

（1）评估老年人是否适合使用助行器的工作非常重要，要在使用前进行哪些方面的评估？

（2）在助行器使用过程中应关注老年人哪些情况？同时，应如何跟老年人及其家人进行沟通？

任务二　协助社区老年人使用轮椅

知识详解

轮椅是老年人得以自理的一种重要康复工具。许多老年患者虽然丧失了行走功能，但借助轮椅可以自由活动，还可以通过轮椅锻炼身体，由此增添了生活乐趣和信心。下面介绍轮椅及其正确使用方法。

一、轮椅的种类

轮椅分为普通轮椅、电动轮椅和特形轮椅三类。特形轮椅是根据乘坐轮椅患者残存的肢体功能及使用目的从普通轮椅中派生出来的，常用的有站立式轮椅、躺式轮椅、单侧驱动轮椅、竞技用轮椅等。

二、普通轮椅的结构

普通轮椅一般由架、轮（大车轮、小车轮）、刹车装置、椅座、靠背四部分组成。乘坐轮椅者承受压力的主要部位是坐骨结节、大腿及腘窝部、肩胛区。因此，在选择轮椅时要注意这些部分的尺寸是否合适，避免皮肤磨损、擦伤及褥疮。

三、轮椅的选择

选用轮椅时应注意以下几个方面。

一是座位宽度。测量坐下时两臀间或两股之间的距离，将测量结果加 5 厘米，即为座位宽度，也就是说，坐下以后两边各有 2.5 厘米的空隙。座位太窄，上下轮椅比较困难，臀部及大腿组织受到压迫；座位太宽，则不易坐稳，操纵轮椅不方便，双肢易疲劳，进出大门也有困难。

二是座位长度。测量坐下时后臀部至小腿腓肠肌之间的水平距离，将测量结果减去 6.5 厘米，即得座位长度。若座位太短，体重将主要落在坐骨上，易造成局部受压过大；若座位太长，会压迫腘窝部，影响局部的血液循环，并易刺激该部位皮肤。大腿较短或有髋、膝屈曲挛缩的患者，使用短座位较好。

三是座位高度。测量坐下时足跟（或鞋跟）至腘窝的距离，将测量结果加 4 厘米，即为座位高度，在放置脚踏板时，板面至少离地 5 厘米。座位太高，轮椅不能入桌旁；

座位太低，则坐骨承位过大。

四是坐垫。为了坐得舒服和防止褥疮，轮椅的椅座上应放坐垫。常见的坐垫有泡沫橡胶垫（5～10 厘米厚）或凝胶垫。为防止座位下陷，可在坐垫下放一张 0.6 厘米厚的胶合板。

五是靠背高度。靠背越高，越稳定；靠背越低，上身及上肢的活动范围就越大。低靠背：测量坐面至腋窝的距离（一臂或两臂向前平伸），将此结果减去 10 厘米。高靠背：测量坐面至肩部或后枕部的实际高度。

六是扶手高度。坐下时，上臂垂直，前臂平放于扶手上，测量椅面至前臂下缘的距离，将测量结果加 2.5 厘米，即为扶手高度。适当的扶手高度有助于保持正确的身体姿势和平衡，并可使上肢放置在舒适的位置上。扶手太高，上臂被迫上抬，易感疲劳；扶手太低，则需要上身前倾才能维持平衡，不仅容易疲劳，而且影响呼吸。

七是轮椅其他辅助件。它们是为了满足特殊患者的需要而设计的，如手柄摩擦面、防震装置、扶手上的臂托，或是方便患者吃饭、写字的轮椅桌等。

四、轮椅的使用

普通轮椅适合脊髓损伤患者，下肢伤残患者，颅脑疾病患者，以及年老、体弱、多病者。在选择轮椅时要考虑到患者的认知功能，并且患者至少有一侧上肢功能正常，能比较熟练地操作轮椅。

（一）轮椅的打开与收起技术

打开轮椅时，双手掌分别放在轮椅两边的横杆（扶手下方）上，同时向下用力。收起轮椅时先将脚踏板翻起，然后双手握住坐垫左右两端，同时向上提拉。

（二）自己操纵轮椅的技术

向前推时，操纵前先将刹车松开，身体向后坐下，眼看前方，双手向后伸，稍屈肘，双手紧握手轮的后半部分。推动时，上身前倾，双上肢同时向前推并伸展肘关节，当肘关节完全伸直后，放开手轮，如此重复进行。对于一侧肢体功能正常，另一侧存在功能障碍（如偏瘫）的患者，或一侧上下肢骨折的患者等，可以利用健侧上下肢同时操纵轮椅。方法如下：先将健侧脚踏板翻起，健足放在地上，健手握住手轮。推动时，健足在地上向前踏步，与健手配合，将轮椅向前移动。上斜坡时，保持上身前倾，重心前移，其他方法同平地推轮椅。如果上坡时轮椅后倾，很容易发生轮椅后翻。

（三）轮椅转移技术（以失能老年患者为例）

（1）从床到轮椅的转移技术：将轮椅放在健侧，与床成30°～45°角，刹住车轮，移开足托。健手握住轮椅外侧扶手站起，站稳后以健足为轴缓慢转动身体，使臀部对着椅子缓慢坐下。

（2）从轮椅到床的转移技术：从健侧靠近床，使轮椅与床成30°～45°角，刹住车轮，移开足托。健手抓住扶手站起，站稳后，向前放到床上，以健足为轴缓慢转动身体，然后坐下。

任务导入

小黄是某社区养老服务站的一名居家养老护理员，负责该社区失能、半失能老年人家庭的养老服务工作。社区想让小黄对该社区失能、半失能老年人的家人及保姆（老年照护者）进行轮椅使用技术的培训，如果你是小黄，你会如何运用本任务中所学的知识去对老年照护者进行培训？

任务分析

要对老年照护者进行轮椅实用技术的培训，第一要分析该社区的老年照护者对轮椅的使用情况；第二要评估该社区的无障碍通道情况；第三要对轮椅对失能、半失能老年人的辅助作用进行宣传；第四要进行培训招募；第五要进行培训指导和效果评估等。在开展该项服务的过程中，切勿停留在轮椅使用的理论方面，一定要注重实践，采取示范操作、实践训练的方式进行培训。

任务实施

一、操作流程

操作流程见图7－3。

二、操作注意事项

利用轮椅推送、转运老年人时，老年照护者应在老年人身后，手扶车把，固定轮椅，保护老年人安全落座后，放下脚踏板，将老年人的脚放好。根据老年人身体情况使用固定带，将老年人妥善约束安置，尤其在上下坡形路段，须谨防老年人前倾跌伤。

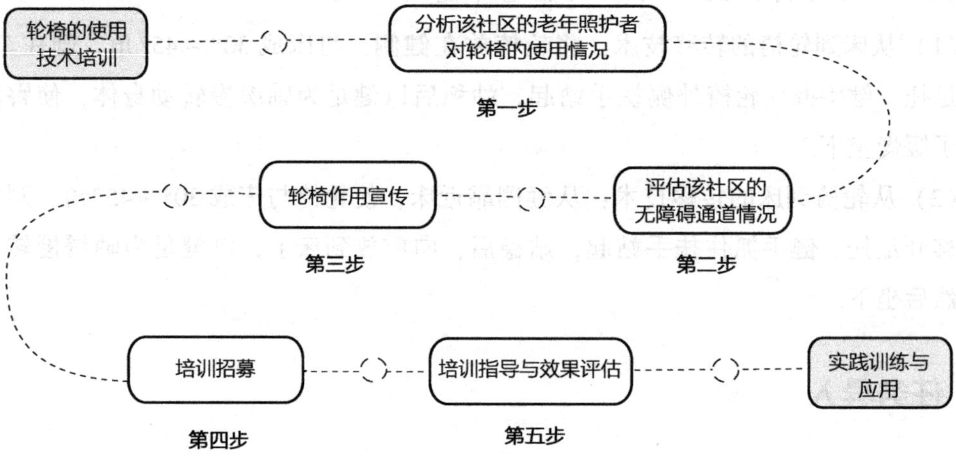
轮椅的使用技术培训
分析该社区的老年照护者对轮椅的使用情况
第一步
轮椅作用宣传
评估该社区的无障碍通道情况
第三步
第二步
培训招募
培训指导与效果评估
实践训练与应用
第四步
第五步

图 7-3 操作流程

任务工单

表 7－2 任务工单

<table>
<tr><td>任务名称</td><td>轮椅使用技术培训</td><td>学时</td><td></td><td>培训对象</td><td></td></tr>
<tr><td>学生姓名</td><td></td><td>联系电话</td><td></td><td>任务成绩</td><td></td></tr>
<tr><td>任务设备</td><td></td><td>操作时间</td><td></td><td>操作地点</td><td></td></tr>
<tr><td>任务目的</td><td colspan="5">（1）掌握轮椅使用技术；
（2）能够评估培训后的成效</td></tr>
<tr><td rowspan="4">任务实施</td><td>准备</td><td colspan="4"></td></tr>
<tr><td>实施流程</td><td colspan="4"></td></tr>
<tr><td>实施总结</td><td colspan="4"></td></tr>
<tr><td>实施评价</td><td colspan="4"></td></tr>
<tr><td>教师评价</td><td colspan="5"></td></tr>
</table>

思考实践

(1)［单选题］轮椅安全检查，不包括检查（　　）。

A. 车闸是否灵活　　B. 轮胎气体是否充足

C. 轮椅的材质　　D. 各部件螺丝固定是否牢固

E. 安全带是否完好

(2)［单选题］用轮椅接送患者时，轮椅应（　　）。

A. 放在床尾，面向床头　　B. 放在床头，面向床尾

C. 放在床旁，椅背靠床沿　　D. 放在床旁，面向床尾

E. 椅面朝向床头，使椅背与床尾平齐

(3)［多选题］预防患者跌倒的观察要点包括（　　）。

A. 患者的神志、自理能力、步态

B. 患者的用药、既往病史、目前疾病的状况

C. 对环境因素（如地面、各种标识、灯光照明、病房设施）的评估

D. 患者目前的饮食情况

E. 患者的衣着

项目八 社区老年紧急救护技术

任务一 开展社区老年人心肺复苏

知识详解

在日常生活中有很多意外，为了在危急时刻挽救生命，需学会心肺复苏术，通过积极有效的训练，熟练掌握有关急救常识，从而挽救患者生命。

一、心肺复苏术概述

在呼吸、心跳停止等急症危重患者的抢救过程中，心肺复苏术是关键措施。在抢救期间，医务人员按压患者胸外部能够帮助患者建立暂时的人工循环，促进自主搏动恢复。在心肺复苏术实施期间，以人工呼吸代替患者自主呼吸，同时进行快速电除颤转复心室颤动处理，医务人员尽早给患者使用血管活性药物，也是有效的急救措施，能够重新恢复患者的自主循环。通过心肺复苏术，医务人员为患者开放气道，重建呼吸和循环。需要注意的是，心肺复苏术为身体重要脏器提供泵血，能够挽救患者生命。一旦患者出现心搏骤停等症状，需及时拨打 120 急救电话，并实施规范有效的心肺复苏术，从而提高其存活率。

二、实施心肺复苏术的意义

人体的正常活动主要包括以下几个部分：一是心脏跳动，二是血管的节律性运动，三是肺部呼吸，四是输送氧气和营养物质等。与此同时，血液正常流动，保持良好呼吸，能够有效地从体内排出二氧化碳和废物。通常情况下，心跳停止 4 分钟内，通过积极抢救能够恢复其原有功能，一旦患者心跳停止时间在 4 分钟以上，会导致脑组织永久损伤，威胁患者生命安全。因此，需提高对心脏复苏术的重视程度，对急症危重患者开展及时迅速的抢救，从而挽救患者的生命。

三、实施心肺复苏术的四个步骤

（一）判断是否存在反应和呼吸

看到有人倒地，先轻轻拍打患者的肩部，并询问患者怎么了，如果患者能够准确无误地回答问题，可判断患者处于清醒状态。如果患者对呼叫无任何反应，则说明患者已经丧失意识。然后观察患者胸腹部的起伏情况，观察时间控制在5～10秒。倘若患者无反应且无呼吸，仅存在濒死喘息症状，则此时患者处于心搏骤停状态，需马上实施心肺复苏术。在此期间，及时拨打急救电话。

（二）按压胸外心脏

首先，调整患者体位，一般情况下，使其仰卧在坚实平面上，但是注意患者的胸部不可低于头部，将躯干保持在同一平面。然后，明确患者胸外按压位置，施救人员将左手掌根部放置在患者胸骨的下半部分，用右手掌压住左手背，交叉互扣。注意手指和患者胸壁不可接触，将双臂伸直，不可弯曲肘关节，利用双肩部位形成向下压力。合理控制按压力度，对胸腔进行按压。施救人员应该前倾上身，然后使用掌根垂直用力按压，一般情况下，成年人胸骨下压控制在5～6厘米。按压后放松，但是注意不可将掌根和患者胸壁分离，在此期间，按压时间和放松时间的长度控制在1:1。严格控制按压频率在100～120次/分。施救人员在连续按压30次后，进行人工呼吸2次。然后心脏按压和人工呼吸循环进行，通常心脏按压次数和人工呼吸次数的比例为30:2。在实际的心肺复苏术实施过程中，应提高对特殊人群的重视程度，尤其是婴儿及儿童，婴儿为出生后28天～1岁者，儿童是1～8岁者。根据患者实际情况开展特殊急救，施救人员在婴儿的胸部正中位置进行按压。施救人员使用中指和食指进行按压，按压频率控制在100～120次/分。深度控制在4厘米左右。根据婴儿的胸廓前后径对按压深度进行调整。针对1～8岁儿童可用单掌按压，并对按压深度进行控制，通常为5厘米左右。除此之外，由于老年人的骨质比较脆弱，易出现肋骨骨折等并发症，因此在按压期间需注意力度，在患者能够承受的范围进行按压，从而挽救其生命。（图8－1和图8－2）

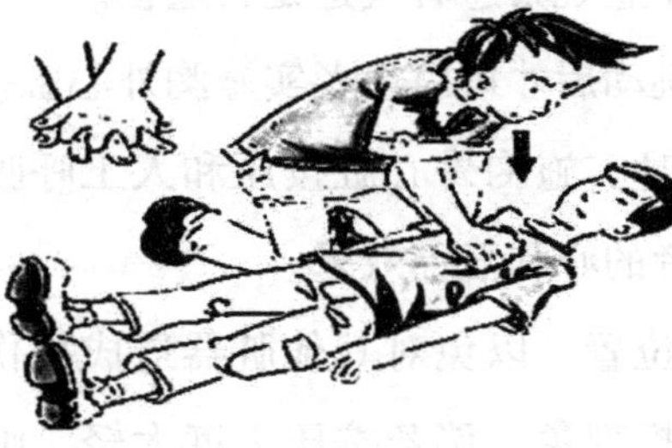

图 8－1 实施心脏复苏术

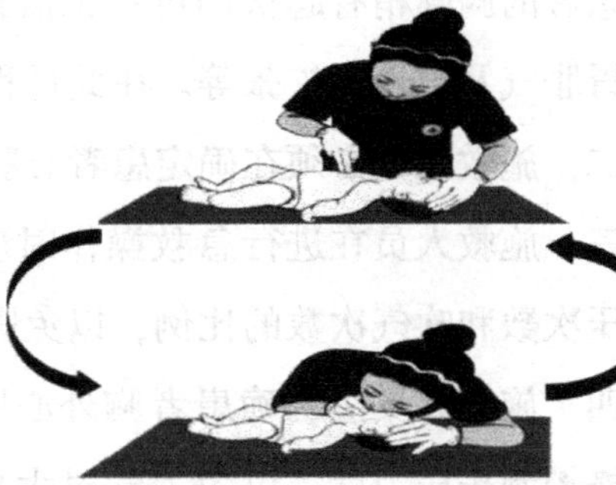

图 8－2 对婴儿及儿童实施心肺复苏术

（三）打开气道

部分患者在实施胸外按压之后会出现呕吐等症状，遇到此种情况，施救人员应该及时将患者的气道打开，然后及时清理患者的口腔异物（如血液、痰液、呕吐物等）。施救人员用双手扶住患者头部，然后将其头部偏向一侧，促进异物排出。同时施救人员也可从患者口腔中掏取出异物，但是注意用手帕和纱布包住食指和小指。施救人员取出患者的活动义齿（若有），以免出现窒息现象。如果患者丧失意识，咽部后壁和舌根黏附，易引发气管阻塞症状。施救人员应用一只手掌的小鱼际（小拇指侧）将前额压住，使其头部充分后仰，然后将另一只手的食指和中指对齐，并抬起患者下颌，使下颌和地面保持垂直，但是注意不可对颈部软组织造成压迫。

（四）做人工呼吸

在人工呼吸期间，施救人员用手按压患者前额，使其头部后仰，利用食指和拇指将患者的鼻孔捏紧。同时施救人员用另一只手上提患者下颌，维持其气道顺畅。施救人员用自己的口唇严密包住患者的口唇，然后向内吹气。一旦吹气有效，胸廓会向上抬起，气体不断呼出后胸廓会降低。施救人员在吹气后立即与患者口唇分开，然后将捏患者鼻子的手指松开，使患者呼出气体。施救人员呼吸新鲜空气之后继续吹气，施救人员吸气时间控制在1 秒，但是注意吹气量和频率，不可过多，也不可过快。对婴儿做人工呼吸时，由于婴儿自身体形较小，可用嘴巴密封其口鼻，然后实施口对口鼻吹气。必要时，可以使用防护膜相隔，也可使用呼吸面罩方法进行人工呼吸。此外，持续实施胸外按压也有很好的抢救效果。

四、实施心肺复苏术的注意事项

第一，在人工呼吸期间，注意吹气量不可过大，一般情况下吹气量控制在 1 200 毫升，使患者的胸廓稍有起伏即可；也需控制吹气时间，避免因吹气时间过长导致患者呕吐、胃胀气及急性胃扩张等。在此过程中，注意观察患者气道是否通畅。

第二，施救人员必须在确定患者心脏停止跳动后才可对患者实施胸外心脏按压。

第三，施救人员在进行急救操作时应该同时实施胸外心脏按压和人工呼吸，但需注意按压次数和吹气次数的比例，以免影响患者的心肺复苏效果。

第四，施救人员应明确患者胸外心脏按压位置，以免对其他脏器造成损伤。同时注意严格控制按压力度，以免力气过大导致骨折现象。倘若按压力度太轻，则无法达到推动血液循环的效果。

第五，在按压操作开展期间，施救人员应及时松开患者衣扣和裤带，以免造成内脏损伤。

五、心肺复苏术终止抢救指征和有效体征

施救人员应密切观察患者的颈动脉波动情况，如果按压时可触到搏动，停止按压则搏动停止，则施救人员需继续按压。如果停止按压后患者自主心脏搏动恢复，则无须再次按压。如果患者心肺复苏有效，则能够看到患者眼球活动，且口唇逐渐转红；观察患者瞳孔，具有对光反射，且瞳孔从大变小。如果对患者开展心肺复苏时间超过 30 分钟，患者仍无自主呼吸，进一步救治后无改善，可以考虑终止心肺复苏。如果患者深度昏迷，且角膜反射消失，眼球位置不变，且无救治条件，可考虑停止心肺复苏。

任务导入

小丁是某社区服务中心的一名社工，负责社区的养老服务工作。某天在去服务对象家中探访时，发现路边有人晕倒，从路人口中得知是突然晕倒，心脏已经停止跳动，在场的路人想要施救但不知道怎么办，如果你是小丁，你会如何运用本任务中所学的知识去进行急救？

任务分析

要对心搏骤停路人施救，首先应根据事态紧急情况动员路人寻求医疗机构救助，同时抓住黄金施救时间，及时按照心肺复苏步骤进行心肺复苏，心肺复苏操作过程中要遵守相关操作的注意事项。

任务实施

操作流程见图 8－3。

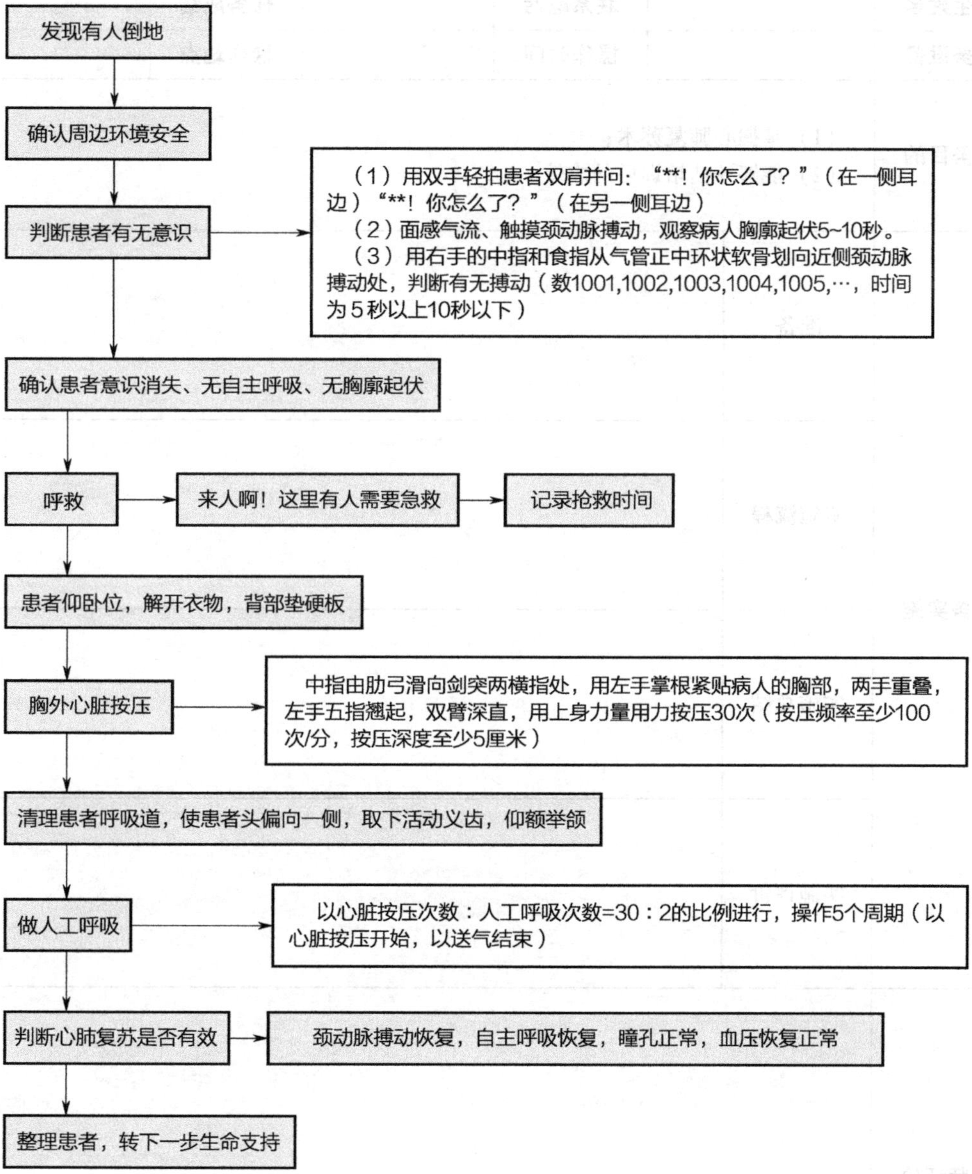

图 8－3　操作流程

任务工单

表 8-1　任务工单

任务名称	心肺复苏术培训		学时	培训对象	
学生姓名			联系电话	任务成绩	
任务设备			操作时间	操作地点	
任务目的	(1) 掌握心肺复苏术; (2) 能够评估培训后的成效				
任务实施	准备				
	实施流程				
	实施总结				
	实施评价				
教师评价					

任务二　开展社区老年人气道异物梗阻急救

知识详解

一、气道异物梗阻的原因及预防

任何人突然呼吸骤停都应考虑气道异物梗阻。成人在进食时易发生气道异物梗阻，食用大块肉类食物是造成气道异物梗阻最常见的原因。老年人气道异物梗阻的诱因有吞食大块难咽食物、饮酒、戴义齿或吞咽困难、口含小颗粒状食品或物品。

老年人预防气道异物梗阻需要注意以下事项：

（1）吃切碎的食物时要细嚼慢咽，尤其是戴义齿者。

（2）咀嚼和吞咽食物时避免大笑或交谈。

（3）避免酗酒。

（4）口含食物时不可行走、奔跑或玩耍。

（5）不宜食用需要仔细咀嚼的或质韧而滑的食物（如花生、坚果、果冻等）。

二、气道异物梗阻的表现

异物可造成气道部分或完全梗阻，识别气道异物梗阻是及时抢救的关键。

1. 气道异物梗阻的特殊表现

当异物吸入气管时，患者会感到极度不适，常常不由自主地以手呈“V”字状紧贴于颈前喉部，表情痛苦。

2. 气道部分梗阻的表现

患者能用力咳嗽，但咳嗽停止时出现喘息声。此时，救护者不宜妨碍患者自行排除异物，应鼓励患者用力咳嗽，并自主呼吸，但应守护在患者身旁，并监视患者的情况，如不能解除异物梗阻，则救护者应立即向急救医疗服务体系求救。

气道异物梗阻患者可能一开始只表现为通气不良，或开始通气好，但逐渐恶化，表现为乏力、无效咳嗽、吸气时有高调噪声、呼吸困难加重、发绀。对待这类患者，救护者要像对待气道完全梗阻患者一样争分夺秒地进行抢救。

三、气道完全梗阻的表现

患者不能讲话，呼吸或咳嗽时双手抓住颈部，无法通气。救护者对此征象必须能立即明确识别，并马上询问患者是否被异物噎住，如果患者点头确认，则必须立即施救，解除异物梗阻。由于气体无法进入肺内，如不能迅速解除气道异物梗阻，患者将很快出现意识丧失，甚至死亡。如果患者已丧失意识、猝然倒地，则救护者应立即实施心肺复苏术。

四、解除气道异物梗阻的方法

对气道完全梗阻的患者，救护者必须争分夺秒地解除气道异物梗阻。救护者可通过迫使气道内压力骤然升高的方法引起人为咳嗽，把异物从患者的气道内排出。老年人解除气道异物梗阻的具体方法如下。

（一）腹部冲击法

腹部冲击法又叫海姆利希（Heimlich）法，可用于有意识的站立或坐位患者。救护者站在患者身后，双臂环抱患者的腰部，一只手握拳，握拳手拇指侧紧顶住患者的腹部，即剑突与脐间的腹中线部位，另一只手握紧拳头，快速向内、向上使拳头冲击患者的腹部，反复冲击直至把异物排出。如患者意识丧失，则应立即实施心肺复苏术。采用此法后，救护者应注意检查患者有无危及生命的并发症，如胃内容物反流造成误吸、腹部或胸腔脏器破裂。除必要时，此法不宜随便使用。

（二）自行腹部冲击法

气道异物梗阻患者本人可一只手握拳，用拳头拇指侧顶住腹部，具体部位同上，另一只手握紧拳头，用力快速向内、向上使拳头冲击腹部。如果不成功，患者应快速将上腹部抵压在一个硬质的物体（如椅背、桌沿、走廊护栏）上，用力冲击腹部，直至把气道异物排出。

（三）胸部冲击法

如果患者是过度肥胖的老年人，救护者无法用双臂环抱其腰部，则可用胸部冲击法代替腹部冲击法。救护者站在患者身后，把上肢放在患者腋下，将其胸部环抱住。一只手握拳，拇指侧放在胸骨中线，避开剑突和肋骨下缘，另一只手握住拳头，向后冲压，直至把异物排出。

五、意识丧失者气道异物的清除方法

对在解除气道异物梗阻过程中丧失意识者，救护者应立即实施心肺复苏术，若经反复吹气后其仍无反应，则应继续实施心肺复苏术，按30:2的按压次数与吹气次数比例进行操作。

若发现患者时其已无反应，救护者初始可能不知道患者发生了气道异物梗阻，在反复吹气数次后患者仍无反应，则应考虑为气道异物梗阻，此时可采取以下措施。

（1）在心肺复苏过程中，如有第二名救护者在场，一名实施救助，另一名向急救医疗服务体系求救。

（2）救护者应使患者保持平卧，如果能看见口内异物，则可试用手指清除。

（3）如吹气时患者胸廓无起伏，则救护者应重新摆放患者头部的位置，注意保持气道通畅，再尝试吹气。

（4）如果异物清除困难，经吹气仍未见胸廓起伏，则应考虑采取进一步的抢救措施（如环甲膜穿刺、气管切开术等）开通气道。

（5）如异物清除、气道开通后患者仍无呼吸，则需继续缓慢人工吹气。再检查脉搏、呼吸、反应，无脉搏时需进行胸外心脏按压。

任务导入

小王在工作中遇到王爷爷，他吸食了果冻后呼吸困难，一直咳嗽，但咳嗽停止时出现喘息声。此时，小王应该怎么开展救护？

任务分析

小王不宜妨碍王爷爷自行排除异物，应鼓励王爷爷用力咳嗽，并自主呼吸，但应守护在王爷爷身旁，并监测他的情况，同时开展腹部冲击法以解除气管异物梗阻。如不能解除气道异物梗阻，则应立即向急救医疗服务体系求救。

任务实施

一、操作流程

小王可采取腹部冲击法。小王应站在王爷爷身后，双臂环抱他的腰部，一只手握拳，握拳手拇指侧紧顶住他的腹部，即剑突与脐间的腹中线部位，另一只手握紧拳头，快速向内、向上使拳头冲击患者的腹部，反复冲击直至把异物排出。

二、操作注意事项

如患者意识丧失，则应立即实施心肺复苏术。采用此法后，救护者应注意检查患者有无危及生命的并发症，如胃内容物反流造成误吸、腹部或胸腔脏器破裂。除必要时，此法不宜随便使用。

任务工单

表 8－2　任务工单

任务名称	腹部冲击法解除老年人气道异物梗阻	**学时**		**培训对象**	
学生姓名		**联系电话**		**任务成绩**	
任务设备		**操作时间**		**操作地点**	
任务目的	（1）掌握腹部冲击法； （2）能够识别和解除老年人气道异物梗阻				
任务实施	准备				
	实施流程				
	实施总结				
	实施评价				
教师评价					

思考实践

（1）老年人气道异物梗阻解除法是否适用于儿童？

（2）老年人气道异物梗阻解除时应注意哪些事项？

任务三 开展社区老年人创伤救护

知识详解

外伤是老年人常见意外之一，是指身体由于外界物体的打击、碰撞或化学物质的侵蚀等造成的外部损伤，常伴有出血的表现。出血如果得不到及时正确的处理，可能会造成老年人失血过多而发生休克，甚至危及生命。

一、外伤出血概述

1. 出血的概念

出血是指血液从伤口流至组织间隙、体腔内或体外的现象。

2. 出血的种类

根据出血血管种类，可将外伤出血分为毛细血管出血、静脉出血和动脉出血。血管种类不同，其严重程度不同。

1）毛细血管出血

血液鲜红，血液从整个伤口创面慢慢渗出，一般不易找到出血点，常可自动凝固而止血，危险性小。多见于皮肤擦伤。

2）静脉出血

血色暗红，有小伤口，血流缓慢，从伤口持续不断流出，危险性较毛细血管出血大。常见于较浅的刀割伤或刺伤。

3）动脉出血

血色鲜红，出血呈喷射状，出血频率与心跳、脉搏一致，血液一股股流出，出血量大，速度快，危险性大。常见于较深的刀割伤或刺伤。

二、外伤出血的止血方法

1. 直接压迫止血

直接压迫止血是一种简单有效的临时性止血方法。

1）适用范围

适用于各种出血的初步止血。

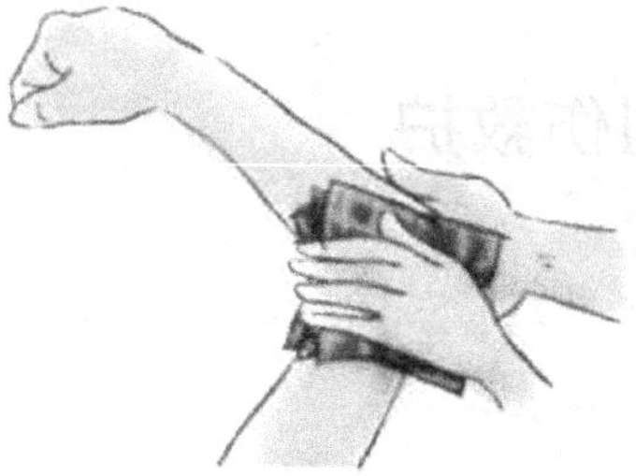

图 8－4　直接压迫止血

2）操作方法

将无菌纱布或干净手帕直接置于出血处，按压止血，如图 8－4 所示。

2. 加压包扎止血

1）适用范围

加压包扎止血是急救中极常用的止血方法之一，适用于小动脉、静脉及毛细血管出血。关节脱位及伤口有碎骨存在时不用此法。

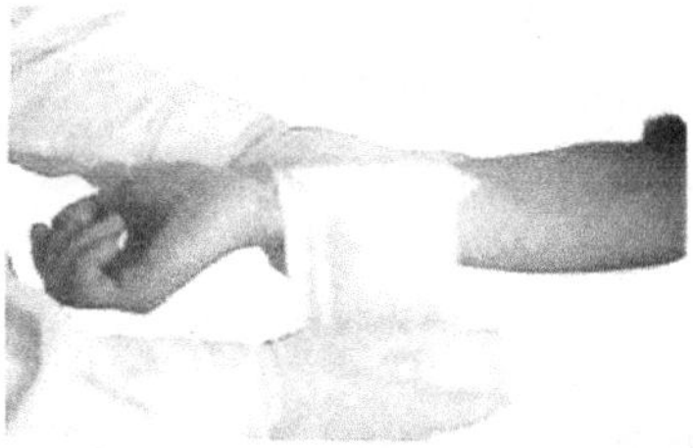

图 8－5　加压包扎止血

2）操作方法

用消毒纱布或干净的手帕、毛巾、衣物等敷于伤口上，然后用三角巾或绷带缠绕数圈加压包扎，如图 8－5 所示。压力大小以能止住血又不影响伤肢的血液循环为宜。若伤处有骨折，须另加夹板固定。

3. 加垫屈肢止血

1）适用范围

适用于上肢和小腿出血，在没有骨折和关节伤时可采用。

2）操作方法

用软垫垫于肘窝或腘窝（即膝盖后方）处，屈曲肢体，必要时可用布带将前臂与大臂捆绑（或小腿与大腿捆绑），以达到压迫血管阻断血流的目的。加垫屈肘止血如图 8－6 所示，加垫屈膝止血如图 8－7 所示。

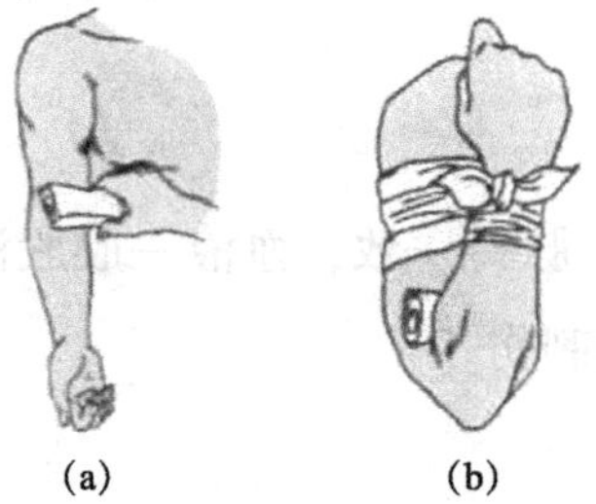

图 8－6　加垫屈肘止血

（a）加垫　（b）屈肘

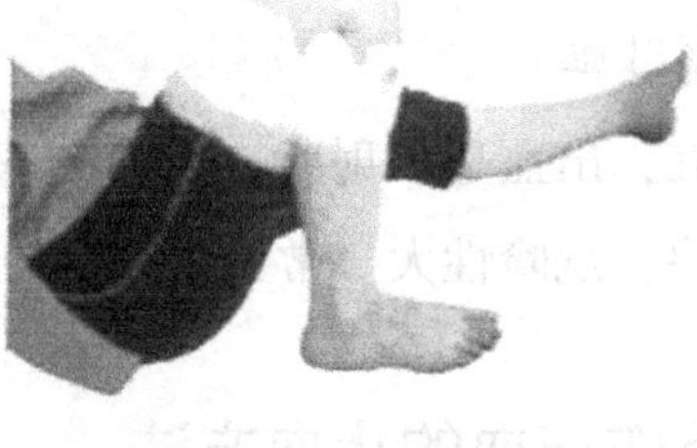

图 8－7　加垫屈膝止血

4. 止血带止血

1）适用范围

适用于四肢大动脉出血，使用上述方法止血无效时采用。

2）操作方法

先将无菌纱布或干净手帕置于出血处，用止血带（橡皮带、布条、线绳等）在出血伤口近心端扎住，如图8－8所示，阻断血流止血。

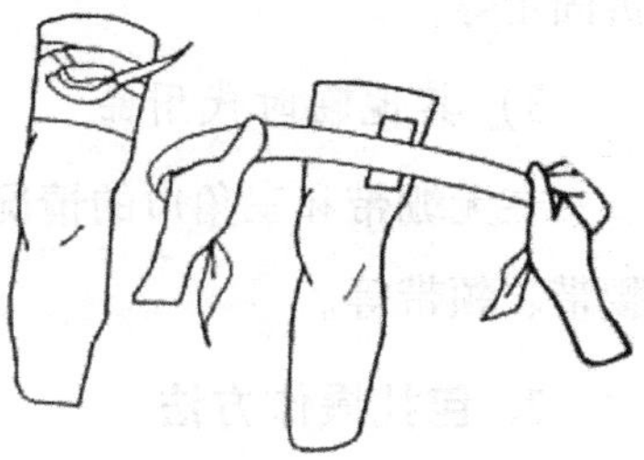

图8－8　止血带止血

3）操作步骤

（1）评估。评估出血属于何种类型（若为大静脉或动脉出血，可直接加压包扎）。评估老年人的情绪状态，并安慰老年人。

（2）覆盖伤口。将消毒纱布或清洁手帕置于出血处，覆盖伤口。

（3）加压包扎。用绷带加压包扎（若出血量少，可用创可贴缠绕固定），必要时使用止血带。

（4）报告。报告家属或医护人员，或拨打就医电话。

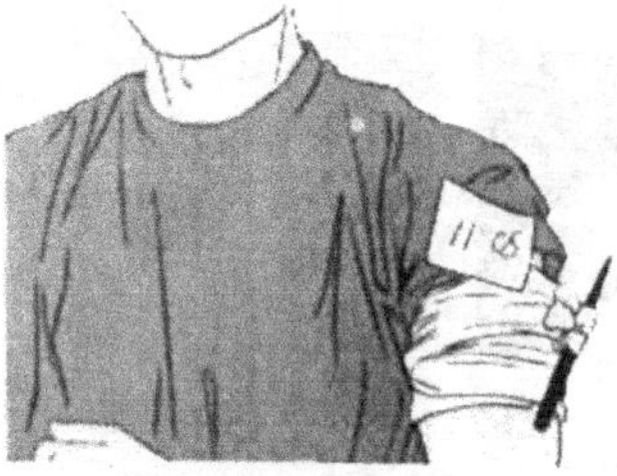

图8－9　记录扎、松止血带时间

（5）观察记录。观察老年人皮肤颜色及伤口处有无继续出血的情况，并记录出血原因、出血类型、伤口情况、加压包扎的时间（使用止血带时需记录扎、松止血带时间），如图8－9所示。

4）注意事项

（1）毛细血管出血或伤口处出血量少时可先用流动的清水冲洗，然后再包扎；若为大动脉出血，出血量大，速度快，应先止血，并立即就医处理。

（2）止血过程中，一定要随时观察老年人伤口远端皮肤颜色及温度，一旦出现紫绀或是皮肤温度下降，应立即将止血带松开，以免发生组织坏死。

三、包扎概述及方法

包扎是外伤现场应急处理的重要措施之一。及时、正确的包扎，可以达到压迫止血、减少感染、保护伤口、减少疼痛，以及固定敷料和夹板等目的。

1. 包扎材料分类

1）绷带

绷带一般用于支持受伤的肢体和关节、固定敷料或夹板以及加压止血等，如图8－10所示。

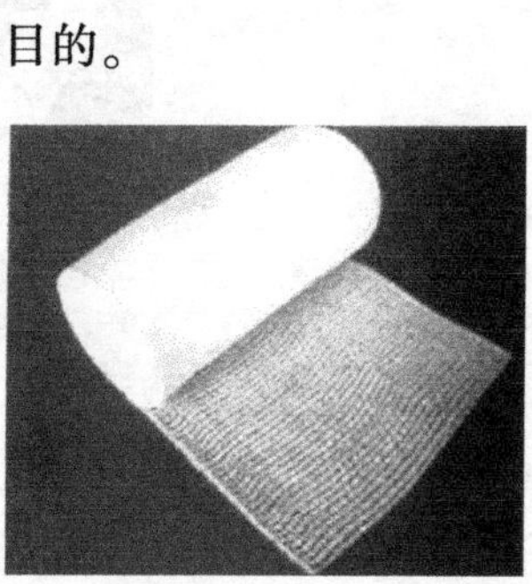

图8－10　绷带

2）三角巾

三角巾主要用于包扎、悬吊受伤肢体，固定敷料，骨折固定等。

3）其他临时代用品

在无绷带和三角巾的情况下，可选择日常用品代替，如干净的手帕、毛巾、衣物、腰带、领带等。

2. 包扎操作方法

（1）环形包扎。

①适用范围：环形包扎是最基本的包扎方法，多用于肢体较小或圆柱形部位，如手、足、腕、额、胸、腹等部位的包扎。

②操作方法：绷带卷向上，用一只手握住，将绷带展开约8厘米，另一只手拇指将绷带头端固定在需要包扎部位上，连续环形包扎局部，如图8－11所示，其圈数按需要而定，最后将带尾剪开，两头打结固定。有条件者，可用胶带缠绕将带尾固定。

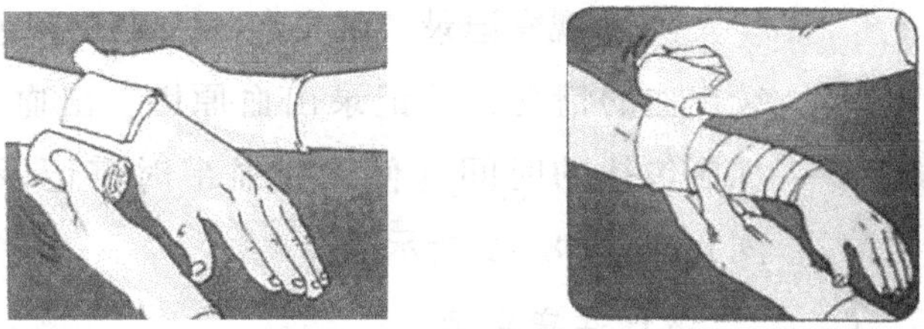

图8－11　环形包扎

（2）蛇形包扎。

①使用范围：蛇形包扎适用于周径近似均等的部位需由一处迅速伸至另一处时，或做简单的固定，多用于夹板固定。

②操作方法：从远端开始先环形包扎2圈，再向近端成30度角螺旋形缠绕，每周重叠前周宽度的2/3，末端用胶布固定，如图8－12所示。

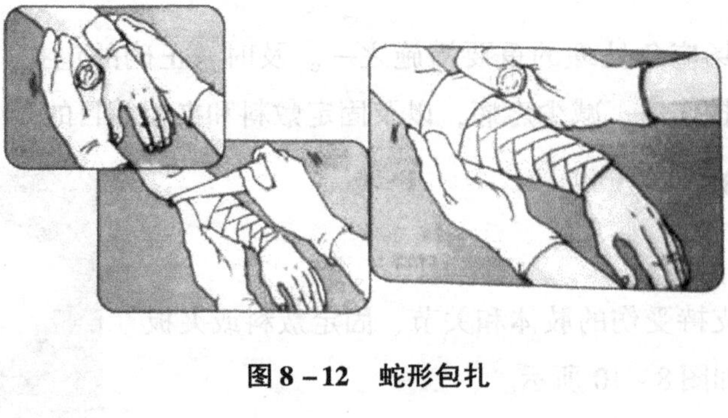

图8－12　蛇形包扎

（3）旋转反折包扎。

①适用范围：旋转反折包扎适用于周径不相等的部位，如前臂、小腿、大腿等。

②操作方法：先做2周环形包扎，再做蛇形包扎，然后以一只手拇指按住卷带上方正中处，另一只手将卷带自该点反折向下，盖过前周宽度的1/3或2/3。每一次反折须整齐排列成一条直线，但绷带折返处应尽量避开患者伤口与骨隆突处。

（4）“8”字形包扎。

①适用范围：“8”字形包扎适用于肩、肘、腕、踝等关节部位的包扎和固定，也适用于锁骨骨折。

②操作方法：以肘关节为例，先在关节中部环形包扎2圈，再将绷带绕至关节上方，经屈侧绕到关节下方，过肢体背侧绕至肢体屈侧后再绕到关节上方，如此反复，呈“8”字形连续在关节上下包扎，每圈与前一圈重叠2/3，包扎范围为关节上方10厘米至关节下方10厘米，最后在关节上方环形包扎2圈，用胶布固定。不同部位的“8”字形包扎如图8－13所示。

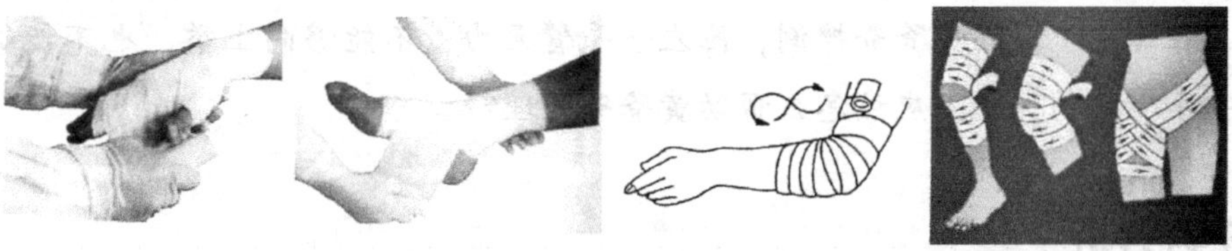

(a)　(b)　(c)　(d)

图8－13　不同部位的“8”字形包扎

(a) 腕部　(b) 踝部　(c) 肘部　(d) 膝部与髋部

（5）手臂的悬吊。

①适用范围：手臂的悬吊适用于手臂或肘部等骨折后的包扎。

②操作方法：将患肢呈屈肘状放在三角巾上，然后将两个底角分别绕过颈左右两侧，在颈后打结即成，如图8－14所示。

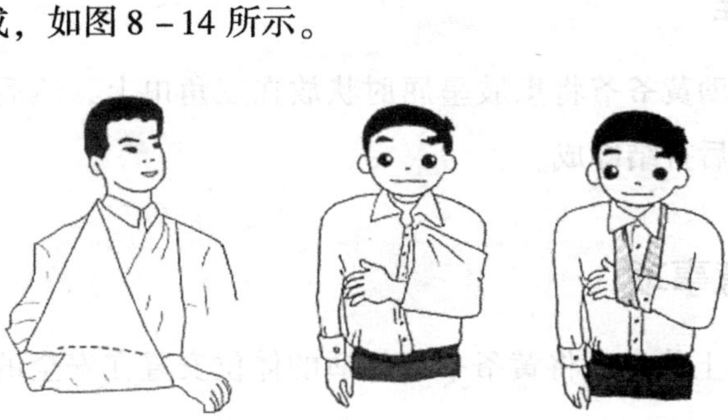

图8－14　手臂的悬吊

四、软组织伤处理的注意事项

（1）老年人软组织受伤后，要马上休息，将老年人以舒适的体位安置在安全的环境后，不要再移动受伤部位。

（2）马上使用冰敷的方式对受伤部位进行冷却处理。

（3）对软组织受伤部位进行适当的包扎，使受伤部位得到休息和保护。

（4）休息时，把软组织受伤部位抬高，尽量使受伤部位高于心脏，以减少充血。

（5）48 小时以后，可以对软组织受伤部位进行按摩和涂抹活血药物，或进行热敷。

随着现代化进程和生活节奏的加快，致伤因素和以前相比有所改变，创伤的发生率也逐年升高。创伤在我国城市致死因素中排名第五位，在农村致死因素中排名第四位，主要归因于车辆的增多，小作坊、小工厂、小煤矿的增多，人们安全意识不强。急诊科 60% 以上为创伤（如车祸伤、手外伤、坠落伤）病人。

任务导入

小王在工作中遇到黄爷爷摔倒，他左手手臂无力，不能够向上举，也不能够摆动，疑似左手手臂损伤，小王应该怎么帮助黄爷爷处理？

任务分析

首先，小王应该观察、分析黄爷爷左手手臂损伤的程度，鉴于黄爷爷的现状，疑似左手手臂软组织损伤或者骨折，应及时进行包扎并送医院检查。

任务实施

一、操作流程

找来三角巾，帮助黄爷爷将患肢呈屈肘状放在三角巾上，然后将两个底角分别绕过颈左右两侧，在颈后打结即成。

二、操作注意事项

（1）让黄爷爷马上休息，将黄爷爷以舒适的体位安置在安全的环境后，不要再移动受伤部位。

（2）马上使用冰敷的方式对受伤部位进行冷却处理。

（3）对软组织受伤部位进行适当的包扎，使受伤部位得到休息和保护。

（4）休息时，把左手手臂抬高，尽量使受伤部位高于心脏，以减少充血，并及时送医检查治疗。

任务工单

表 8－3　任务工单

任务名称	老年人创伤救护	学时		培训对象	
学生姓名		联系电话		任务成绩	
任务设备		操作时间		操作地点	
任务目的	（1）掌握创伤救护法； （2）能够评估老年人创伤的程度和选择创伤救护的方法； （3）实施老年人创伤救护				
任务实施	准备				
	实施流程				
	实施总结				
	实施评价				
教师评价					

思考实践

（1）老年人创伤救护的注意事项包括哪些？

（2）为老年人的创伤止血时，应该考虑老年人的哪些特点？

项目九 社区老年保健按摩

任务一 认识老年保健按摩

知识详解

保健按摩的方法

一、保健按摩的定义

按摩，也称推拿，是以中西医基础理论为指导，利用手、肢体其他部分或器械作用于人体体表，以调节人体生理机能和防治伤病的一种方法。保健按摩是指用双手在身体某些部位或穴位上进行揉搓、提拿、拍打，以促进血液循环，改善消化功能，强壮筋骨，提高抗病能力。这种按摩简单易学，使用方便，适合家庭保健。老年人经常做保健按摩，可达到预防感冒、防治腰腿痛的目的。

二、保健按摩的作用

（1）西医观点——对人体各器官系统都具有良好的保健和治疗作用。

（2）中医观点——保健养生，能治疗内科、外科、妇科、儿科等各科病症。

三、保健按摩的特点

按摩具有经济简便、疗效显著、防病治病、无副作用、好学易懂的特点。

四、保健按摩的介质

（1）水剂类：分为洁净水和药汁水两类。洁净水指蒸馏水或过滤水。温水用于寒证的推拿，凉水用于热证的推拿。药汁水是用清洁的水浸泡药物一段时间后去渣得到的液体。药汁水种类较多，如薄荷水、麝香水等。

（2）粉剂类：主要指滑石粉或以滑石粉为主要成分（添加薄荷、冰片等药物）的粉剂，如爽身粉、痱子粉等，有吸水、吸汗、清凉、增加皮肤润滑度的作用，一般在夏季使用。

（3）膏药剂类：以凡士林或油脂为主要成分，内含中草药物。以单剂（如薄荷膏、当归膏等）或复方药剂为内容物（如酸痛推拿膏、风湿活络膏等），一般具有疏经活血、消炎止痛的功效。

（4）油剂类：分为一般油剂类和芳香精油类。一般油剂类，如松节油、麻油、红花油、清凉油、风油精等；芳香精油类，由各种植物花卉提炼粹取，具有安抚神经、松弛肌肉、消除疲劳等作用，一般用于美容按摩或保健推拿，还可用作空气芳香疗法和沐浴芳香疗法的材料。

（5）汁剂类：指将新鲜的植物等经压榨或其他方法直接取得的原汁，有些对皮肤刺激大，需稀释。包括蒜汁、姜汁、葱汁、芦荟汁等。

（6）酒剂类：分为药洗类和药酒类。药洗类以红花、乳香等活血理气药为主，一般浸泡于白酒中数周后取用，具有活血化瘀、理气止痛、通经行络的功效，通常含有毒性药物，所以肌肤破损者使用时要小心谨慎；药酒类以各种中草药物加以酒类浸泡而成，既可内服又可外用，一般具有活血化瘀、理气止痛、祛风除湿、通经活络之功，对于软组织损伤、肌肉关节风湿症具有很好的疗效。

（7）方剂类：将内服药物作为外用推拿介质，药物经推拿由皮肤吸收进入人体，达到治病的效果。

五、保健按摩的适应证

保健按摩适用于内科、外科、妇科、儿科、五官科等各科病症。

六、保健按摩的禁忌证

（1）某些疾病（如风湿病、胃穿孔等）的急性期；

（2）某些感染性疾病（如炎症、脓肿等）；

（3）某些传染病（如肺结核、乙型肝炎等）的传染期；

（4）某些发热性疾病（如肺炎、肺结核等）；

（5）各种出血症（如便血、咯血、血友病、白血病等）；

（6）皮肤病病灶区及皮肤破损处（如癣、溃疡和外伤等）；

（7）较严重的心脏病、高血压、脑病、肺病和肾病；

（8）各种伤科疾病（如软组织损伤、骨折、关节脱位等）的早期；

（9）骨结核、骨髓炎及较严重的骨质疏松症和脊柱损伤；

（10）恶性或良性肿瘤部位；

（11）妇女妊娠期和月经期的腰部和腹部；

（12）极度虚弱、极度疲劳、过饥过饱、神志不清或酒醉的情况；

（13）诊断不明确的疾病。

七、保健按摩的注意事项

（1）诊断方面：详细询问受术者情况并对其进行认真检查，有辅助诊断报告的加以参考，做出正确诊断并做好记录。

（2）态度方面：对受术者要热情和体贴，操作时要身心平静、认真谨慎，禁止大声喧哗、嬉笑；天冷时手要预热。

（3）设施方面：有合适的按摩床和椅子，环境要幽雅，光线要充足，空气要流通，温度要适宜，有保暖和降温设备。

（4）卫生方面：环境卫生；施术者手要清洁，每次施术前后要洗手；指甲要剪短，手上不戴任何饰品；不面对受术者张口呼吸；受术者被按摩部位要清洁。

（5）体位方面：施术者为便于操作，可采用立位或坐位；受术者体位要舒适，被按摩部位要放松和便于操作，可采用仰卧、俯卧、侧卧、端坐和俯坐位。

（6）时间方面：一般每个部位操作 5～30 分钟，视具体情况而定，对慢性病、病情重的受术者，以及受术者的大面积、肌肉丰厚部位，时间可稍长，反之则宜短。

（7）力度方面：施术者在整个操作过程中用力由轻到重再到轻，根据受术者具体情况而定，并通过观察受术者表情和询问其感觉来调整强度，以局部有酸麻涨痛感为度。若受术者出现头晕、心慌、出虚汗、面色苍白、脉搏加快等现象，应立即停止按摩，并采取让受术者平卧休息、饮水和点按其急救穴等应对措施。

（8）频度方面：隔日或每日 1 次，7～10 次为一个疗程，两个疗程之间间隔 3～5 天。

任务导入

小王在工作中发现社区老年人经常出入社区的老年人健康服务中心，听老年人说到老年人健康服务中心按摩后，自己的身体状况有很大改善，精神好了，肩背不痛了，就是费用比较高，每次去都要花费上百元。同时，老年人健康服务中心的工作人员还会给老年人推荐保健食材和按摩器材，部分社区老年人购买了一些不必要的设施设备并且开始推崇保健食材，拒绝主要饮食，这对老年人家庭和谐建设造成了影响。针对这种情况，小王打算邀请社区医生为老年人讲授保健按摩相关知识及健康养老的方式方法。

任务分析

为了帮助社区老年人掌握自我保健按摩技能和健康养老的知识，小王需邀请社区医生等为老年人开展健康教育。

任务实施

（一）操作流程

评估老年人的需求→邀请相关专业人士开展健康教育→组织实施老年人教育活动。

（二）操作注意事项

（1）精准识别老年人需求。

（2）注重采取老年人喜欢的方式进行培训教育活动。

（3）培训中要理论与实践相结合，注意培训内容要简单易懂。

任务工单

表 9－1 任务工单

<table>
<tr><td>任务名称</td><td>社区老年人保健按摩技能培训</td><td>学时</td><td></td><td>培训对象</td><td></td></tr>
<tr><td>学生姓名</td><td></td><td>联系电话</td><td></td><td>任务成绩</td><td></td></tr>
<tr><td>任务设备</td><td></td><td>操作时间</td><td></td><td>操作地点</td><td></td></tr>
<tr><td>任务目的</td><td colspan="5">（1）掌握保健按摩的原理；
（2）能够评估老年人的身体状况及组织培训活动；
（3）实施老年人自我保健按摩技能培训</td></tr>
<tr><td rowspan="4">任务实施</td><td>准备</td><td colspan="4"></td></tr>
<tr><td>实施流程</td><td colspan="4"></td></tr>
<tr><td>实施总结</td><td colspan="4"></td></tr>
<tr><td>实施评价</td><td colspan="4"></td></tr>
<tr><td>教师评价</td><td colspan="5"></td></tr>
</table>

思考实践

（1）老年人保健按摩有哪些优势？

（2）对老年人进行保健按摩时，应该注意哪些事项？

任务二　识别老年保健常见穴位

知识详解

穴位，又称穴道。人体上的穴位遍布全身，按正经、奇经分类。正经穴位有365个，很多穴位是在两侧肢体或躯干对称分布的。奇经穴位并无准确数目，它们一般是治疗某些疾病的有效点，经过很多人验证有效后被冠以一个固定的名称于是成穴。同时，还有一类穴位叫阿是穴，它没有固定的位置和名称，也可以简单理解为人体上的一些按之酸麻胀痛的点。下面介绍一下老年保健常见穴位。

一、足三里——强身健脾保胃肠

中医讲脾胃是后天之本，气血生化之源，足三里穴（图9－1）是胃经的合穴，胃经属土，而足三里五行也属土，所以足三里是土经的土穴，“土主蕴藏万物”，所以刺激足三里穴能够很好地提高脾胃的气血生化功能。它位于膝关节髌骨下，髌骨韧带外侧凹陷中，即外膝眼直下四横指处。古今大量的养生和针灸临床实践都证实，足三里是一个能预防和治疗多种疾病、强身健体的重要穴位，被称为“第一保健要穴”。

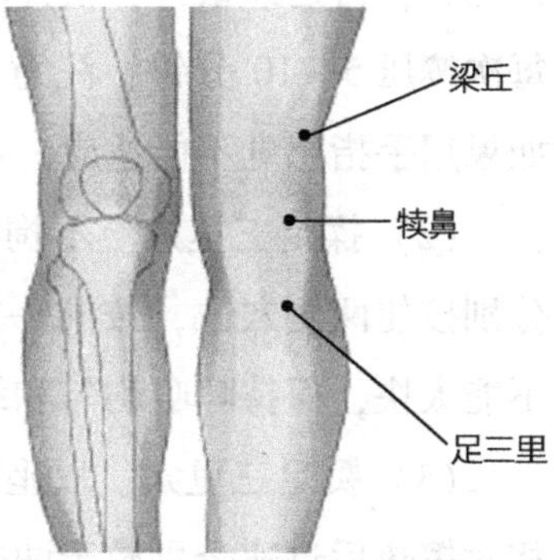

图9－1　足三里穴的位置

足三里有强脾健胃、补中益气、调和气血、疏通经络、疏风化湿、扶正祛邪之功能。针刺足三里主治各种胃病（包括胃十二指肠球部溃疡、急性胃炎、胃下垂等），解除急性胃痛的效果尤其明显，对于呕吐、泄泻、呃逆、嗳气、肠炎、痢疾、疳积、便秘、肝炎、胆囊炎、胆结石、肾结石绞痛、气喘乏力、痰多、心悸、耳鸣、头晕、腰膝疼痛以及糖尿病、高血压等，也有较好的辅助治疗作用。

现代医学研究证实，针灸刺激足三里穴，可使胃肠蠕动有力而更有规律，并能提高多种消化酶的活力，增强食欲，帮助消化；在神经系统方面，可促进脑细胞机能的恢复，改善头部供氧，提高大脑皮层细胞的工作能力；在循环、血液系统方面，可以改善心功能，调节心律，增加红细胞、白细胞、血色素和调节血糖量；在内分泌系统方面，对垂体——肾上腺皮质系统功能有双向良性调节作用，能提高机体防御疾病的能力。

历来养生研究者对足三里的神奇养生作用就非常重视。过去常用的足三里穴防病健身方法是灸法，一般用艾条每周艾灸足三里穴1～2次，每次灸15～20分钟，艾灸时应让艾条的温度稍高一点，使局部皮肤发红，艾条缓慢沿足三里穴上下移动，以不烧伤局部皮肤为宜。也有用燃艾团的办法。《江间氏心身锻炼法》中记述“每月必有十日灸其足三里穴，寿至二百余岁”。俗话说“若要身体安，三里常不干”，即指此而言。民间有句俗语：“常按足三里，胜吃老母鸡。”经过无数年的验证，人们发现经常拍击或者按压足三里穴，一些经久不愈的毛病不知不觉就没了，竟然比吃老母鸡的功效还好，所以才有了这么一句话。

有人经长期实践，总结出了足三里按摩健身法，它比灸法更方便实施，而且更易迅速见到效果。

（1）按足三里穴。不拘姿势，身体放松。用大拇指或中指按压足三里穴，两侧穴位同时操作。首先按住足三里穴几秒后迅速松开，然后再按住缓缓加力，直到已无法再加力，再迅速松开，松开时手指不离开皮表，依此操作5分钟。接着按住足三里穴，每次按压5～10分钟，注意每次按压要使足三里穴有针刺一样的酸胀、发热的感觉。如果用手指感觉不能适应，可以以器械代替。

（2）揉足三里穴。不拘姿势，身体放松。用大拇指或中指揉两侧足三里穴。两手分别按住两侧穴位，按同一方向转圈（顺逆均可），36圈后，再反向转圈。注意揉动不能太快，保持呼吸均匀和缓，两手手指要按住，粘着肉皮转动，不是在体表摩擦。

（3）熨足三里穴。取坐姿，身体放松，使足三里穴周围的皮肤露出。把两手掌心相对擦热后迅速分别敷于两侧穴位上，停留5～6秒，两手沿上下方向擦动，上拉时稍轻，下推时稍重，操作5分钟左右，这时候应有两小腿连及上下的热感。如热感不够，可以延长操作时间。

坚持上述方法2～3周，会使胃肠功能得到增强，改善睡眠状况，使人精神焕发，精力充沛。很多慢性病都会有不同程度的改善。

二、神阙——回阳救逆寿绵长

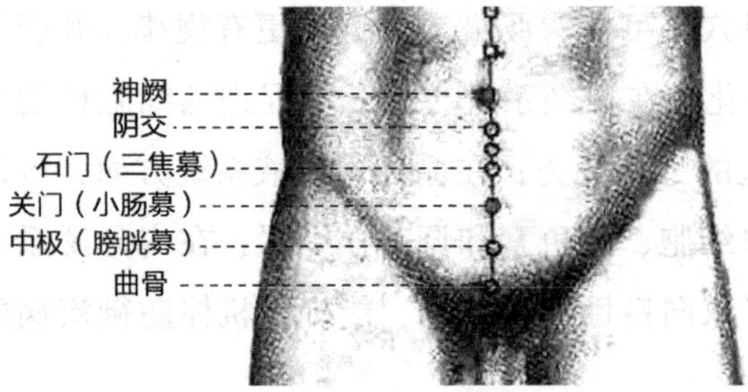

图9－2　神阙穴的位置

神阙，即肚脐，又名脐中。神阙穴（图9－2），是人体最隐秘最关键的要害穴位，位于命门穴平行对应的肚脐中，是人体的长寿大穴。神阙为任脉上的阴穴，命门为督脉上的阳穴，二穴前后相连，阴阳和合，是人体生命能源的所在地，所以古代修炼者把二穴称为

“水火之官”。人体科学研究表明，神阙穴是先天真息的唯一潜藏部位，人们通过锻炼，可启动人体胎息，恢复先天真息能。

神阙穴的保健方法有三。其一是揉中法：每晚睡前空腹，将双手搓热，双手左下右上叠放于肚脐上，顺时针揉转（女子相反），每次360下。其二是聚气法：端坐，放松，微闭眼，用右手对着神阙穴空转，用意念将宇宙中的真气能量向脐中聚集，以感觉温热为度。其三是意守法：放松，盘坐，闭目，去除杂念，将意念注于神阙，每次半小时以上，久之则凝神入气穴，穴中真气发生，胎息则慢慢启动。

艾灸神阙穴不仅可以治病，而且可以健身。由于脐通百脉，调阴阳，补气血，温脾肾，行强壮，培补元气，故艾灸神阙穴可强身健体，防病延衰，抗氧化，增强机体免疫力，艾的温通作用与火的阳热属性及所隔药物的属性，通过腧穴经络，内达脏腑，调节脏腑经络，使机体阴阳平衡，气血调和，达到增强体质、预防疾病和延年益寿的目的。艾灸神阙穴养生法以其简便易行、天然无害、成本低廉的特点自古至今普遍受到人们的重视与欢迎。

艾灸神阙法常用的方法主要有两种：①艾炷（或艾条）直接灸；②隔姜（或隔盐）灸。用艾炷或者艾条灸比较简单，到药店买来艾炷或艾条（无经验者最好使用艾条），点燃艾条后对准神阙穴，距离神阙穴约2厘米，以皮肤感到温热舒适能耐受为度，时间10～15分钟即可。隔盐灸，是用食盐做隔垫物而施灸的一种方法。食盐咸寒，入胃、肾、大小肠经，有涌吐、清火、凉血、解毒之功效。隔盐灸时可将纯净干燥的或者炒过的食盐填平脐窝，用艾条灸之。对于便秘、腹泻、月经不调、老年人膝关节僵硬疼痛都有一定的疗效。此法还多用于治疗伤寒阴证或吐泻并作、中风脱证等。有回阳、救逆、固脱之力，但需连续施灸，不拘壮数。平时用此法灸1～2壮（燃完一个艾炷为1壮）有很好的保健作用。隔姜灸是将鲜姜切成直径为2～3厘米，厚0.2～0.3厘米的薄片，中间以牙签刺数孔，然后将姜片置于盐上。将艾炷放于姜片上点燃，稍感灼痛，即应更换艾炷。一般可灸3～9壮，或者直接用点燃的艾条对准神阙穴隔姜灸。时间10～30分钟即可。此法有回阳、救逆、固脱的作用，适用于急性腹痛、吐泻、痢疾、四肢厥冷、淋病、脱证等。

艾灸神阙穴需注意以下事项：第一，脐部有损伤、炎症时禁用，孕妇禁用；第二，刚吃完饭或空腹时不宜灸；第三，艾灸不可离脐部太近，否则易烫伤；第四，注意力应集中，谨防点燃衣物。

现代医学通过新技术改善药物剂型，使药物通过神阙穴吸收以治疗疾病，如止汗散敷脐、丁桂儿脐贴贴脐等。

三、气海、关元——补气生血温肾阳

在脐下三寸之处有一穴位叫作关元穴（图9－3），也是保健要穴，即我们常说的丹田，可起到温肾补阳的作用；神阙穴与关元穴中间为气海穴（图9－3），此穴可以大补元气，气能生血，所以补气可以促进补血。两穴可以常年进行按揉、掌摩，初春晚秋和冬季也可以艾灸。可以在每天晚上或早起时进行刺激。古代得道高人的养生方法就是每天早起掌摩气海、关元，直到感觉皮肤发热为止，保健作用特别好。《扁鹊心书》中就有明确的记载："人于无病时，常灸关元、气海、命门……虽未得长生，亦可保百余年寿矣。"

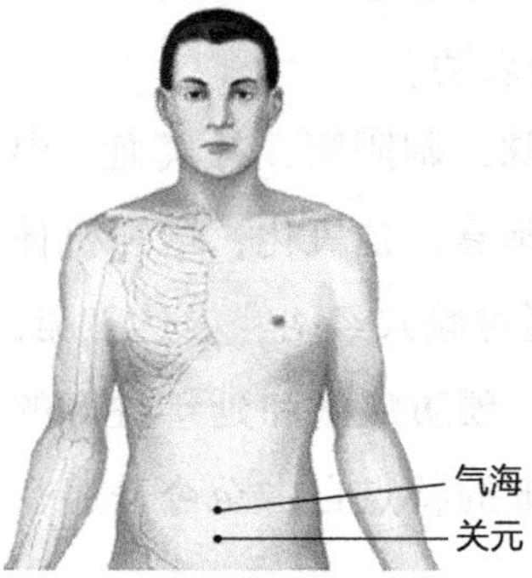

图9－3 气海、关元穴的位置

关元穴作为常用的保健穴同足三里穴一样重要。古有"春灸气海，秋灸关元"之说。《扁鹊心书》记载："……真气虚则人病，真气脱则人死。保命之法：灼艾第一，丹药第二，附子第三。人至三十，可三年一灸脐下三百壮；五十，可二年一灸脐下五百壮；六十，可一年一灸脐下三百壮；令人长生不老，余五十时，常灸关元五百壮……遂得老年康健。"由此可见，艾灸关元穴不但能够治疗诸虚百损、真阳欲脱等证，而且可以保健延年。

古今医学家都认为关元穴是一个能起死回生的重穴，并且都认为刺激该穴的重要手段就是灸。艾灸此穴一定要掌握火候，那就是温而不烫，灸的时间要长，持续地温灸，使热量内透，自觉腹内暖洋洋、热乎乎，像融化般舒适。灸到红晕为度。若艾灸关元穴见效，腹内的寒气会立时觉消散。每次灸的时间一般为20分钟左右，或长些，依个体的舒适度而定，隔日灸1次或每周灸2次即可。

四、涌泉——甘泉克火肾自强

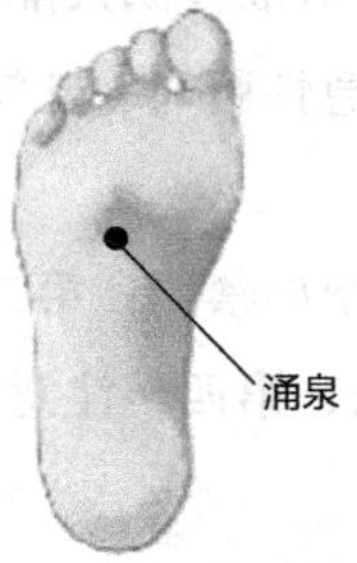

图9－4 涌泉穴的位置

涌泉穴（图9－4）是人体少阴肾经上的要穴。它位于足底部，屈足时足前部凹陷处。涌泉穴是人体长寿大穴，经常按摩此穴，可以补益肾气，使肾精充足，耳聪目明，发育正常，精力充沛，腰膝壮实不软，行走有力，并能治疗多种疾病，如昏厥、头痛、休克、中暑、偏瘫、耳鸣、肾炎、各类妇科病和生殖类疾病。

人老脚先老，治病先治脚，而涌泉穴就位于脚底。肾是人的先天之本，肾主水，主管人体的水液代谢以及泌尿生殖系统，而肾经的起始之穴就是涌泉穴。涌泉穴可谓集多个“重中之重”于一身。肾主水，水液代谢不利，会导致水沉下焦，积成一潭“死水”。人体中滞留“死水”对身体健康是不利的，所以人腰部及以下的病，95%都与水液代谢不利有关，如小腹急痛、泄而下重、腰痛、腹胀等。而涌泉穴喷涌出新鲜的甘泉，能疏导“死水”，恢复身体的活力。另外，心属火，心系统（也就是心血管系统和精神系统）的疾病大多是心火太旺引起的，如心痛、心烦等。水克火，这时候的涌泉穴，就好比灭火用的水，能把过旺的心火浇灭。

涌泉穴的保健手法主要是按摩。方法：睡前端坐，用手掌托足来回搓摩涌泉穴及足底部108次，以感觉发烫发热为度，搓毕，再用大拇指指腹点按涌泉49下，以感觉酸痛为度，两脚互换。最后，再用手指点按左右肩井穴各49次。为何要按肩井穴呢？涌泉，顾名思义就是水如泉涌。肩井穴在肩上，与足底的涌泉穴形成了一条直线，二穴是“井”与“水”上下呼应，从“井”上可俯视到“泉水”。有水则有生气，涌泉如山环水抱中的水之源，给人体形成了强大的气场，维护着人体的生命活动。

五、百会——健脑稳压功效良

百会穴（图9－5）位于督脉之上、头顶正中央，别名“三阳五会”，意思是众多经脉交会于此。它是人体阳气汇聚的地方，集中了众多经络的功能。

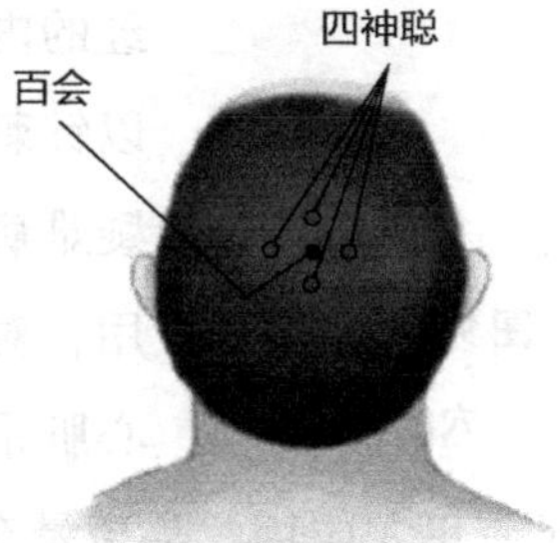

图9－5　百会穴的位置

百会穴与大脑有十分密切的关系，是调节大脑功能的要穴。头部为全身诸阳之会、百脉之宗，而百会穴是人体众多经脉会聚的地方。它的穴性属阳，同时又阳中寓阴，所以能够通达身体的阴阳脉络，连贯全身的大小经穴，对于调节人体的阴阳平衡起着十分重要的作用。

百会穴能够治疗的病症非常多，尤其是与头部相关的疾病，如头痛、眩晕、高血压、失眠、健忘、焦躁、老年性痴呆、中风后偏瘫等等，是头部保健首屈一指的重要大穴。

百会穴位于头顶正中线与两耳尖连线的交点处，找穴位的时候，可以把两手大拇指放在两个耳孔的位置，两手的中指向头顶伸直，指尖相触的地方，就是百会穴。用手指按压，会有轻微的疼痛感。

平时一定要经常用手指按揉此穴来保健。按摩的时候力度不必太大，以穴位有胀痛感为度，每天3~5分钟，可以疏通经络，提升督脉的阳气。高血压患者还可以用手掌紧贴着百会穴，以顺时针方向轻轻按揉，每天5分钟，不久血压就会降下来并稳定。

百会穴的保健方法有四。其一是按摩法：睡前端坐，用掌指来回摩擦百会穴至发热为度，每次108下。其二是叩击法：用右空心掌轻轻叩击百会穴，每次108下。其三是意守法：两眼微闭，全身放松，心意注于百会穴并守住，意守时以此穴出现跳动和温热感为有效，时间约为10分钟。其四是采气法：站坐均可，全身放松，想象自己的百会穴打开，自然界的阳光清气源源不断地通过百会进入体内，时间约为10分钟。

在医院里，医生常用艾灸的方法来刺激百会穴，但是这种方法有严格的适应证，而且大家平时在家里操作起来也很不方便，所以不建议用艾灸百会穴的方法来保健。

六、内关——宁心安神止痛乡

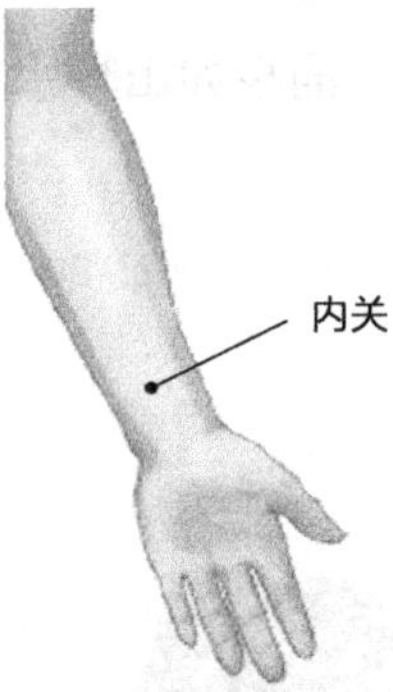

图9－6 内关穴的位置

内关穴（图9－6）位于腕横纹上两寸（约6.66厘米），在掌长肌腱和桡侧屈腕肌腱之间，就是从手腕横纹向后量三横指，在两筋之间取穴。内关穴属心包经，《黄帝内经》中就有记载，“手心主之别，名曰内关……心系实则心痛”。所以古典的经络学说早就把心脏病和心包经的内关穴联系起来，千百年来无数的例子证明针刺和按摩心包经的内关穴可以治疗和预防心脏病。另外，由于心包经起于胸中，所以针刺和按摩内关穴对呼吸系统的疾病，如哮喘、肺气肿、肺心病等疑难病，都有一定的疗效。按摩内关穴有宁心安神、理气止痛等作用，对调节心律失常和缓解胸闷有良好作用，因此中医经常用来医治心脏系统疾病。此外，它还用于治疗胃肠不适、恶心、打嗝，常配合足三里穴应用，甚至晕车也可点按此穴。需要注意的是，按揉此穴，稍微有酸胀感，一般按3～5分钟即可。按压内关穴的方法是用大拇指垂直按在内关穴上，指甲的方向要和两筋平行，指甲要短，以指尖有节奏地按压并配合一些揉的动作，要有一定的力度，使内关穴产生一定的得气感觉，最好使酸、麻、胀的感觉下传到中指，上传到肘部，这样才有较好的效果。

七、三阴交——三经同调妇科方

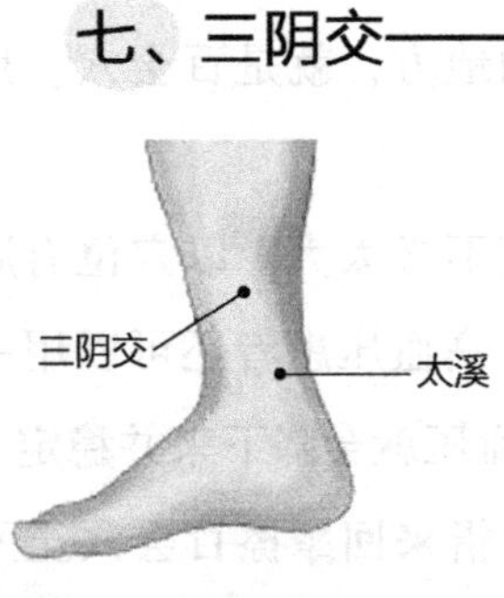

图9－7 三阴交穴的位置

三阴交穴（图9－7）位于小腿内侧，足内踝上缘四指宽处，胫骨边缘凹陷中。三阴交穴是足太阴脾经、足厥阴肝经以及足少阴肾经三经的交会穴，位置十分重要，类似于交通枢纽。三阴交穴可以调节足三阴经的气血运行，同时补益肝、脾、肾三脏，所以具有健脾益气、补肝滋肾、止血止痛等功效，应用十分广泛，凡涉及足三阴经的疾病，按摩此穴皆有治疗作用。

腹泻俗称拉肚子，中医认为这个病主要是脾气虚或脾阳虚所致。腹泻的诱因中以腹部着凉为主，当寒气进入胃之后，由于脾阳有些虚，所以不能温运它，只好退而求其次，尽量将其排出体外。此外，还有一种腹泻叫作五更泻，是与肾阳虚有关的，道理和这个一样。按摩三阴交穴能健脾益气、补肝滋肾。

三阴交穴的最大特点是它是妇科疾病的万能穴。中医认为“妇女以血为本”，这是因为女性的月经、妊娠、产乳等生理功能或病理变化均与血息息相关。另外，女性有个明显的特点就是情绪化，而主管情志的是肝脏，因此肝经、脾经、肾经三经与女性的关系最为密切，女性的很多疾病大都因此三经出现了问题导致。常见的有月经不调、痛经闭经、产后血晕、更年期综合征、功能性子宫出血等等。尽管三阴交穴是妇科疾病的万能穴，但它也有不足的地方，例如，对于孕妇，针灸三阴交穴有引发流产的危险，所以应该禁用。

按摩三阴交穴对男性是否适用呢？答案是肯定的。例如，体内有湿热的人，口干舌燥而总想喝水，都可以按摩三阴交穴而取得良好效果。特别是，无论对过胖或过瘦的人，按摩它都能起到一定的作用，也就是说按摩三阴交穴有对瘦人增肥和对胖人减肥的功能。

任务导入

小王在工作中发现社区老年人在保健按摩时不能够进行准确的穴位定位和选择对症的保健穴位。针对这种情况，小王打算邀请社区医生为老年人教授保健按摩的穴位方法。

任务分析

为了帮助社区老年人掌握保健按摩穴位的选择和穴位定位，小王需邀请社区医生为老年人开展健康教育。

任务实施

一、操作流程

评估老年人在保健按摩中穴位选择的准确度→邀请相关专业人士开展培训→组织实施老年人培训活动。

二、操作注意事项

（1）精准识别老年人需求。

（2）注重采取老年人喜欢的方式进行培训教育活动。

（3）培训中要理论与实践相结合，注意培训内容要简单易懂。

任务工单

表 9-2　任务工单

<table>
<tr><td>任务名称</td><td>社区老年人保健按摩穴位培训</td><td>学时</td><td></td><td>培训对象</td><td></td></tr>
<tr><td>学生姓名</td><td></td><td>联系电话</td><td></td><td>任务成绩</td><td></td></tr>
<tr><td>任务设备</td><td></td><td>操作时间</td><td></td><td>操作地点</td><td></td></tr>
<tr><td>任务目的</td><td colspan="5">（1）掌握保健按摩的穴位；
（2）能够评估老年人的身体状况及组织培训活动；
（3）实施老年人保健按摩穴位培训；
（4）老年人能够应用相关知识技能找到常用保健按摩穴位</td></tr>
<tr><td rowspan="4">任务实施</td><td>准备</td><td colspan="4"></td></tr>
<tr><td>实施流程</td><td colspan="4"></td></tr>
<tr><td>实施总结</td><td colspan="4"></td></tr>
<tr><td>实施评价</td><td colspan="4"></td></tr>
<tr><td>教师评价</td><td colspan="5"></td></tr>
</table>

思考实践

增肥与减肥是对立的，但按摩三阴交穴对增肥和减肥都有作用，这是为什么呢？

任务三　掌握老年保健常见按摩手法

知识讲解

按摩是手部护理中最令肌肉放松的方式。按摩使肌肉放松，促进血液循环，使毛孔张开，让营养渗入皮肤；缓解手部疲劳，使皮肤更加细腻柔嫩；帮助手部甲母吸收营养，令指甲健康成长。

一、按摩疗法的基本手法

按摩疗法的基本手法包括按法、摩法、推法、拿法、点法、擦法、揉法、捏法、搓法、滚法、抖法、击法、拍法等，下面就这些手法进行详细说明。

1. 按法

按法包括指按法和掌按法。

2. 摩法

摩法是用掌面或指面（手掌面或食、中、无名指指面）贴附于体表一定的部位或穴位上，以腕关节连同前臂做有规律的环形抚摩的一种手法。摩法分为掌摩法和指摩法。

3. 推法

推法是用指、掌、拳或肘部着力于一定的部位或穴位上，进行单方向的直线（或弧线）移动的一种手法。推法分为指推法、掌推法和肘推法。

4. 拿法

拿法是用拇指与食、中指或用拇指与其余四指螺纹面着力，做对称性相对用力，在一定的穴位或部位上进行一紧一松的捏提动作的一种手法，即“捏而提起，谓之拿”。拿法分为三指拿法和五指拿法。

5. 点法

点法是以指端（峰）或屈指指间关节背侧面为着力部位，在施术的一定部位或穴位上，用力进行点压的一种手法。点法分为指端点法和指间关节点法。

6. 擦法

擦法是以指或掌为着力部位，在施术部位做直线快速往返运动，使之摩擦生热的一种手法。擦法分为掌擦法、大鱼际擦法、小鱼际擦法和指擦法。

7. 揉法

揉法是以指、掌等为着力部位，吸定于体表施术部位或穴位上，带动该处的皮下组织做环旋运动的一种手法。揉法分为指揉法和掌揉法。指揉法又分为单指揉法、双指揉法、三指揉法。掌揉法又分为大鱼际揉法、小鱼际揉法、掌根揉法、全掌揉法。

8. 捏法

捏法是用拇指与食、中指或用拇指与其余四指螺纹面着力，做对称性用力进行捏挤、提捻刺激的一种手法。捏法分为三指捏法和五指捏法。

9. 搓法

搓法是用双手掌面夹住肢体近心端一定部位，或以单手或双手掌面着力于施术部位，相对用力做快速的交替或往返搓动的一种手法。

10. 滚法

滚法是以第五掌指关节背侧面吸附于人体体表一定部位上，运用前臂的旋转与腕关节的屈伸联合运动，使手背近尺侧部位在施术部位上做持续不断的滚动的一种手法。

11. 抖法

抖法是用单手或双手握住肢体远端，做连续的、小幅度的、频率较高的上下抖动的一种手法。

12. 击法

击法是以拳背、掌根、指端有节律性、轻重交替地叩打施术部位的一种手法。击法包括空拳击法、合掌击法、掌根击法、小鱼际击法、五指击法、中指击法、棒击法。

13. 拍法

拍法是以虚掌或特制拍子等为着力部位，有节律性、轻重交替地拍打施术部位的一种手法。拍法分为虚掌拍和法如意拍法。

二、复合手法

1. 拨法

拨法是以拇指螺纹面、指端为着力部位，对施术部位的筋腱等条索状组织进行垂直拨动的一种手法，如“拨动琴弦”，进行单方向或往返拨动的一种手法。

2. 振法

振法是以指和掌吸附于治疗部位，做频率较高的快速振颤动作的手法。

3. 扳法

扳法是用双手同时用力向相反方向或同一方向扳动的一种手法。扳法包括颈项部扳法、胸背部扳法、腰部扳法和四肢扳法。

4. 拔伸法

拔抻法是用两手分别握住肢体的远近端，向相反方向用力牵拉，或利用肢体自身的重量做反牵拉力，两手握住肢体远端，向上或向前牵拉的一种手法。拔伸法主要包括颈项部拔伸法、腰部拔伸法、肩关节拔伸法和手指拔伸法。

5. 一指禅推法

一指禅推法是用拇指的指端、螺纹面着力于一定的部位或穴位上，沉肩垂肘，腕关节悬屈，通过前臂旋转和腕关节的协调摆动，使产生的轻重交替的推力持续不断地作用于治疗部位或穴位上的一种手法。

任务导入

小王在工作中发现社区老年人在保健按摩中不能够正确使用按摩手法。针对这种情况，小王打算邀请社区医生为老年人讲授保健按摩的正确手法。

任务分析

为了帮助社区老年人掌握正确的按摩手法，小王需邀请社区医生为老年人开展健康教育。

任务实施

一、操作流程

评估老年人保健按摩的手法使用情况→邀请相关专业人士开展培训→组织实施老年人培训活动。

二、操作注意事项

（1）精准识别老年人需求。

（2）注重采取老年人喜欢的方式进行培训教育活动。

（3）培训中要理论与实践相结合，注意培训内容要简单易懂。

任务工单

表 9-3 任务工单

<table>
<tr><td>任务名称</td><td colspan="2">社区老年人保健按摩手法培训</td><td>学时</td><td></td><td>培训对象</td><td></td></tr>
<tr><td>学生姓名</td><td colspan="2"></td><td>联系电话</td><td></td><td>任务成绩</td><td></td></tr>
<tr><td>任务设备</td><td colspan="2"></td><td>操作时间</td><td></td><td>操作地点</td><td></td></tr>
<tr><td>任务目的</td><td colspan="6">(1) 掌握保健按摩的手法;
(2) 能够评估老年人的身体状况及组织培训活动;
(3) 实施老年人保健按摩手法培训;
(4) 老年人能够应用相关知识技能实施保健按摩</td></tr>
<tr><td rowspan="4">任务实施</td><td>准备</td><td colspan="5"></td></tr>
<tr><td>实施流程</td><td colspan="5"></td></tr>
<tr><td>实施总结</td><td colspan="5"></td></tr>
<tr><td>实施评价</td><td colspan="5"></td></tr>
<tr><td>教师评价</td><td colspan="6"></td></tr>
</table>

思考实践

(1) 按摩手法的动作要领和手法特点包括哪些?

(2) 按摩手法的功效和临床应用有哪些?

项目十 社区老年活动设计

任务一 了解社区老年人活动理论

知识详解

一、增强权能理论

增强权能是指增强人的权力和能力。美国学者巴巴拉·索罗门在 1976 年出版的《黑人的增强权能：被压迫社区里的社会工作》中首先提出了增强权能的概念。增强权能取向的社会工作认为，个人需求得不到满足和问题的出现是社会环境对个人的压迫造成的，社会工作者为受助人提供帮助时应该着重增强服务对象的权能，以对抗社会环境和优势群体的压迫。增强权能理论的基本假设包括受助人是有能力、有价值的，每个人都不缺少权能，社会环境中存在着直接或间接的障碍，使个人无法实现他们的权能，个人的无力感是由于社会环境的压迫产生的，这种障碍是可以改变的，社会工作者与服务对象的关系是一种平等的合作伙伴关系等。将增强权能理论运用于老年人服务中，我们首先要认识到老年人自身的价值，老年人具备独立解决问题和控制自身生活的能力，老年人面对的很多困难和问题是因为社会环境对老年人形成了阻碍，教育发展类活动可以提升老年人的自我认识，激发老年人的自身潜能，增强老年人的能力，从而达到对老人群体的充权、增权和赋权。

二、社会支持理论

社会支持是由社区、社会网络和亲密伙伴所提供的感知的和实际的工具性或表达性支持。其中：社会网络是指个人可以直接接触的一些人，包括亲戚、同事、朋友；亲密伙伴是与个人生活关系紧密的人，关系中的人认同和期待彼此负有责任；工具性支持包括引导、协助、有形支持与解决问题的行动；表达性支持包括心理支持、情绪支持、自尊支持、情感支持、认同等。

人际连接的强度概念可以由互动时间多寡，对彼此的情绪强度、亲密度和相互援助程度表现出来。强连接对自我的社会心理活动有重要作用，互动的目的是维持既有的连接。弱连接则是连接个人更广泛的社会圈，互动的目的在于拓展连接的多样性。关于强连接与弱连接的作用，人们看法不同，一般来讲，个人从强连接中更容易获得表达性支持，而从弱连接中则更容易获得工具性支持。

在社区中开展老年人互助支持类活动可以帮助老年人建立自己的社会支持网络。通过社会支持网络，老年人可以获得工具性支持和表达性支持，能够从与他人建立的强连接和弱连接中获得相应的支持，从而解决老年期的困难和问题，提升生活质量。

三、优势视角理论

在社会工作领域，优势视角理论是近年来运用越来越频繁的理论。优势视角理论注重梳理个人的能力、成长和优势而不是问题，目的是帮助对象适应环境，改变无助的现状。具体到老年工作领域，优势视角理论显然同样适用。要开发老年人力资源，就需要政府和社会各界充分重建对老年人的价值认知，老年人有知识积累优势、经验优势、人脉优势等，既要让他们有发挥余热的机会，也为他们提供信息对接的平台，在肯定社会责任的同时，不妨予以适当的经济回馈，并保障其合法权益。

任务导入

服务对象今年80多岁，年轻的时候经历过三年严重困难和“文化大革命”，遭受到的苦难比较多。他没有读过什么书，只认识一些简单的字。结婚后，夫妻二人由于各种原因没有生育子女。后来，其母亲和妻子相继病逝，从此孤苦一人。

现在，服务对象没有工作，依靠微薄的退休金和困难残疾人生活补贴维持生活，居住在一间不足10平方米的房子里，没有独立卫生间和浴室，隔壁邻居大多是流动人口，平时与他们交往不多。由于服务对象出行不便，平时基本没有参与社区举行的各项活动，因此和社区其他居民的关系一般、感情不深。私底下，服务对象经常对自己的生存现状和日后的生活表示担心，从他的言语中总能感受到他的落寞和孤独。最近，服务对象在家病重（长期患有心力衰竭、哮喘等疾病）一月有余，只有一个平时不怎么来往的远亲照顾，但眼看病情无好转，时间久了，远亲也感到无力照料，来找社区，希望社区能帮忙联系提供临终关怀服务的养老院①。

---

① 案例引自网络（http://practice.swchina.org/case/2015/0511/21833.shtml）。

任务分析

1. 服务对象面临的问题

由于服务对象年龄较大，生活上有较多不便，基本上很少外出，甚至连采购日常生活用品也常常遇到困难。由于服务对象身体残疾，平时外出一次极为困难，与他人交往的机会较少，基本没有条件参加社区举行的活动，因而与邻里关系一般，社会资源少，在生活中遇到困难时缺少他人帮助。

2. 服务对象现有资源

社会工作者上门了解情况之后发现服务对象所在社区中像他这样的老年残疾人比较多，他自己能够利用的社会资源比较少。

对于服务对象的出行问题和孤独感，一方面可以通过社会工作者上门，陪他聊天，排解孤独寂寞感；另一方面可以帮助他参加社区活动，把他和社区中的其他人联系起来，帮助他重新融入社区，也有助于他获取更多的社会资源。

对于目前生病、无人照料的问题，社会工作者可以积极联系养老院，考虑到费用等各方面的因素，重点联系远郊区的养老院，由服务对象用自己的退休金支付相关费用，让他在养老院和其他老年人一起安度晚年。

任务实施

1. 社区照护目标

总目标：通过帮助服务对象与他人积极沟通、参与集体活动，以达到使其融入社会大集体、享受美好生活的目的。

（1）社会工作者通过了解服务对象的情况，发现他虽然是孤寡老人，但并不符合“三无”（无子女赡养、无生活自理能力、无基本生活经济来源）老人的条件，因为他有退休金能够保证基本生活。如果要住养老院，只能自己承担相关费用。

（2）针对服务对象平时比较孤独、苦闷的情况，社会工作者定期陪服务对象聊天，排解他内心的苦闷，帮忙做家务以改善他的居住环境。

（3）如果服务对象身体状况有好转，并且仍在社区居住，当社区举行活动时，社会工作者可上门邀请服务对象到社区中参与活动。

（4）社会工作者到服务对象邻居家拜访，拜托他们平时多留意老人的生活，必要时给予一定的帮助。

2. 实施服务计划

（1）社会工作者先到服务对象家中拜访，了解他的身体情况和经济状况，以确定为他选择养老院的区域。社会工作者在多方了解多个养老院收费情况和服务态度后，向服务对象介绍各个养老院的情况，征求他的意见与看法，帮助他选择适合自身情况的养老院。在征求意见的过程中，服务对象表示养老院价格比较昂贵，超出自己的支付能力，即使能住得起价格便宜的养老院，但如此一来，退休金将所剩无几。社会工作者便与价格相对低廉、服务态度又不错的几个养老院积极沟通协商，向他们讲述了服务对象的基本情况，提出希望能够给予优惠。在社会工作者连续多日的努力下，有一家口碑不错的养老院终于把价格降低到一个月 1 800 元，服务对象也有能力支付了，便很安心地搬进了这家养老院。

（2）在解决了服务对象的养老院入住问题后，社会工作者进一步帮助他解决脱离社会的问题。社会工作者和社区志愿者轮流每周到养老院陪服务对象聊天，和他聊聊生活上的问题，了解他的生活需求，排解他的孤独之情。聊天之后帮助服务对象做家务，整理房间，使房间保持整洁干净，使他生活在一个相对舒适的环境之中，让他的心情更加舒畅。除此之外，每个去看望服务对象的社会工作者和志愿者都会与养老院其他老年人谈心、聊天，并真诚邀请他们多与服务对象交流、沟通，鼓励他们对服务对象多多照顾。

（3）社会工作者到服务对象邻居家进行拜访。一方面了解服务对象平时的生活，另一方面了解邻居的基本情况。邻居一开始对社会工作者表现出一定的抵触情绪，在社区领导的介绍下，邻居才放下戒备心。邻居表示和服务对象并不熟悉，也不了解他家中的具体情况，只知道他是高龄孤寡老人。社会工作者便简要介绍了服务对象的基本情况，希望以后服务对象从养老院回来后，邻居能够多留意老人的生活，在困难时给予及时的帮助。邻居在有些犹疑之后还是答应了社会工作者的请求，并表示在服务对象离家入住养老院期间，也会帮服务对象看家。

3. 案例评估

（1）孤寡老人是一些没有子女赡养但有一定经济基础的老人，他们在晚年生活中大多会感觉孤独，此外在一个人的晚年生活中也面临着随时发生病患无法及时救护的危险，他们在养老方式上可选择居家养老和入住养老院养老。但从目前社区孤寡老人的养老现状来看，他们由于经济、情感等各种原因大多选择居家养老。

（2）入住养老院大大改善了服务对象的生活质量。服务对象在家里独自生活时，不方便出门购置日常用品，时常存在缺盐少油的情况。但在社区帮助下住进养老院后，日常生活有人照顾，能够按时一日三餐。

（3）社会工作者和社区志愿者上门陪服务对象聊天后，服务对象的很多情绪都得以排解，越来越相信社会工作者，也愿意多和社会工作者交流。令社会工作者感到惊喜的是，服务对象慢慢地开始主动与养老院其他老年人谈心聊天、相互帮助，越来越能跟上社会步伐了。与刚到养老院时相比，服务对象明显地与养老院的其他老年人有了更多的交流，也有了更多的朋友。现在没事的时候服务对象会坐在养老院的院子里，遇到熟悉的人会主动和他们说话，社会工作者明显感受到服务对象的交往圈子扩大了，心情也舒畅了。

（4）社会工作者在与服务对象的邻居进行沟通后，服务对象的邻居对服务对象也逐渐关心起来，不仅帮忙看家，而且在遇到社会工作者时会主动问起服务对象的近况，并表示希望服务对象的身体能够逐渐康复。社会工作者看到这样可喜的局面，甚是欣慰。

4. 专业反思

（1）对于社区而言，应及时对社区内的孤寡老人进行统计，并从中挑出急需帮助的一些老人形成互帮对象，使老人们能够相互帮助、相互关心，增进彼此间的感情。帮助老人们摆脱空巢感、孤独感和忧愁感，使老人们在心灵上和情感上得到慰藉和理解。

（2）对于选择居家养老的孤寡老人，社区应做到定期到老人家中走访慰问，安排志愿者为老人义务进行家务劳动，组织老人参与各种集体活动。

（3）可以帮助住房比较宽敞的孤寡老人将富余的房屋出租给他人，最好是同龄老人，这样可以增加孤寡老人的经济收入，也可实现老人与同龄人交友和沟通的愿望，可使老人摆脱孤独感。同时，利用增加的经济收入雇用一些专业的医护家政服务人员，照顾他们的饮食起居。

（4）服务对象一开始对社会工作者有戒备心，尤其是对社会工作者的入户拜访有一些不愿意。因此，社会工作者应该在与服务对象有了比较充分的沟通后再提出入户拜访请求，这样既有利于赢得服务对象的信任，也有利于工作的开展。

（5）社会工作者在此次服务中深感无力，时常陷入自责，因为他无法直接解决服务对象生活上和经济上的困难，而只能通过一些辅助途径使服务对象的困难情况得到部分缓解。

任务工单

从理论视角对案例中服务对象的问题和需求进行分析，并提出自己的社区照护计划。

理论分析	
社区照护计划	

思考实践

（1）这些理论对开展社区老年人活动有什么启发？

（2）我们在开展社区老年人活动设计和组织中如何有效地借鉴这些理论？

任务二 掌握社区老年人活动方法

知识详解

社区老年活动（即社区老年人活动）与一般社区活动具有一定的差异。首先在活动对象上，社区老年活动的主要对象是社区内的老年人，而非全体社区居民，即社区老年活动具有针对性。其次在活动目标上，强调老年人的参与，所以活动设计和组织需要符合老年人的群体特征和满足老年人的特殊需求，需要以增强老年人活动能力为导向。最后，在专业性上，社区老年活动还强调有序策划和组织，应在专业理念指导下运用专业方法开展活动。

综上所述，社区老年活动是指社会工作者在社会工作专业理念的指导下，为了满足社区老年人需求，解决社区老年人问题，促进老年人发展，经过一系列策划和组织后开展的专业活动。因此，社区老年活动必须预先制定一个科学合理的活动流程规划表（列明活动策划实施的先后步骤），合理进行资源配置，这也是活动策划科学性的具体体现。

根据社区社会工作的理论和方法，社区老年活动从策划到实施可以分为五个阶段：需求评估、活动目标设定、活动方案设计、活动具体实施、活动评估。

（一）需求评估

需求评估主要是对目标群体的调查、评估，即回答“服务对象的需求是什么”等问题。

前期社区老年人需求评估方法

（二）活动目标设定

具体的“Smart”原则

经过前期的需求评估，明确了社区老年人的需求后，应根据活动资料和活动主办方实力，制定社区老年人活动的目标及活动的主题。活动目标为整体活动指明方向，是最为基础的环节，可以使用“Smart”原则予以明确。

（三）活动方案设计

社区老年人活动方案设计是活动策划的核心环节之一，是根据前期评估结果、已经确定的活动主题以及明确的活动目标，尤其是根据细化的、具体的并且符合社区老年人需求和社区现状的活动目标，设计出相应的社区老年人活动内容。社区老年人活动方案要体现社区活动主题

社区老年人活动方案设计方法

与活动目标，同时要具备一定的创新性，能够最大限度地吸引社区老年人的参与，使得社区老年人在活动中感到舒适、产生感情共鸣等，从而达到社会工作者的服务目的。

（四）活动具体实施

活动具体实施是将活动方案付诸实践的过程。在实施过程中要重点注意三个方面。一是按照活动方案做好前期准备，包括工作人员的培训、物资准备、场地布置和活动宣传等，以保证活动的顺利开展。二是注意整体控制，对可能产生的问题提前制定有效的应对措施，在活动过程中根据情况随时进行调整和完善，保证活动按照既定计划开展。三是注意对老年人的关注。老年人一般活动时间不宜过长，活动的时间应控制在1小时以内，如果超过1小时就应适当安排中间休息，否则会使老年人感觉劳累。还有，工作人员要具有同理心和主动性，尊重老年人，增强活动的有效性。

（五）活动评估

活动评估是指运用科学的研究方法和技术对活动环境、活动内容及活动效果进行系统的评价，总结整个活动策划过程，考察活动是否有效、是否达到了预期目的与目标的过程。活动评估从类型上可以分为过程评估和结果评估。

活动结束前，一方面多与老年人沟通，收集大家的感受，聊聊活动的收获是什么，活动目的是否实现，是否有未实现的心愿并询问意见。另一方面，与活动的主办方、承办方、活动所在社区（单位）等进行充分的沟通，对活动的过程和结果开展评估，以便总结经验，提升活动质量。

任务导入

奎星楼社区辖区总面积约为0.6平方公里，根据第七次全国人口普查数据，截至2021年12月31日，常住居民9 224户，总人口22 139人，常住人口17 408人。其中流动人口5 664人，户籍人口16 475人。从社区具体人口数据可以清楚地掌握目前社区的居民年龄分布状况，社区基层摸排数据显示：辖区内0～20岁居民2 805人；21～40岁居民6 262人；41～60岁居民6 087人；60岁以上老人3 216人，占社区常住人口的18.40%，其中高龄老人384人，80～89岁老人共342人，90岁以上老人有42人。

奎星楼社区属于典型的复合型社区，由于地处老城区，绝大多数是老旧院落，社区老年人居多，老龄化问题凸显，其中高龄、独居、残障等特殊老年人的日常生活普遍存在照料问题。社区希望通过对奎星楼社区高龄、独居、残疾等特殊老年人的生活现状的评估调研，分析出社区老年人面临的普遍问题和真实境况，掌握社区老年人目前实际生活状态，收集、识别老年人的需求，对奎星楼社区老年人活动进行规划[①]。

任务分析

社区根据社区网格分为四个调研小组，分别对抽样数据中的160名老年人，通过入户观察、访谈、问卷调查等方法进行评估调研，得出以下调研结果。

1. 老年人居家日常生活及养老现状

通过调研评估可知，奎星楼社区女性老年人总量和占比均高于男性，尤其高龄独居及空巢老人中女性明显多于男性。多数老年人具有较强的生活自理能力，除了身患疾病、年老体衰的特殊情况老年人由子女、家人照料外，大部分老年人在日常生活中能自行照料。受传统观念影响，社区老年人还是倾向于自行照料或以子女和家人照料为主的居家养老方式。

从老年人经济来源看，老年人收入基本稳定，主要收入来源为退休金，极少一部分老年人由子女供养，由于评估的为城镇社区的老年人群，其生活保障程度相对较高，老年人普遍对生活水平不断提高感到满意。尽管大部分老年人对现状表示满意，仍有部分老年人对住房安全性表示不满意，这主要与老年人居家适老化设施不足有关。随年龄的增长，老年人留在家里的时间越来越多，居家养老成为社区老年人的主要养老方式，家里的适老化设计对老年人的日常生活和居住安全都有较大影响。不适合老年人的住宅设施是造成老年人跌倒等伤害事件的最主要原因。

从人口素质看，评估对象中老年人的文化程度总体偏低，只上过小学的老年人占比最高。低龄老人受教育水平整体高于高龄老人，教育素质对老年人的生活质量有直接影响。在老年人健康情况方面，随着年龄的增长，老年人患慢性病的比例越来越高。从性别来看，女性老年人患慢性病的比例高于男性老年人，80岁及以上老年人患有多种慢性病，老年常见病的预防和护理很重要。

在老年人日常生活安排方面，操持家务与看电视是老年人的主要生活内容，其次是外出遛弯、照顾家人，少数老年人会专门安排娱乐时间，如外出旅游、上老年大学等。由于社区公共娱乐空间的局限性，老年人的休闲娱乐活动多在居住小区空间进行。随着互联网时代的到来，越来越多的老年人开始使用智能手机。从评估调查结果可以看出，大部分会使用智能机的为低龄老人，当然，对于会使用智能机的老年人来讲，

---

① 节选自网络报告《奎星楼社区老年生活调研报告》。

主要还是以简单接打电话、微信聊天和看短视频为主。而对于相对复杂的网上挂号、买票、订餐、学习等智能服务，老年人几乎不会使用。

2. 老年人面临的养老问题

一是老年人无人陪伴，日常照料难。由于工作繁忙、生活节奏快，家庭的养老功能逐渐弱化，子女一方面没有更多闲暇时间照顾老年人，另一方面又常常忽视老年人的心理慰藉，因此老年人精神关怀缺口明显。在评估中了解到，80% 的独居老年人都有独居寂寞的感慨，但又不愿给子女增添麻烦。在需求收集中，安装求助电铃是除日常生活服务外占比最高的需求。

二是老年人身体不好，活动不便，更缺乏娱乐活动。在入户评估过程中，常有老年人表示由于自己或老伴身体不好，行动不便，长时间没法下楼或外出困难，每日仅以看电视或听广播为主。可见加快社区及家庭适老化改造速度，增强老年人生活便利性和娱乐性很有必要。

三是智能服务功能使用困难。从评估数据可以看出，49% 的老年人使用老年机，大部分有智能手机的老年人并不会独立使用智能手机的智能服务功能。随着智慧养老的发展和越来越多的生活服务由“线下”转为“线上”，不会使用智能化服务，或者仅会简单的操作，已经成为老年人不得不面对的一个难题。

四是社区居家安全养老服务项目较单一，社区老年人居家安全设施不够完善，日常生活起居照料服务也缺乏专业人士的指导，社区养老资源的整合缺乏系统性，养老队伍也亟待增加新鲜血液和专业力量。

任务实施

1. 利用奎星楼社区本地优势

1）资金支持

奎星楼社区前期通过征求居民意见，已邀请童萌 0～3 早教、匠心禅悦瑜伽、匠心烘焙、十八匠便民服务、雨婷美学工作室等以合伙人模式入驻社区党群服务中心，采用商业+低偿+公益的运营模式，为居民提供专业化、个性化的优质服务，满足了社区不同年龄段人群的需求，针对社区老年人开展相应的公益活动。合伙人将收入的 5% 注入社区公益基金，壮大社区基金池，反哺社区居民，为老年服务相关活动提供资金支持。

2）服务支持

奎星楼社区的“友邻集市”、十八匠便民服务等便民服务品牌于每月“逢八”日开展进院落活动。将平日居民生活中所需的磨刀、补鞋、理发等服务带进小区，居民在自家院落以 1 元的公益价格就能享受到匠人们贴心的服务，推动便民生活 15 分钟社区生活圈的健全，提升社区老年人的便民生活服务体验感。

3）人才支持

社区内的老党员、人民调解员、法官和律师等组建和谐解忧队并加入社区合伙人队伍。围绕居民日常生活中的矛盾纠纷、家庭摩擦等，整合社区内部社会资源，实现社区社会组织助力社区治理和发展。同时，社区自组织及志愿者队伍较为活跃，在日常为老帮扶活动中起到良好的示范作用，为社区居家养老关怀体系建设打下坚实的基础。

2. 加强社区老龄友好体系建设

1）完善社区养老服务功能

完善社区老年人信息库，根据社区老年人需求，个性化定制为老服务，完善社区养老设施和服务项目。依托居家养老关怀志愿者，通过上门开展陪伴、助餐、义诊、理发等志愿服务，提高老年人幸福指数。当前，最重要的任务是完善老年日常生活需求服务，如就义诊、助餐、文体活动、精神关爱等需求较高的养老服务项目，联动社区本地优势资源，举办老年人需求供需对接会，有效整合自组织、合伙人、十八匠便民服务等社区组织资源，为社区搭建服务资源库，形成资源对接闭环。等条件成熟时进一步完善老年食堂、日间照料中心等养老场所和设施。

2）引入志愿服务，丰富老年人生活

一方面可以依托居家养老关怀志愿者，通过上门开展陪伴、助餐、义诊、理发等志愿服务，提高老年人幸福指数。志愿者通过需求清单认领和参与的服务模式，搭建志愿者服务平台，详细记录志愿服务的时效与内容，通过时间银行建立志愿者积分机制，提升志愿者服务积极性，打造社区长者服务志愿者团队。

另一方面也可以引入专业的养老服务机构和组织，定期举办老龄政策讲解会和养老护理知识培训，提升养老护理人员技能并为老年人提供多方位的需求服务，满足老年人的精神需求和融入社会的心理需求，让老年人享受充满活力的社会生活，安度晚年。

3）加快社区适老化改造

排查居住安全隐患、家具陈设问题，集中进行适老化改造，增设适合老年人的居家无障碍设施，提高老年人生活便利性，例如为高龄独居老人、空巢失能老人安装居室通道扶手、坐便椅、助行器等。

4）运用智能化养老技术

帮助老年人融入智能社会，既是家庭的责任，也是社会的责任。建立老年人智能设备使用培训机制，除家庭成员承担相应的义务外，社区可以定期开设智能设备使用培训班，采取一对一答疑的方式，消除老年人使用智能设备的障碍。

任务工单

画出社区老年人活动设计的流程图。

思考实践

(1) 如何准确识别社区老年人的需求?

(2) 如何合理评估开展社区老年人活动的客观条件?

任务三　设计社区老年人小组活动

知识详解

老年人小组活动是在小组工作者的协助和指导下，利用老年组员之间的互动和小组凝聚力，为老年人提供专业服务，增加其参与社会活动的机会，通过老年人在小组中的娱乐、学习、交往等活动促进老年人的改变和成长的工作过程。老年人小组活动具有多种治疗和预防性作用。

社区老年人小组活动的类型

任务导入

重庆市建新社区现有60岁以上的老年人3 800余名。在社区健康档案中，发现60%以上的老年人患有不同种类的慢性疾病。其中患有糖尿病的老年人人数较多，占20%以上。社工经过对患有糖尿病老年人的走访发现：部分患病老年人对糖尿病的认识还停留在糖吃多了会患病的阶段，生活中对糖尿病的控制就是少吃糖，甚至有部分老年人已经患有糖尿病但没有引起重视，未按时检测血糖，也未按医嘱进行服药；另有部分重度糖尿病老年人，患病时间长，已经产生并发症，必须依靠定时注射胰岛素来控制，对生活质量和个人健康产生较大影响。他们希望学习一些糖尿病病理知识，并掌握如何在生活中控制自身血糖，以避免病症加重。基于以上发现，社区社工计划开展一个糖尿病老年人的支持性小组，通过小组活动，使组员了解糖尿病病理，掌握糖尿病保健知识，并通过小组成员间的经历分享，解除自身的困惑，达到身心平衡，提升生活质量。

任务分析

根据上述案例可以得知，社区患糖尿病老年人存在以下三个方面的问题：患糖尿病老年人人数较多，该病患病率高；对糖尿病病理认识不清，容易产生错误认知；糖尿病病程长，并发症多，需要持续监测血糖，并服用或注射药物控制血糖，对患病老年人身心健康、生活质量以及经济状况都有所影响。

由此在活动设计中，我们应该尽量针对以上问题提出活动目标及方案。可以在以下理论的指导下进行活动分析和设计。

（1）社会学习理论。根据班杜拉的观点，行为是经由观察其他的人或事而习得的。

一个人可以不亲自实践而是通过看、听、读而获得或学习新行为。在小组中可以通过榜样学习和成员间的分享，达到学习促进的效果。

（2）理性情绪疗法。理性情绪疗法又称合理情绪疗法，是20世纪50年代由艾利斯在美国创立的，它是认知疗法的一种。该理论认为人的情绪和行为障碍不是由于某一激发事件直接引起的，而是由于经受这一事件的个体对它不正确的认知和评价所引起的，最后导致在特定情景下的情绪和行为后果。社区老年人对糖尿病的错误认知是导致其忽视该疾病的主要原因。要改变社区老年人对疾病的消极治疗态度和行为，首先需要对糖尿病的病理知识进行科普，纠正老年人的错误认知。

（3）活动理论。该理论认为活动水平高的老年人比活动水平低的老年人更容易感到生活满意和更能够适应社会。老年人应该用新的角色来替代丧失的角色，从而让自己融入社会。

因此，本次小组活动，将按照以上理论，加强对糖尿病的病理知识及保健方式的科普，加强小组成员间的互动，形成有效的行为和经验分享，纠正患病老年人的错误认知，促进其将小组行为和经验转化为自己新的行为与经验，并通过丰富的活动，帮助小组成员提升自身能力和活动水平，建立互助支持系统，从而提高他们对生活的满意度及对环境的适应能力。

任务实施

糖尿病老年人支持小组

一、小组基本情况

小组名称：生活甜蜜不含糖。

小组对象：患有糖尿病的老年人，年龄在60～75岁，已经意识到生病对自己的生活有明显影响并希望改变。

参与人数：10～15人。

二、小组目标

（1）使组员清楚了解糖尿病病理及相关保健知识，形成健康的生活方式。

（2）通过小组支持缓解老年人因疾病带来的心理压力，共同解决遇到的问题。

（3）增加老年人之间的沟通与交流，促进老年人的社会参与。

三、小组的特征

（1）性质：短期支持性学习小组。

（2）节数：6 节。

（3）日期：2022 年 8 月 11 日至 2022 年 10 月 11 日。

（4）时间：每周二 15:00—16:30。

（5）地点：社区会议室。

四、单元设计大纲

单元设计大纲见表 10－1。

表 10－1　单元设计大纲

次数	单元名称	活动内容	活动流程	时间
第一节	糖友互识	（1）破冰：小组成员相互认识。 （2）了解小组意义，制定小组规则，提出期望。 （3）前测：对小组成员的糖尿病认知情况进行评估	（1）小组开幕介绍； （2）击鼓传花，小组成员个人介绍； （3）签订小组契约； （4）进行小组成员评估	60 分钟
第二节	控糖生活	（1）分享患糖尿病对自己身体和生活的影响； （2）分享自己在生活中的控糖方法； （3）分享自身对于糖尿病的感受	（1）学习老年八段锦第一节； （2）我谈糖尿病； （3）控糖小妙招	60 分钟
第三节	揭秘糖尿病	（1）邀请糖尿病专家进行糖尿病知识讲座； （2）解答小组成员对糖尿病的疑惑	（1）学习老年八段锦第二节； （2）专家讲座； （3）专家答疑	60 分钟
第四节	控糖妙招	（1）邀请营养膳食专家进行控糖知识讲座； （2）与小组成员一起制定个性化控糖食谱	（1）学习老年八段锦第三节； （2）专家讲座； （3）我的控糖食谱	60 分钟
第五节	控糖大比拼	（1）针对之前学习到的知识点，进行抢答，强化认知； （2）困境讨论，对现阶段未解决的问题进行小组讨论	（1）学习老年八段锦第四节； （2）控糖知识抢答赛； （3）锦囊妙计	60 分钟
第六节	甜蜜生活不含糖	（1）回顾和总结在小组中学到的知识与方法； （2）分享小组收获和感受； （3）小组评估； （4）小组结业仪式	（1）学习老年八段锦第五节； （2）小组回顾； （3）分享小组收获； （4）小组评估； （5）结业仪式	60 分钟

小组活动具体程序

五、小组活动具体程序

小组活动具体程序扫描二维码。

六、招募计划

（1）张贴活动海报和发送活动信息给社区老年人。

（2）招募对象为主动报名参加且患有糖尿病的社区老年人。

（3）招募时间预计一周。

（4）要在开展活动前与参加小组活动的老年人进行确认。

七、需要的资源

（1）社区场地支持。

（2）马克笔、大白纸等材料。

（3）糖尿病、营养学讲座专家。

（4）投影仪、电脑、音响等影音设备。

（5）小组社工 2 ~3 名。

八、预料中的问题和应变计划

（1）老年人答应参加小组活动后，到活动时间不来参加，或不能持之以恒。

招募组员时告知他们活动的时间安排及纪律。每次活动前一天打电话通知老年人并确认他们是否参加。将组内互相认识的老年人结队，以相互督促。

（2）老年人参加活动常常迟到。

每次活动开始前给老年人打电话确认他们是否参加，给迟到的老年人打电话确认其是否出门。将住得较近的老年人结队，让他们一起来参加和回去。

（3）老年人由于语言表达的问题沟通不畅通。

小组中交流节奏慢一点，工作人员及时解释，确保各位老年人都了解信息。

任务工单

表 10－2　老年人小组活动计划书

<table>
<tr><td>小组基本信息</td><td colspan="6">小组名称：
小组开展时间、节数：
开展地点：
小组特征：
小组人数：</td></tr>
<tr><td rowspan="2">小组开展背景及理论架构</td><td>小组背景</td><td colspan="5"></td></tr>
<tr><td>理论架构</td><td colspan="5"></td></tr>
<tr><td>小组目标</td><td colspan="6"></td></tr>
<tr><td rowspan="5">小组活动具体计划</td><td>节数</td><td>日期及时间</td><td>目的</td><td>内容</td><td>工作者角色</td><td>物资</td></tr>
<tr><td>第一节</td><td></td><td></td><td></td><td></td><td></td></tr>
<tr><td>第二节</td><td></td><td></td><td></td><td></td><td></td></tr>
<tr><td>第三节</td><td></td><td></td><td></td><td></td><td></td></tr>
<tr><td>……</td><td></td><td></td><td></td><td></td><td></td></tr>
<tr><td>预计困难和方法</td><td colspan="6"></td></tr>
<tr><td>评估方法</td><td colspan="6"></td></tr>
<tr><td>物资准备</td><td colspan="6"></td></tr>
</table>

思考实践

（1）根据什么来明确老年人小组活动的类型？

（2）在老年人小组活动中如何考虑活动场地和活动时间？

（3）在进行小组活动时如何与老年人建立良好的关系？

任务四　开展社区老年人文体活动

知识详解

社区老年人文体活动是指根据老年人的生理和心理特点，组织和引导有相同爱好的老年人聚集在一起开展的各种各样的文化娱乐活动，以丰富老年人生活、使其老有所乐为目的。相对而言，老年人文体活动具有策划简单、投入经费少、自娱自乐性强、参与人员相对单一、技术要求不高、符合老年人兴趣和心理等特点。

老年体育活动及老年文娱活动

任务导入

重庆市华福家园社区是一个新建的以公租房为主的社区。社区中的老年人多因房屋拆迁而搬到此处。社区老年人彼此非常陌生，相互间比较冷漠，社区活动较少。社会工作者走访得知，社区中的老年人大多对社区情况和社区居民不熟悉，不适应现在的社区环境和生活方式，感到生活无趣，甚至常常觉得孤独无助。

社区作为老年人重要的生活场所，在一定程度上影响着老年人的生活方式。在熟悉、友好的社区环境中生活，有利于老年人获得情感支持、社区照顾和活动参与机会，从而保持自身的良好发展。

任务分析

以生态系统理论和符号互动理论为思路

根据社区调研，我们可以看到社区老年人存在两个突出的需求，一是对社区环境不适应，二是彼此很陌生，这导致老年人对社区缺乏归属感，感到孤独和无助。要改变这种情况，应当从增强老年人个人适应能力、改善社区环境以及建立互助系统入手。我们可以选取生态系统理论和符号互动理论作为活动设计的思路参考。

任务实施

具体活动任务实施方案扫描二维码。

具体活动任务实施方案

任务工单

表 10－3　社区老年人活动计划

活动名称			
活动时间		活动地点	
活动背景			
活动目的及目标			
服务对象			
活动具体安排			
物资准备			
预计困难与解决方法			
活动评估			

思考实践

（1）社区老年人活动计划中要考虑哪些因素？

（2）如何做好社区老年人活动的风险防控？

任务五 开展社区老年人节庆活动

知识详解

各类节庆活动一般围绕中国的传统节日进行，如春节、元宵节、中秋节、端午节、重阳节等。这些节日在老年人心中的地位比较重要，因此在过节上也比较“较真”。如过春节时的各种传统习俗和礼仪，过清明节时的各种注意事项，过端午节、中秋节时应该吃的东西等。因此每逢中国的传统节日，老年人都希望社区开展一些相关庆祝活动，营造节日气氛，丰富生活。

社区老年人节庆活动常见种类

任务导入

重庆鹅岭社区是一个老旧的部队家属院。因为房屋老旧，年轻人逐渐搬离，常住居民以老年人为主，且多是退伍军人或者军属。这些老年人经济条件较好，相互间熟悉程度高，思想传统，具有较高的集体意识，热衷于社区活动。每逢重大节日，部队都会在社区进行老年人慰问和庆祝活动，也愿意赞助一些社区活动，社区工作经费比较充裕。

社区内现有舞蹈队、歌咏队、演奏队等多个老年人兴趣组织，定期排练演出节目，也乐于展示，常有老年人建议在重阳、中秋等传统节日组织社区老年人办一场自编自演的晚会，增强老年人间的互动，同时充分展示老年人的风采。结合即将到来的国庆节和重阳节，社区准备筹备一场文艺晚会，满足老年人的活动需求，同时营造社区节日氛围。

任务分析

从社区情况可以看出，鹅岭社区具有一些典型特征：一是社区老年人同质性强，多具有军队经历或为军属；二是老年人经济条件较好，业余生活丰富；三是社区资源较多，部队经常给予经费支持。根据社区老年人的需求分析，他们希望有展示自己的平台，所以可以考虑在一些重大节日开展庆祝活动，让老年人展示自己的才艺，满足自身的价值需求。

从优势视角理论来看，每个人、每个事物都有自身的优势。给予老年人尊重和信任，让他们充分地展示自己的才能，有利于其激发潜能，同时增强自身的权能，促进老年人的健康发展。

从马斯洛的需求层次理论来看，人有生理、安全、归宿与爱、尊重、自我实现五种需求，当低级需求基本满足后就会产生高级需求。社区老年人普遍经济条件较好，他们的基本需求容易得到满足，所以他们更需要一种尊重和自我实现的满足。组织文艺晚会等活动，能给予老年人展示其才能的平台，有利于老年人寻求到新的满足感。

在进行文艺晚会等活动设计时，我们要更多地发挥老年人的优势和主动性，让他们充分参与和主导。社区工作人员更多的是作为支持者的角色，帮助他们联系资源，保障活动的开展，提供必要的安全保护措施等。

任务实施

一、晚会名称

国庆·重阳节文艺晚会

二、晚会主题

歌颂“五老”精神，共庆祖国佳节

三、组织机构

主办单位：当地部队、鹅岭社区。

承办单位：友爱社会工作服务中心、嘉渝演艺公司。

四、演出的时间、地点

时间：2022年10月4日18:30—20:00。

地点：社区中心广场。

五、活动准备及工作分工

（1）会场墙面背景、横幅等制作：嘉渝演艺公司。

（2）演出舞台设计及安装：嘉渝演艺公司。

（3）影音、灯光等设备准备及保障：嘉渝演艺公司。

（4）摄影摄像：嘉渝演艺公司。

(5) 节目排演：友爱社会工作服务中心。
(6) 人员组织及现场秩序：友爱社会工作服务中心。
(7) 活动文稿及宣传：鹅岭社区。
(8) 安保、医务等应急工作：鹅岭社区。

六、议程

(1) 主持人致开场词及介绍到场嘉宾。
(2) 部队代表致辞。
(3) 鹅岭社区领导宣布演出开始。
(4) 社区老年人文艺队节目演出。
(5) 活动结束，合影留念。

七、演出形式

歌曲、戏曲、舞蹈、小品

八、演出节目单

1) 合唱《夕阳红》
演唱者：社区老年歌咏队、社区老年演奏队
2) 舞蹈《东方红》
表演者：社区老年舞蹈队
3) 诗朗诵《今又重阳》
演唱者：社区老年诗词队
4) 歌曲《老前辈》
演唱者：社区老年歌咏队、社区老年演奏队
5) 小品《温暖的社区服务站》
表演者：社区工作人员、友爱社会工作服务中心
6) 京剧《名段选片》
表演者：社区京剧演员
7) 太极拳表演
表演者：社区老年健身队
8) 合唱《我和我的祖国》
演唱者：社区老年歌咏队、社区老年演奏队

任务工单

如果你是鹅岭社区文艺晚会活动的主持人，请根据活动计划，写一段主持词。

思考实践

(1) 结合你的生活经验，你认为老年人对哪些传统节日习俗比较关注？

(2) 在开展节庆类社区老年人活动时应当注意哪些方面？

参考文献

[1] 卫陈，朱沁琳. 社区照顾对独居老人健康水平的影响研究[J]. 卫生经济研究，2022，39(11)：32－36.

[2] 曹晓漫，鲁捷. 城市失能老人社区照顾问题研究[J]. 就业与保障，2020(17)：18－19.

[3] 代宗平. 老年人社区照顾浅析[J]. 东西南北，2020(2)：252－254.

[4] 本刊编辑部. 全科医生小词典：社区照顾[J]. 中国全科医学，2018，21(13)：1538.

[5] 莫望，潘桂芳. 老龄化背景下的社区照顾模式问题探究[J]. 科技视界，2018(12)：74－75.

[6] 郭建新. 英国社区照顾的特点与启示[J]. 中国管理信息化，2016，19(13)：214－215.

[7] 邓茜文. 社区照顾视角下新型养老模式探析[J]. 现代商贸工业，2022，43(12)：61－62.

[8] 刘华煜. 患病老人临终关怀的社区照顾模式研究[J]. 黑龙江人力资源和社会保障，2021(20)：57－59.

[9] 贾冰洁. 社区照顾视角下福建省城市老年妇女养老问题研究[J]. 统计与管理，2020，35(11)：85－89.

[10] 袁芮. 空巢与归巢：孝亲观念的现代意义及社区照顾模式探析[J]. 社会建设，2018，5(1)：53－61.

[11] 陈盼盼. 失独老人社区照顾的模式[J]. 重庆社会科学，2015(6)：47－54.

[12] 崔恒展. 居家养老的源起演变及其内涵探究[J]. 山东社会科学，2015(7)：120－124.

[13] 李艳忠，李珺. 构建中国社区照顾养老模式[J]. 中国老年学杂志，2014，34(6)：1710－1713.

[14] 熊亮，罗杰，陈岳堂. 我国失独群体“社区＋”精准扶助模式构建研究：基于国外社区养老服务实践的启示[J]. 湘潭大学学报（哲学社会科学版），2021，45(4)：85－91.

[15] 成海军. 我国居家和社区养老服务的优势与发展对策[J]. 社会治理，2019(11)：43－51.

[16] 李迎生. 社会工作概论[M]. 2版. 北京：中国人民大学出版社，2010.

[17] 李欣. 老年心理维护与服务[M]. 北京：北京出版社，2013.

[18] 溥存富，彭振. 社区工作实务[M]. 北京：中国轻工业出版社，2014.

[19] 杨平，肖进，陈宝珍. 医学人文科学词汇精解[M]. 上海：第二军医大学出版社，2004.

[20] 乐国安. 咨询心理学[M]. 天津：南开大学出版社，2002.

[21] 黄海晶，王志彬，金鸿宾. 助行器的演变和发展[J]. 中国矫形外科杂志，2006，14(18)：1397－1399.

[22] 张叶蓁，徐华. 浅谈老年人助行器设计[J]. 艺术与设计（理论），2007(6)：107－109.

[23] 郑轶. 社区活动策划与组织实务[M]. 成都：西南交通大学出版社，2018.

[24] 谭洛明，庄丽华. 社区活动策划[M]. 南京：南京大学出版社，2013.

参考文献

[1] 卫娜，李稳林. 礼式服务对典居老人社康养老的影响研究[J]. 卫生经济研究，2022，39(11)：92-96.

[2] 曾晓斐，曾祥. 我国农村老人社区照顾问题研究[J]. 就业与保障，2020(17)：18-19.

[3] 伏玲平. 老年人社区照顾探析[J]. 农村经济，2020(2)：252-254.

[4] 本刊编辑部. 上海长宁小词典：社区照顾[J]. 中国全科医学，2018，21(13)：1536.

[5] 赵璐，符继芳. 老龄化背景下的社区照顾模式问题探究[J]. 时代金融，2018(32)：74-75.

[6] 王晓新. 我国社区照顾的特点与路径[J]. 中国市场，2016，19(17)：214-215.

[7] 郑晨文. 社区照顾服务下空巢老人养老策略研究[J]. 现代商贸工业，2022，43(19)：61-62.

[8] 赵玉红. 空巢老人社区照顾模式研究[J]. 劳动保障世界，2021(22)：57-58.

[9] 谢雨浩. 社区照顾视角下城市空巢老人养老问题研究[J]. 求知导刊，2020(11)：63-65.

[10] 安苗. 社区照顾视角下的养老服务模式探析[J]. 社会福利，2019，5(1)：52-61.

[11] 陈伟朋. 发挥老人社区照顾的作用[J]. 湖北社会科学，2015(6)：47-51.

[12] 吴国琛. 社会支持理论视角下社区照顾研究[J]. 中国社会科学，2015(7)：120-125.

[13] 李昌胜，李… 城市中国社区照顾养老研究[J]. 中国老年学杂志，2014，34(6)：1710-1713.

[14] 陈迪，刘燕，杨秀云. "积极老龄化"背景下社区照顾的发展研究[J]. 湘潭大学学报（哲学社会科学版），2021，45(4)：85-91.

[15] 成海军. 我国居家和社区养老服务的现状与发展对策[J]. 社会治理，2019(11)：43-51.

[16] 李迎生. 社会工作概论[M]. 2版. 北京：中国人民大学出版社，2010.

[17] 徐炜. 老年心理维护与服务[M]. 北京：北京出版社，2013.

[18] 刘芳菲. 老年社区工作实务[M]. 北京：中国轻工业出版社，2014.

[19] 杨平，段进. 实用人体科学精解[M]. 上海：第二军医大学出版社，2004.

[20] 马国荣. 运动心理学[M]. 天津：南开大学出版社，2002.

[21] 黄丽青，王志毅，金莉莉. 步行器的研究和发展[J]. 中国矫形外科杂志，2005，14(12)：1397-1399.

[22] 张中华，张… 老年步行器设计[J]. 艺术与设计（理论），2007(6)：107-109.

[23] 冯… 社区照顾与老年服务[M]. 成都：西南交通大学出版社，2018.

[24] 雷… 运动生理学[M]. 南京：南京大学出版社，2013.

Project 1
Introduction to community care for the elderly

Task 1 Understand basic concepts of community care for the elderly

Detailed knowledge

1 Community care

Ⅰ. Concept of community care

Community care refers to providing assistance-based service and support to those who have physical and mental needs (such as the elderly, children, people with weak abilities and the disabled) in the community through formal or informal social service systems. Its aim is to keep needy social members in the community where they live. They are provided with action help, material support, psychological support and overall care by the social relations network of government personnel, professional workers, non-governmental organizations, volunteers, community masses and people being cared for.

Ⅱ. Classification of community care

It was not until 1960s that community care officially became the policy of the British government. In 1963, British Department of Health promulgated the document "Health and Welfare—the Development of Community Care", which pointed out that the objects of community care included women, the elderly, the mentally ill and the physically disabled. For community care services, voluntary service departments and local governments should play a major role, and especially in the areas where local governments had no liability to provide service, voluntary service departments were the main providers.

2 Community care for the elderly

Ⅰ. Meaning of community care for the elderly

Care is also called comprehensive or omni-directional care. It is a comprehensive concept, which refers to the medical care, health care, nursing, rehabilitation care, psychological care, nutritional care, daily life care and other aspects of care for the elderly who have or may have physical and mental function obstacles, because of advanced age, illness, etc. In a broad sense, the concept of "care" refers to the care needed not only due to physical diseases, but also due to psychological and social adaptive diseases. The purpose of care is to enhance or maintain the physical and mental functions of the elderly, to improve the self-care ability of the elderly, and to maintain the normal living state of the elderly. The Outline of the 14th Five-year Plan for National Economic and Social Development and Vision 2035 of the People's Republic of China clearly points out that China will consider actively responding to the population aging as a national strategy and vigorously develop inclusive pension services.

Ⅱ. Characteristics of the elderly in the community

1. Physiological characteristics of the elderly in the community

Growing old or aging is the natural law of normal life activities of human beings. Growing old is a process, in which the adaptive ability and compensation ability of the human body to the internal and external environments gradually decrease with the increase of age. Aging refers to a series of degenerative changes in morphological structure and physiological function and the gradual loss of body function with the increase of age after the growth and development of organisms to maturity. From a biological point of view, the aging of the human body begins with cells, which is characterized by the decrease of the function of tissues and organs. Like many organisms, human aging is a universal, irreversible and irresistible gradual process. The time of the beginning of aging and the speed of the process vary from person to person, and aging is mainly manifested as reduced adaptive ability, decreased resistance and reduced self-care ability.

Even for the elderly of the same age, there are differences in the degree of changes in the functions of different organs, so the diseases in the elderly can not be judged only by the actual age. More comprehensive consideration should be given to occupation, family environment, economic status and the relationship with the people around them.

2. Psychological characteristics of the elderly

After entering old age, the elderly will often review their past experiences and find the value of life in order to accept the fact of gradually aging and going to die, as shown below.

1) Decreased brain function and memory

The elderly is characterized by decreased short-term memory, good long-term memory, spatial dysfunction and so on. The memory decline of the elderly often leads to the forgetting of daily things, such as forgetting to put salt when cooking and forgetting to lock the door when going out. On the contrary, they remember what happened a few decades ago more clearly. As the pace of life suddenly slows down, the mentality of the elderly gradually enters a state of serenity, and begins to reflect on the road they have traveled for decades. What they say and do are full of nostalgia. In addition, the spatial dysfunction of the elderly is becoming more and more obvious. Some serious situations may appear, for example, they can not find the way home after going out, or can not find their bedroom at home.

2) Weakened ability of emotion control

Emotional instability and poor self-control often happen to the elderly. Meanwhile they are often controlled by negative emotions, easy to get angry, or easy to cry, often producing depression, anxiety, loneliness, autism and fear of death.

3) Tending to be conservative and stubborn

After entering old age, people's activity ability begins to decline gradually, and their mood becomes low. In many years of social practice, many elderly people have developed certain life styles and habits, which are constantly strengthened with the growth of age. Therefore, when evaluating and handling affairs, the elderly are often easy to adhere to their own opinions, unwilling to accept new things and new ideas, often self-centered. It is difficult for them to correctly understand and adapt to the current situation of life, so they often indulge in the past, full of regret on the irretrievable good past.

4) "Acting like a child" with childish words and deeds

The elderly often have words and behaviors that are not commensurate with the actual physical age, show unprecedented interest and curiosity in things in life, often ask others for more care, always ask their spouse or children for company, fussy about food, and so on. The childishness of the elderly is not a bad phenomenon, there is a certain scientific reason for this phenomenon, and this change is very beneficial to the physical and mental health of the elderly.

5) Serious psychological dependence

In the process of aging, the elderly mainly have three kinds of typical dependence, that is, economical dependence, physiological dependence and social dependence. The elderly usually hope to have a healthy body, once suffering from the disease, hope to recover as soon as possible, leaving no sequelae and not increasing the burden of future generations, and hope to prolong life as far as possible. However, due to some objective physical and social reasons, the elderly will unconsciously lean toward dependence in the struggle between independence and dependence.

Therefore, in the process of taking care of the elderly, combining with the physical and psychological performance, life experience and educational level of different elderly individuals, guide the elderly to correctly face aging and even death, and let the elderly understand the inevitability of aging and death.

Task import

Xiao Wang is a social worker in a pension service center, responsible for the disease care of the elderly in the institution. If you were Xiao Wang, how would you use the knowledge you have learned in this task to understand the physical and psychological state of the elderly patients in your institution?

Task analysis

In order to understand the physiological and psychological state of elderly patients, it is a must to comprehensively analyze the physiological, psychological and social characteristics of the elderly. After learning about the situation of elderly patients, take care of them according to the plan.

Task implementation

1 Operation procedure

The operation procedure is shown in Figure 1-1.

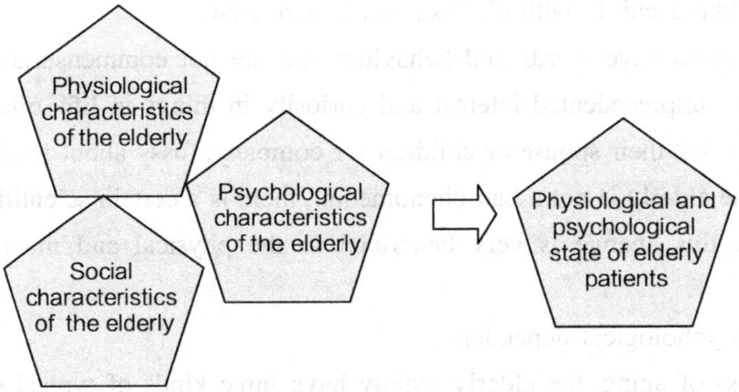

Figure 1-1 Operation procedure

2 Precautions for operation

Try to pay attention to regional difference and personalized difference.

Task work order

Table 1-1 Task work order

<table>
<tr><td>Task name</td><td>Physiological and psychological state of elderly patients</td><td>Credit hour</td><td></td><td>Trainee</td><td></td></tr>
<tr><td>Student name</td><td></td><td>Contact number</td><td></td><td>Task score</td><td></td></tr>
<tr><td>Task equipment</td><td></td><td>Operation time</td><td></td><td>Operation location</td><td></td></tr>
<tr><td>Task purpose</td><td colspan="5">(1) Master the elements of preparation;
(2) Experience the process of thinking;
(3) Be able to write the experience</td></tr>
<tr><td rowspan="4">Task implementation</td><td>Preparation</td><td colspan="4"></td></tr>
<tr><td>Implementation process</td><td colspan="4"></td></tr>
<tr><td>Implementation summary</td><td colspan="4"></td></tr>
<tr><td>Implementation evaluation</td><td colspan="4"></td></tr>
<tr><td>Teacher's evaluation</td><td colspan="5"></td></tr>
</table>

Thinking and practice

Talk about how to better judge the psychological state of the elderly.

Task 2 Understand the work content and methods of community care for the elderly

Detailed knowledge

1 Physiological care for the elderly in the community

1. Content of physiological care for the elderly in the community

The content of physiological care for the elderly in the community includes rescue service, social arrangement service, environmental transformation service, crisis intervention service, community participation service, rights protection service and so on. The functions of physiological care for the elderly in the community are listed below. ①To meet the food needs of the elderly: pay attention to the dietary nutrition of the elderly, feed and water the elderly who cannot take care of themselves. ②To meet the excretion need of the elderly: help the elderly who cannot take care of themselves to defecate, urinate and remove excreta in a timely manner. ③To meet the need of the elderly for comfort: create a quiet, clean and temperature-appropriate rest and recuperation environment. ④To meet the need of the elderly for activity and rest: help the elderly to exercise properly and promote their normal sleep as much as possible. ⑤To meet the need of the elderly for safety: prevent the elderly from falling, choking, accidental inhalation, injury, and maintain the integrity of the skin.

2. Physiological care methods for the elderly in the community

The physiological care for the the elderly in the community provides daily living care for the elderly, gives medication and treatment intervention for simple diseases, does a good job of daily activity care, and so on. People can adopt the "combination of medicine and nursing" nursing model based on fine management can be adopted, construct and improve the nursing management system, and equip the institution with professional nurses for the elderly, who act as health consultants for the elderly.

The health status of the elderly is very important for their ability to participate in social activities, and social workers should pay special attention to the evaluation and intervention stage. Social workers should carefully deal with the health issues on the privacy of the elderly. Social workers should help the elderly, institutions and families of the elderly to adjust their living environment so as to effectively avoid accidents.

2 Psychological care for the elderly in the community

1. Content of psychological care for the elderly in the community

In places with a high concentration of the elderly, special places for leisure and entertainment activities for the elderly should be established by the unit or community to provide facilities of culture, education, entertainment and sports for the elderly to meet the spiritual needs of the elderly. The establishment of universities for the elderly as well as some service stations for the elderly can not only enrich the life of the elderly in their later years and increase the communication between the elderly, but also enable the elderly to acquire necessary knowledge.

2. Methods of psychological care for the elderly in the community

There are three modes of psychological care service in our country, namely, medical model, educational model and social model. The mental health service in the medical model is called psychotherapy; the mental health service in the educational model is called psychological guidance; and the mental health service in the social model is called psychological counseling.

3 Social care for the elderly in the community

1. Meaning of social care for the elderly in the community

Community care refers to providing assistance-based service and support to those who have physical and mental needs in the community through formal or informal social service systems. The community social care model involves individual self-help, family support, institutional care, market service and government guidance, so as to meet differentiated needs.

2. Content of social care for the elderly in the community

The government establishes a partnership with the community. In community care, the participation of the government and the community should complement each other. Therefore, the mode of service is not to replace residential care with home care, but a combination of formal and informal services in order to achieve effective care.

Firstly, provide medical care. Priority outpatient service for the elderly have been set up in various hospitals, specialist wards for the treatment of geriatric diseases have been separated, and day hospitals have been set up to provide health care service for discharged medical care for the elderly.

Secondly, provide housing service. Provide inpatient care for the elderly who are not suitable to live at home.

Thirdly, help service objects integrate into the community normally. The main goal of community care should be to help clients integrate into the community normally, so that they can establish their own lifestyle and social relationships.

Fourthly, enable service users to participate in expressing their wishes and be able to act as proponents.

Fifthly, build an ideal and caring community. The main way to build an ideal community is that voluntary organizations form an effective support network in the community, connect loose resources in the community, and develop their self-potential and social influence through the participation of residents. The goal of rebuilding the new civic awareness, emphasizing the voluntary participation and positive interaction of residents, and establishing an ideal and caring community can only be achieved through multi-party efforts and long-term promotion, especially the support of the government and the input of material resources are very important.

3. Social care methods for the elderly in the community

The main social care method for the elderly in the community is to provide in-patient care. For example, dormitories, residential care homes, welfare homes and nursing homes for the elderly are given to elderly people who are not suitable to live at home. In addition, there are such care places as social centers for the elderly to help the elderly integrate into the community normally.

(1) Social center for the elderly. According to the standards of Hong Kong, China, there should be a social center for the elderly for every 3, 000 elderly people in the community. The center can organize regular study classes, interest groups and cultural and recreational activities to promote close contact between the elderly and the community.

(2) Comprehensive community service center for the elderly. According to the standards of Hong Kong, China, a comprehensive community service center for the elderly should be built for every 20, 000 to 50, 000 elderly people in the community. Apart from general groups and community activities, the center can also provide a variety of ancillary services, such as meals and laundry, to assist the elderly in need. At the same time, it can also provide personal guidance and promote community education for the elderly.

(3) Domestic helper. Domestic helpers can help the frail and immobile elderly who lack the care of their families. Services include delivering meals for the elderly, helping the elderly do housework and personal cleaning and escorting the elderly to see a doctor.

(4) Day care center for the elderly. It will provide limited nursing services and community activities for the frail elderly who lack family care during the day.

(5) Outreaching services for the elderly. Through outreaching contacts, community workers visit the elderly who are old, weak, living alone and who have difficulties in attending activities in the center, help them apply for the services they need, such as minimum living standard, housekeeping, and so on and provide them with visit, social activities, recreational activities and guidance services.

(6) Preferential treatment in transport and public entertainment. For example, the elderly can take a ride with a discount price or for free.

Task import

Xiao Li is a social worker in a pension service center, responsible for taking care of the elderly in the service center. If you were Xiao Li, how would you use what you have learned in this task to provide social care for the elderly?

Task analysis

In order to form a social care plan for the elderly, we must first understand the physiological and psychological care methods of the elderly, and provide the corresponding social care according to the personal conditions of the elderly. After combing the analysis ideas of the task, we need to sort out and summarize the content of the analysis, at the same time, combining with the current situation assessment and needs assessment of the elderly, clear the objectives of the activities.

Task implementation

1 Operation procedure

The operation procedure is shown in Figure 1-2.

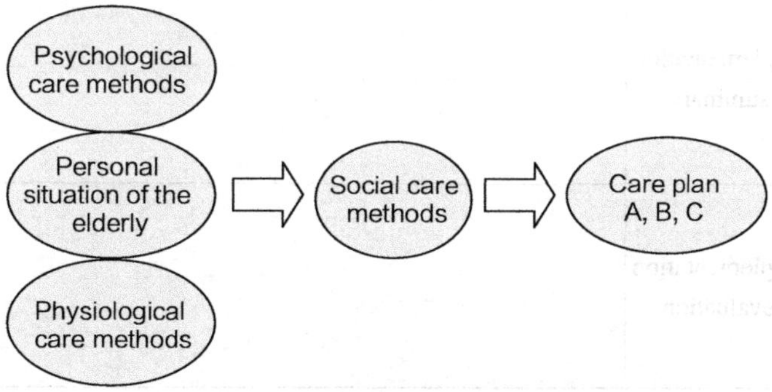

Figure 1-2 Operation procedure

2 Precautions for operation

(1) When analyzing the demand and current situation of services for the elderly, we should pay attention to the selection of standard scale and operate according to the evaluation process.

(2) Pay attention to science and accuracy when collecting and judging the physiological and psychological information of the elderly.

(3) Try to pay attention to the regional differences and personalized differences.

Task work order

Table 1-2 Task work order

<table>
<tr><td>Task name</td><td colspan="2">Social care for the elderly</td><td>Credit hour</td><td></td><td>Trainee</td><td></td></tr>
<tr><td>Student name</td><td colspan="2"></td><td>Contact number</td><td></td><td>Task score</td><td></td></tr>
<tr><td>Task equipment</td><td colspan="2"></td><td>Operation time</td><td></td><td>Operation location</td><td></td></tr>
<tr><td>Task purpose</td><td colspan="6">(1) Master the elements of preparation;
(2) Experience the process of thinking;
(3) Be able to write the experience</td></tr>
<tr><td rowspan="4">Task implementation</td><td>Preparation</td><td colspan="5"></td></tr>
<tr><td>Implementation process</td><td colspan="5"></td></tr>
<tr><td>Implementation summary</td><td colspan="5"></td></tr>
<tr><td>Implementation evaluation</td><td colspan="5"></td></tr>
<tr><td>Teacher's evaluation</td><td colspan="6"></td></tr>
</table>

Thinking and practice

Discuss how to make the elderly better through the transition period of retirement.

Task 3 Understand objectives, tasks and strategies of community care for the elderly

Detailed knowledge

1 Objectives of community care for the elderly

The goal of community care promotes the emergence of a new culture; this new culture is both a "people-oriented" social consciousness, and an expectation of establishing an ideal and caring community.

Among them, C. Heginbotham mentioned five ideals of "care derived from caring community" in his book *Returning to the Community: Volunteer Morality and Community Care*, which can be regarded as the goal of community care.

(1) Rebuild new civil social consciousness. Improve residents' voluntary participation in the community, and establish an atmosphere of mutual assistance and fraternity in the community. The government should try its best to assist every community in promoting residents' voluntary participation in voluntary work.

(2) The government should establish a partnership with the community. The participation of the government and the community complements each other. The combination of formal and informal services can achieve better community care.

(3) Help the elderly integrate into the community normally. Enable the elderly to establish their own lifestyle and social relationships in the community.

(4) Advocate the elderly to achieve autonomy in the community. Make service users participate, fully express their wishes and become advocates and organizers of activities in community construction.

(5) Build an ideal and caring community. Organize volunteer teams to form an effective support network. Integrate the resources in the community, encourage residents to participate in volunteer teams, improve their social status and self-satisfaction, and enhance their social influence.

2 Task of caring for the elderly in the community

As community care determines the orientation of service work according to the needs of service objects, community care can be understood as a service model with a wide range of connotations. Through the basic mode of management and service of community care, social workers can form a practice-oriented community care model according to the needs and environmental conditions of service objects in different countries and regions.

(1) Keep the service objects who have special difficulties, cannot solve them by themselves and need long-term care to receive services in the community. In the United Kingdom, for example, all the elderly, the disabled and the ex-mentally ill persons who are discharged after medical treatment can receive community care and support services when they return to the community. Social workers use the care management work mode to carefully evaluate each case in need, formulate a care plan, and provide community care according to the needs of the service objects and the service systems of different professions and organizations. The work process of care management is a process of constantly evaluating the needs of service objects and constantly coordinating relevant support network systems.

(2) Socialize the family care needed by community residents (individuals or families) in need and lighten the burden on families. For the service objects who are in need in the community, their families undertake most of the work of the care service providers, among which the medical treatment, rehabilitation exercise, daily life and hygienic diet care of the service objects need a lot of manpower and material support. The socialization of family care is to classify and itemize the support services of service providers through different specialties of the organization, and to serve those in need. For example, the supportive services for household entry include psychological counselling services, medical care services, rehabilitation treatment, and so on. In addition, socialized services include shopping services, food delivery services, home cleaning services and so on.

(3) Excavate all kinds of human resources of the community, establish a community support network, enable community residents to establish a sense of responsibility for mutual assistance and mutual help, achieve a high degree of interaction among community members, and form a good interpersonal relationship among community residents.

3 Strategies for the care of the elderly in the community

The strategies of community care mainly refer to what ways we use to make service users and service providers understand and communicate with each other so as to establish a relationship of mutual trust, and what methods we use to establish a community elderly care support network in order to complete the task of community care and achieve the goal of community care services.

Firstly, identify the service groups and residences of community care, establish a relationship of mutual trust with them, and explore their own potential and resources to help them build self-confidence.

Secondly, establish a community elderly care support network and self-help organizations.

Through the establishment of community elderly care network and self-help organizations, social workers can, after determining the needs of the service objects, understand the services that the community volunteers can provide and the potential service resources of the service objects and their families, and match these resources with the needs of the service objects.

Whether the informal community elderly care support network provided by volunteers can last for a long time often depends on the degree of dependence of service objects on volunteer services. Since the services provided for service objects are long-term, relying solely on informal service systems may lead to unsustainable services for those in need. Therefore, the welfare resources required by the formal service system of community care must depend on the input of the government.

Task import

Xiao Zhang is a social worker in a community service center, responsible for taking care of the elderly in the community. If you were Xiao Zhang, how would you use what you have learned in this task to improve the care strategy for the elderly in the community?

Task analysis

To improve the care strategy for the elderly in the community, we know from the above knowledge structure that we need to establish a relationship of mutual trust and understand the residences and needs of the service objects in this region. After that, self-help organizations need to be established at three levels to take care of them. They are the self-help organization service system of direct service (briefly called direct service system), the mutual aid organization service system of the same type of service object (briefly called the same type of service system), and the self-help organization service system of community crisis management (briefly called community crisis management system).

Task implementation

1 Operation procedure

The operation procedure is shown in Figure 1-3.

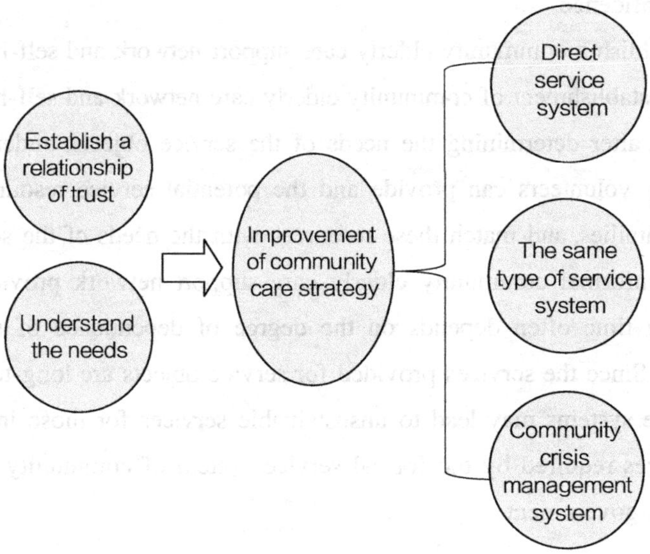

Figure 1-3 Operation procedure

2 Precautions for operation

(1) Pay attention to maneuverability when designing the care plan.

(2) Try to pay attention to the regional differences and personalized differences.

Task work order

Table 1-3 Task work order

Task name	Improve the community care strategies for the elderly	**Credit hour**		**Trainee**	
Student name		**Contact number**		**Task score**	
Task equipment		**Operation time**		**Operation location**	
Task purpose	(1) Master the elements of preparation; (2) Experience the process of thinking; (3) Be able to write the experience				
Task implementation	Preparation				
	Implementation process				
	Implementation summary				
	Implementation evaluation				
Teacher's evaluation					

Thinking and practice

What do you need to pay attention to in community care?

Task 4 Understand professional skills and service methods of community care for the elderly

Detailed knowledge

Combined with China's national conditions, among the professional skills and service methods of community care for the elderly, resource mobilization, community liaison, community education, community care training, support service and so on can be used for reference in the community care service in our country.

1 Resource mobilization

Community care requires huge human and material resources, and formal resources (human, financial and material) from the government are only part of it. The other part comes from the informal system—volunteer services, civil society groups and the families of clients, these are important resources for community care. Social workers should expand the service resources of community care in the community through various forms, such as recruiting volunteers for general services and professional services, and developing relations with social organizations (business organizations or companies) in the community to get their employees to participate in volunteer services. At the same time, social workers also need to unite with fixed welfare service institutions around the community, such as children's welfare homes, homes for the elderly, rehabilitation centers, and so on, to undertake professional services for community care. In community care services, since the caregivers who need professional services are located dispersedly, they often need more resources; therefore, the concentration of those who need professional services in small institutions in the community can save resources. Social workers should consider the stability and growth of the volunteer service team in the mobilization of community care service resources: when mobilizing volunteers to participate in community care services, need to do a lot of publicity, education and encouragement; need to regularly publicize those community residents who have already done voluntary services, actively praise their dedication; need to give volunteers necessary fares and subsidies. Social workers should also consider the effective use of resources, such as regular professional training for non-professional volunteers, overall arrangements for classified training programs, and regular awards for those who have been engaged in volunteer service for a long time.

2 Community liaison

Community liaison refers to the public relations work of maintaining and developing a good public image of the community as a whole, and its role is to enable people from all walks of life to maintain long-term support and funding for community care through the expansion of community public relations. Community liaison work can fully spread and shape the image of community organizations through public relations activities such as holding press conferences and distributing promotional materials. Community liaison work can also carry out fund-raising activities, such as raising money for people or families in need among community residents, lobbying enterprises and institutions for charitable donations, and awarding special donors the title of "Community Honorary Resident", and so on. The shaping of the image of community organizations is a long-term work. The special personnel in charge of social contact should make clear the reasonable orientation of the image goals and adhere to the gradual realization of the development goals under the guidance of the long-term plan.

3 Community education

Community education can be understood as the education of widely spreading and popularizing the concept of community care among community residents. In the past, China implemented unit welfare systems under the planned economic system, which made community residents lack the sense of community ownership and community care for a long time. Therefore, to establish the sense of belonging of community residents to the community, we must construct the service framework of community care and carry out the education of community care consciousness. This kind of education also plays a role of mobilization and advocacy for the establishment of an informal support network for community care.

4 Community care training

Community care training refers to the training of some basic knowledge and skills of care for non-professionals in the community, including neighbors, volunteers, all kinds of service personnel and family members who come into contact with the clients. Service objects can also receive training. The content and degree of training can be determined according to the needs of the clients; they can also be trained according to the level of the service providers; and they can be determined as well according to the development and promotion of new knowledge and technologies.

Firstly, community volunteers and the family members of service objects are trained in home care, which includes: understanding the difficulties and needs of service objects;

learning some psychological knowledge of defusing the emotions of service objects; and learning simple nursing knowledge and methods.

Secondly, the training of mental health and physical rehabilitation should be carried out for the service object of community care, and the training courses should be designed properly and reasonably by the relevant professionals according to the physical condition and personal potential of the service object.

Thirdly, full-time staff engaged in care service in the community should regularly receive service training to update and expand service knowledge.

5 Support services

To provide support services, it is needed to establish a service support system in the community that relies on professional service organizations and calls through hotlines to provide all kinds of home services for people in need in the community. Support service personnel can be community retirees engaged in various occupations, volunteers and laid-off re-employed persons. The support service system can provide free services to the needy people or families in the community who lack resources, and provide fee-based services to the needy people or families in the community with resources. The support service system provides non-profit services and is a community self-service organization. At present, the hotline service of urban community service centers in China belongs to this kind of support service. In the development of such support services, attention should be paid to the following two aspects: firstly, it is very difficult to define families that should be provided with free services, so the family living on minimum subsistence allowance in the community can be identified as free service object; secondly, support services should prevent the profit-making tendency of services.

Task import

Xiao Cai is a social worker in a community service center, who is responsible for taking care of the elderly in the service center. If you were Xiao Cai, how would you use what you have learned in this task to conduct community care training?

Task analysis

In the process of community care training, it is known from the above knowledge structure that different groups of people need to receive different levels of caregiving training.

Task implementation

1 Operation procedure

The operation procedure is shown in Figure 1-4.

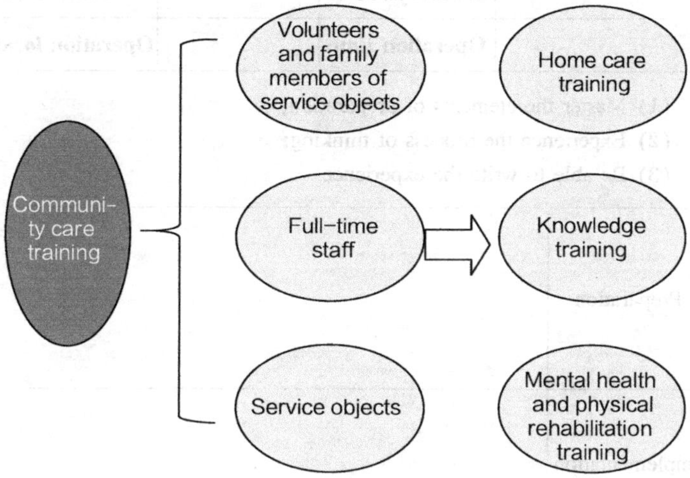

Figure 1-4 Operation procedure

2 Precautions for operation

Pay attention to the differentiation of level in designing nursing training.

Task work order

Table 1-4 Task work order

<table>
<tr><td>Task name</td><td>Community care training</td><td>Credit hour</td><td></td><td>Trainee</td><td></td></tr>
<tr><td>Student name</td><td></td><td>Contact number</td><td></td><td>Task score</td><td></td></tr>
<tr><td>Task equipment</td><td></td><td>Operation time</td><td></td><td>Operation location</td><td></td></tr>
<tr><td>Task purpose</td><td colspan="5">(1) Master the elements of preparation;
(2) Experience the process of thinking;
(3) Be able to write the experience</td></tr>
<tr><td rowspan="4">Task implementation</td><td>Preparation</td><td colspan="4"></td></tr>
<tr><td>Implementation process</td><td colspan="4"></td></tr>
<tr><td>Implementation summary</td><td colspan="4"></td></tr>
<tr><td>Implementation evaluation</td><td colspan="4"></td></tr>
<tr><td>Teacher's evaluation</td><td colspan="5"></td></tr>
</table>

Thinking and practice

Discuss what details should be paid attention to in the process of community contact.

Project 2
Care assessment for the elderly in the community

Task 1 Recognize the importance and significance of care assessment for the elderly in the community

Detailed knowledge

1 Health services for the elderly

Health management services are provided for the elderly once a year, including lifestyle and health assessment, physical examination, supplementary examination and health guidance.

Ⅰ. Lifestyle and health assessment

Through consultation and self-evaluation of the health status of the elderly, understand their basic health status, physical exercise, diet, smoking, drinking, common symptoms of chronic diseases, past diseases, treatment, current medication and self-care ability and so on.

Ⅱ. Physical examination

Physical examination includes body temperature, pulse, breathing, blood pressure, height, weight, waistline, skin, superficial lymph nodes, lungs, heart, abdomen and other routine physical examination, and rough test of oral cavity, vision, hearing and motor function.

Ⅲ. Auxiliary inspection

Auxiliary inspection includes blood routine, urine routine, liver function (serum glutamic oxaloacetic transaminase, serum glutamic pyruvic transaminase and total bilirubin), renal function (serum creatinine and blood urea nitrogen), fasting blood glucose, blood lipids (total cholesterol, triglyceride, low density lipoprotein cholesterol, high density lipoprotein cholesterol), electrocardiogram and abdominal B-ultrasound (liver, gallbladder pancreas, spleen, etc.) examination.

Ⅳ. Health guidance

Inform the elderly of the evaluation results and give corresponding health guidance.

(1) Health management of patients with chronic diseases should be carried out for patients with diagnosed essential hypertension and type 2 diabetes.

(2) Those who suffer from other diseases (non-hypertension or diabetes) should be treated or referred in time.

(3) For the elderly who are found to be abnormal, it is recommended that they be reexamined regularly or referred to a higher medical institution.

(4) Provide health guidance on healthy lifestyle, vaccination, osteoporosis prevention, fall prevention, accidental injury prevention and self-help, emotion regulation, etc.

(5) Inform or book the next health management service.

2 Importance of care assessment for the elderly

With the rapid development of population aging, the change of population structure and the weakening of traditional family care function, the demand of the elderly for old-age service personnel, especially old-age nursing staff is expanding. Article 48 of Regulations of Chongqing Municipality on the Protection of the Rights and Interests of the Elderly stipulates: "Establish and improve the training, use and incentive mechanism for pension service personnel. The competent departments of education, civil affairs, human resources and social security, health and family planning and other related industries should encourage institutions of higher learning, secondary vocational schools and vocational training institutions to set up old-age care and other old-age service-related majors or training programs to train professionals in old-age service. Employees who participate in vocational skills training and appraisal of elderly care services should enjoy corresponding subsidies in accordance with relevant provisions. The Ministry of Human Resources and Social Security should establish a regular release system for the guidance price of labor remuneration for elderly service personnel, and promote the reasonable increase of labor remuneration for elderly service personnel."

Care assessment for the elderly (containing health assessment) is a process of systematically collecting and analyzing the health data of care objects to identify their health status, existing problems and possible causes, determing their care needs, and then making care.

To protect the health of the elderly, it is necessary to give priority to prevention. The elderly should not stay at the stage of seeing what diseases they have, but make a health assessment or timely examination for themselves when some symptoms of discomfort occur.

In May 2021, Fan Bin, an attending physician at the Geriatric Medical Center of Beijing Jishuitan Hospital, just admitted an elderly disabled patient who had "suffered" because he failed to make a health assessment after the occurrence of the relevant symptoms. "In fact, the patient's swallowing function is already very poor, eating very slowly, but her family members and herself didn't pay special attention to it. As a result, the old woman had a high fever after she was fed yesterday. When she came to the hospital this morning, we sucked a lot of eggs from her lungs. It turns out that the meal the old woman ate yesterday was all in her trachea. This is often referred to as aspiration pneumonia. "Fan Bin said that when the elderly have signs of slow swallowing, they can come to the hospital for an evaluation. If the doctor thinks that the patient has suffered from dysphagia, the patient should strengthen the training of swallowing function and, if necessary, advise the patient to add a stomach tube to prevent food from entering the trachea.

3 Significance of care assessment for the elderly

Ⅰ. Carrying out the care assessment for the elderly is an effective way to solve the current situation of social and family pension difficulties

At present, the structure of China's pension model is that home pension accounts for 96% of the market share, community pension accounts for 3%, and institutional pension accounts for 1%, which is far from the "9073" model proposed by the State Council (90% for home pension, 7% for community pension and 3% for institutional pension). Meanwhile, the distribution of community pension resources in China is uneven, mainly in cities with relatively developed economy. Nowadays, the change of social structure has made a large number of young family members step into the society and go out to work, which has led to the intensification of population mobility, changes in family forms, and the continuous increase of elderly households and empty-nest families. The demand for services for the elderly living lonely, with disability, with advanced age or losing only child is urgently increasing, and the family care of "raising children for one's old age" is out of the question, and the problem of being on one's own for old age is becoming more and more prominent. This residence mode of intergenerational separation makes the traditional family care mode unsustainable, followed by the fact that the elderly who need to be cared for lose their main caregivers, and the family pension is difficult to sustain. At this time, community care can free the care of the elderly from the traditional family pension mode and becomes a new way of care.

Ⅱ. The care assessment for the elderly is the basis for providing accurate services for the elderly in the community

The community gives full play to the role of resource integration, through the joint participation of multiple social subjects, pooling the efforts of all parties to provide basic living care, rehabilitation care, community activities, day care, professional medical care and basic pension equipment as well as standardized pension services, which make the elderly feel more comfortable and at ease. Through evaluation, people can improve routine diagnosis so as to improve the comprehensiveness, systematicness and accuracy of health care diagnosis and treatment, let the elderly know themselves better and avoid unnecessary injuries so as to promote rehabilitation, improve the ability to live, comprehensively improve the quality of life, reduce disability, conveniently carry out referral, transfer and discharge, reduce medical expenses, reduce adverse reactions caused by unnecessary drug use, excessive drug use and multiple medication, promote rational drug use in the elderly and reduce the cost of drugs. Let relatives and family members of the elderly have a correct and comprehensive understanding of the physical condition, illness and mental status of the elderly, and provide the most direct, effective and most needed life care for the elderly.

Ⅲ. Carrying out the care assessment for the elderly is a booster to improve the quality of old-age services

It is necessary to make a comprehensive evaluation of the physiological and psychological aspects of the elderly in order to understand the needs of the elderly, formulate scientific and reasonable care plans according to their needs, allocate resources rationally, promote the construction of a series of standardized, personalized and standardized pension service systems, constantly find deficiencies and shortcomings in the process of care, constantly improve the quality of pension services, ensure the demand for old-age services for the elderly, improve the level of old-age services, ensure orderly connection and efficient management of old-age services, and build an old-age service pattern involving demand assessment, service supply, system security, policy support and safety supervision, so as to provide support for guiding the establishment of a long-term supervision mechanism for old-age services, realize scientific management, improve the quality of medical services, and protect the rights and interests of the elderly.

Ⅳ. Starting the care assessment for the elderly provides a basis for policy formulation

With in-depth evaluation, screening and research of grass-roots citizens, the relevant departments can find out the bottom number in this way, establish a subsidy system for the elderly, such as those with disability and advanced age in economic difficulties, and guarantee the demand for home-based pension services for the elderly in need, so as to actively deal with the population aging, thoroughly implement the Law on the Protection of the Rights and Interests of the Elderly of the People's Republic of China, and protect the legitimate rights and interests of the elderly. Care assessment for the elderly can also promote the construction of social pension service system, improve the level of social pension service, and provide accurate data support by region, population and project for the government in formulating support policies, supporting service projects and allocating funds, so that the government can formulate service rules and operational subsidy policies for the elderly, and fully mobilize the participation of social forces, and comprehensively improve the quality and operational efficiency of community pension services so as to ensure the effective supply of social services and achieve the effective and rational allocation of resources.

Task import

Xiao Li, a social worker in a community, now needs to conduct the care assessment for the elderly in the community. If you were Xiao Li, what principles did you think you should adhere to in the care assessment for the elderly?

Task implementation

The procedure of the care assessment for the elderly and matters needing attention are listed below.

(1) Understand the characteristics of physical and mental changes of the elderly.

(2) Correctly interpret the auxiliary examination results. There are three kinds of abnormal results: due to disease, belonging to normal changes in old age, and affected by drugs taken.

(3) Pay attention to the atypical manifestation of the disease. The elderly have a decreased susceptibility, coupled with a variety of diseases, since there are often no typical symptoms and signs, the phenomenon is known as atypical clinical manifestation.

Thinking and practice

When conducting the care assessment for the elderly in the community, it is necessary to master certain health assessment methods for the elderly, such as conversation, observation, physical examination, comprehensive examination by watching, touching, knocking and listening, reading medical records. In addition to the above methods, do you think what other methods can be taken?

Task 2 Understand the content, classification and methods of care assessment for the elderly in the community

Detailed knowledge

Health assessment refers to the process of collecting the health data of the evaluation object in a planned way and judging the value of the data. It is an important part of health management. It generally includes three dimensions: physical health assessment, psychological health assessment and social health assessment.

1 Classification of health assessment

The physical health condition of the elderly is obtained by professionals through four parts: health examination self-test questionnaire, physical examination, laboratory examination and auxiliary examination. Psychological health assessment and social health assessment are carried out by community caregivers using assessment tools.

Ⅰ. Assessment of physical health

The first standard of the healthy elderly put forward in the Chinese Healthy Elderly Standard (2013) is: the aging changes of important organs do not lead to abnormal function; have no major diseases; the relevant high risk factors are controlled within the standard range appropriate to their age; have a certain degree of disease resistance. Health examination can be used to determine whether the elderly meet the health standards, and physical health assessment includes health history, physical examination and functional status assessment.

Ⅱ. Evaluation of psychological health

The psychological health of the elderly should be reflected by being optimistic and positive, with high self-satisfaction or good self-evaluation. Depression is a common emotional problem in the elderly, especially in elderly people suffering from a variety of chronic diseases, functional disabilities, bereavement and social role changes.

Ⅲ. Assessment of social health

(1) Cognitive function assessment. Cognitive function includes perception, thinking, attention, intelligence, self-knowledge ability, etc. The process of cognitive decline of the elderly has great variability, with the increase of age, the physiological function will decline, whose slow progress does not affect daily life, and the decline of pathological function is enough to affect their normal life.

(2) Ability assessment of daily living activities. The ability of daily living activities includes the ability of self-care needed by the elderly for their basic daily life, such as dressing, moving, washing, bathing, going to the toilet and eating, as well as the ability of the elderly to live independently at home, such as cooking, shopping, washing, doing housework, using transportation, dealing with financial affairs, making phone calls, taking medicine.

(3) Environmental adapation ability assessment. Environmental adaptability, including the ability of the elderly to adapt to the environment (family, institution, community) and get along

with other people (family members, old-age caregivers, doctors, nurses, neighbors, etc.), is mainly assessed from three aspects: home environment, family function and social support.

2 Comprehensive geriatric assessment technique

Comprehensive geriatric assessment (CGA) refers to the use of multidisciplinary methods to assess the physical condition, functional status, mental health and social environment of the elderly. On these grounds, people can formulate a treatment plan for the purpose of maintaining and improving the health and functional status of the elderly, so as to improve the quality of life of the elderly to the maximum extent. Comprehensive geriatric assessment is one of the core technologies of modern geriatrics and an effective means of screening geriatric syndrome.

Regular comprehensive geriatric assessment of the elderly can be helpful to timely find the potential functional defects of the elderly, clarify the medical and nursing needs of the elderly, adopt timely, reasonable and feasible intervention strategies, follow up the curative effect and adjust the treatment plan, rationally use long-term medical and care services, and improve the physical, functional, psychological and social problems of the frail elderly, so as to improve the quality of life of the elderly.

Ⅰ. Objects of comprehensive geriatric assessment

(1) Those whose age is greater than or equal to 65 years old.

(2) Multiple drug users with multiple chronic diseases (comorbidity), or those with mental and behavioral abnormalities.

(3) Those who have developed dysfunction in life or activity (especially recently deteriorated).

(4) Patients with a certain degree of functional decline after the acute stage of hospital treatment, or frequent inpatients.

(5) Patients who have undergone exercise, neurological, respiratory, cardiac or intelligent rehabilitation.

(6) Patients with common senile syndrome such as falls, dementia, urinary incontinence, syncope, delirium, depression, chronic pain, sleep disorders and Parkinson's syndrome.

(7) Patients with common elderly care problems such as pressure sores, constipation, malnutrition, motor dysfunction or limb disability.

(8) Those with social support problems, such as living alone, lack of social support, less care.

(9) People with poor living environment, social environment and cultural environment.

Ⅱ. Operators of comprehensive geriatric assessment

The operators of comprehensive geriatric assessment include geriatrician, nurse, dietitian, psychiatrist, rehabilitation therapist, pharmacist and so on, and they form a team qualified to carry out comprehensive geriatric assessment (Figure 2-1).

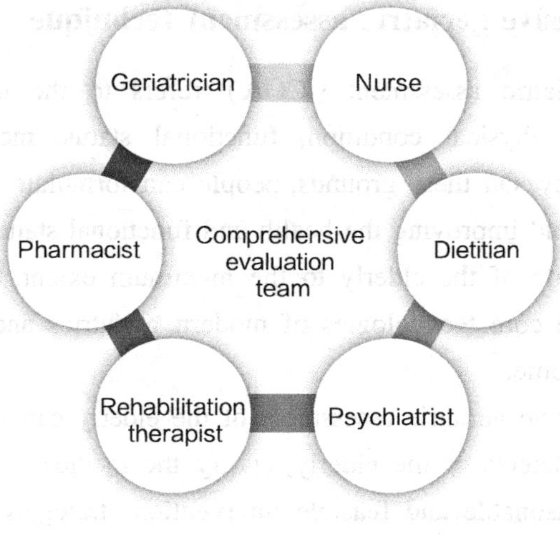

Figure 2-1 Team composition of comprehensive geriatric assessment

Ⅲ. Content of comprehensive geriatric assessment

CGA has a wide range of evaluation content, including somatic function, body function, mental and psychological state, social support and living environment.

Table 2-1 Evaluation content of CGA

Evaluation dimension	Evaluation item
Somatic function assessment	Assessment of activities of daily living
	Balance and gait assessment
	Morse fall scale
Body function assessment	Nutrition assessment
	Weakness assessment
	Sarcopenia assessment
	Pain assessment
	Comorbid assessment
	Multiple medication assessment
	Sleep disorder assessment
	Hearing impairment assessment
	Visual impairment assessment
	Urinary incontinence assessment
	Oral problem assessment
	Pressure sore assessment

(Continued)

Evaluation dimension	Evaluation item
Mental and psychological state assessment	Cognitive function assessment
	Delirium assessment
	Anxiety assessment
	Depression assessment
Social support assessment	Objective support assessment
	Subjective support assessment
	Assessment of the availability of support
Living environment assessment	Home environment assessment

Geriatric syndrome has the characteristics of multi-factors and high prevalence, which is not only a key concern in current medical and nursing services for the elderly, but also an important problem for multi-disciplinary teams to study. CGA is an important solution to deal with the increasingly prominent problem of old age. Combining with the actual situation, our country needs to actively develop comprehensive assessment tools and screening tools suitable for the elderly in our country, so as to provide all-round and multi-dimensional assessment for the elderly, while providing professional support and help for clinical comprehensive assessment services for the elderly.

3 Assessment of activities of daily living of the elderly in the community

Ⅰ. Definition of assessment of activities of daily living

Activities of daily living (ADL), which directly affects the quality of daily life of the elderly, was proposed by Sidney Katz in 1963. It refers to the necessary activities that a person carries out every day in order to meet the needs of daily life, including eating, dressing, washing, bathing, going to the toilet, dressing, etc., as well as functional movement, including turning over, sitting out of bed, moving, walking, driving wheelchairs, going up and down stairs, etc. It reflects the most basic ability of the elderly in the home environment and outdoor environment, and is an important index to measure the health status of the elderly.

Ⅱ. Assessment methods of activity of daily living

As our country enters the accelerated aging stage, the problems of disabled elderly, elderly people and empty-nest elderly are highlighted, and the assessment of ADL of the elderly has become particularly important. ADL assessment can be divided into basic ADL assessment and instrumental ADL assessment.

Task import

Xiao Li is a social worker in a community. An elderly person in the community needs to be sent to an old-age service center. When sending the elderly person to the old-age service center, Xiao Li needs to submit a health assessment report for the elderly person at the same time. If you were Xiao Li, did you know what should be included in the health assessment?

Task analysis

In the health assessment for the elderly, we should not only collect the basic data of the elderly as evidence of identity information, but also centering on the physical and mental characteristics of the elderly, collect their physical, mental, functional and other information.

Task implementation

Content of health assessment for the elderly is listed below.

1) Basic information

It should include basic personal information such as name, identity card number, sex, date of birth, education level and marital status, as well as social information such as financial sources, living conditions and main caregivers.

2) Health history

It should include information about current and previous medical history, family history of disease, history of trauma, history of drug allergy, current treatment and care programs, as well as information on diet, nutrition, skin, and so on that need to be specifically noted.

3) Mental state

It should include information on cognition, mood, will, and behavior, as well as psychological and behavioral problems that require special attention, such as suicide and wounding, and mental health rating scales can be used selectively.

4) Functional activity

It should include information on communication skills such as speech, eyesight and hearing, as well as information on the completion of daily functional activities such as eating and personal hygiene, and the use of glasses, hearing aids, crutches and other aids should be indicated.

5) Social function

It should include information on the degree of participation and self-feeling in social activities, as well as information on social support and social evaluation, and mental health rating scales can be used selectively.

6) Others

Special assessment should be made for health problems that require special attention, such as bedsores, fall accidents, suicide.

Thinking and practice

"I am 76 years old. I like to exercise at ordinary times, and I don't have any major diseases at present. Do I need a health assessment?" When you encounter such a question, how will you answer it?

Task 3 Evaluate the cognitive function of the elderly in the community

Detailed knowledge

The process of cognitive decline of the elderly has great variability, with the increase of age, the physiological function will decline, whose slow progress does not affect daily life, and the decline of pathological function is enough to affect their normal life. China's population structure is moving towards a deep aging, cognitive function is related to the quality of life of the elderly, the continuous decline of cognitive function to dementia will seriously affect the quality of life of the elderly, and bring great pressure to the society and families. The current situation of cognitive function of the elderly in China is not optimistic, cognitive function continues to decline to mild cognitive impairment, further dementia, which will bring great pressure to the medical system, the society and families, and needs to pay attention to, focus on screening and timely intervene.

1 Cognitive process

Cognition refers to the process of acquiring or applying knowledge, or the process of information processing, which is the most basic psychological process of human beings. It includes feeling, perception, memory, thinking, imagination, language and so on. The human brain accepts the information input from the outside, and after the processing of the brain, the information is transformed into internal psychological activities, and then dominates human behavior. This process is the process of information processing, that is, the cognitive process.

2 Cognitive function

Since the 21st century, the degree of global population aging is increasing, and the group of patients with cognitive impairment is becoming larger and larger. The 2018 Chinese Guidelines for the Diagnosis and Treatment of Dementia and Cognitive Impairment points out that if you want to prevent and treat such hidden cognitive impairment, early detection of warning indicators is very important. "If the cognitive impairment can be diagnosed and treated in the 'known stage of the patient but unknown to the doctor', it will greatly alleviate the pain of the patient, and may even be cured."

Cognitive decline is more like a sub-health state of the brain when it does not affect people's life and work. In order to plant the seeds of "early intervention in diseases" deeply in everyone's heart so that people can have the concept of "brain health management", we hope that more people will pay attention to the state of their cognitive function through evaluation and screening to achieve early screening, early diagnosis and early treatment of diseases related to cognitive dysfunction.

Task import

Xiao Li is a social worker in a community, and many elderly people asked Xiao Li whether some services could be carried out to improve the cognitive health ability of the elderly. If you were Xiao Li, how did you think the cognitive health ability of the elderly could be improved?

Task analysis

According to the statistics, nearly 20% of people aged 65 and over have mild cognitive impairment, but it does not necessarily lead to dementia, so early intervention is necessary. Common simple and practical finger exercises can not only help the elderly enhance physical coordination, but also help the elderly improve short-term memory.

Task implementation

Prevention program for the elderly to effectively reduce potential cognitive aging is as follows.

(1) Exercise regularly, that is, do more sports.

(2) Reduce cardiovascular and related metabolic risk factors, such as hypertension, diabetes, smoking.

(3) Monitor drugs and their concomitants.

(4) Improve sleep problems.

(5) Attend social activities and look for learning opportunities.

(6) Expand the social support network.

Thinking and practice

In view of the cognitive dysfunction of the elderly, from daily life activities, labor or recreational and sports activities, select some tasks that the elderly are interested in and can help them restore their functions and skills, so that the elderly can be trained according to the specified requirements in order to gradually restore their cognitive function. What homework training methods do you think are suitable for the elderly to participate in, so that the elderly can concentrate, enhance their attention and memory, and rebuild their confidence in life?

Task 4 Assess the fall risk for the elderly in the community

A fall refers to a sudden, involuntary, unintentional change in posture, falling on the ground or on a lower plane. According to the International Classification of Diseases, this includes a fall from one plane to another, or a fall on the same plane. The definition of fall is different in the literature, and the main difference is whether a fall caused by loss of consciousness, hemiplegia or epilepsy is regarded as a fall.

1 Significance and methods of fall risk assessment for the elderly

Falls in the elderly are not inevitable and can be prevented and controlled. The assessment of fall risk is the basis and premise of fall intervention. The Expert Consensus on Fall Risk Assessment for the Elderly in China suggests that the elderly, especially those with a history of fall, should assess the fall risk. The elderly with low risk of fall should be given brief screening, those with high risk of fall should be given a comprehensive assessment, and further interventions should be put forward, so as to effectively reduce the incidence of falls and related injuries in the elderly.

A large prospective study compared TUG, FRT, standing on one leg, and Tinetti gait and balance tests in elderly people living in the community. Most subjects were unable to perform one-leg standing and functional stretching tests, suggesting that older people with weaker functions would have a floor effect. The physical function of the elderly is quite different. For people with lower fall risk, the discrimination of the TUG test is lower, and the discrimination is strong for people with poor somatic function, and it can predict the risk of new falls in the elderly.

2 Effective intervention measures for the fall of the elderly

The results show that interventions may help to prevent falls, but due to the diversity of fall inducing factors, the accumulation and synergy of different fall risk factors, and the heterogeneity of target groups and control groups, the applicability of these intervention measures is not clear. An analysis of multifactorial interventions to prevent falls among the elderly in the community showed that multifactorial interventions may reduce the rate of falls in the elderly, and slightly reduce the number of people with one or more falls and repeated falls, but may have little or no impact on other fall-related outcomes (such as fractures, hospitalization or medical care, health-related quality of life).

The core fall prevention interventions recommended in the clinical guideline "Falls: Assessment and Prevention of Falls in Older People" issued by UK National Institute for Health and Clinical Excellence (NICE) include:

(1) Strength and balance training and exercise;

(2) Home risk assessment and intervention;

(3) Vision assessment and referrals, drug review, adjustment and discontinuation.

Ⅰ. Assessment and elderly-oriented transformation of the home environment

More than half of the falls of the elderly in our country occur at home, so the risk assessment of the family environment is necessary for all elderly people. The clinical practice guidelines of NICE, AGS/BGS and Morland all identify the hidden residential dangers as the risk factors of fall, and recommend risk assessment of the house. The home risk factor assessment tool can make a comprehensive assessment of the floor, lighting, living room, bedroom, kitchen, toilet, stairs, clothes, shoes and the environment outside the house, and provide intervention suggestions.

Ⅱ. Review, adjustment and discontinuation of drugs

Some drugs can cause or aggravate the disorders of mental consciousness, gait stability, balance and vision in the elderly, which is an important adjustable factor to prevent falls. Strengthening the management of high-risk drugs for falls is of great significance to reduce the incidence of falls and the severity of injuries. Drugs associated with falls include antidepressants, antiepileptics, antipsychotics, benzodiazepines, cardiotonic glycosides, loop diuretics, opioids and multiple drugs (usually defined as the use of four or more drugs). When giving the above-mentioned drugs to the elderly, medical staff should carefully weigh the risks and benefits, and pay attention to drug doses, adverse reactions and drug interactions.

Ⅲ. Vision assessment and referrals

AGS/BGS recommends that visual acuity be evaluated, as well as vision (such as contrast sensitivity, stereoscopic vision, visual field, glasses). NICE also suggested that vision assessment and referral should be given to the elderly to solve their visual problems. But NICE and AGS also point out that it is insufficient to use vision tests and referral corrections as a single intervention measure to reduce falls.

The first cataract surgery can reduce the risk and incidence of falls in the elderly. Vision assessment and referral can be one of the successful factors for multifactor fall prevention intervention and improvement of quality of life. Cataract is the main cause of visual impairment and cataract surgery should be performed. The consensus of experts on comprehensive intervention for the prevention of falls in the elderly by the Chinese Rehabilitation Medical Association suggests that the elderly should have plenty of light in their rooms, which should also have night lights, and do not wear multifocal lenses when walking or walking stairs.

3 Fall risk assessment scale for the elderly

Morse fall risk assessment scale for the elderly (Table 2-2) is one of the scales widely recognized in the medical field to assess the fall risk of the elderly. The higher the score, the higher the risk of falling.

Table 2-2 Morse fall risk assessment scale for the elderly

Item	Score	Standard	Date				
History of falling	25	History of falls History of syncope					
		Visual disturbance					
Medical diagnosis	15	Without medical diagnosis					
		With one medical diagnosis					
		With two or more medical diagnoses					
Walking in need of assistance	30	Crutches, canes, walkers, etc.					
		Wheelchair					
		Assisted mobility by others					
Special drug therapy	20	Narcotics Antihistamine drugs					
		Antihypertensives					
		Sedative hypnotics					
		Antiepileptic and antispasmodic drugs					
		Laxatives Diuretics					
		Hypoglycemics					
		Antidepressants, anxiolytics, anti-psychotics					
Gait	20	Age≥65					
		Postural hypotension					
		Consciousness of lower extremity weakness requiring support while walking					
		Lower extremity weakness (difficulty in standing (up) from a chair, poor balance, lower extremity tremors, joint ankylosis when walking, small gait, not lifting legs, dragging feet)					

(Continued)

Item	Score	Standard	Date				
Mental state	15	Conscious disturbance					
		Restlessness					
		Communication disorder					
		Sleep disorder					
		Patients (family members) ignoring the nurse's assessment and caution					

The assessment criteria of fall risk are divided into three grades, with <25 as low risk, 25-45 as moderate risk and >45 as high risk. The later date can help the testers compare the risk data with the time axis, which is more convenient and intuitive, can improve the weak aspects of the subjects and effectively avoid falls.

4 Tools for assessment of risk factors at home

Environmental factors are also important risk factors for falls among the elderly. The improvement of the family environment, especially the transformation for the elderly at home, can effectively reduce the occurrence of falls among the elderly.

Before carrying out the elderly-oriented transformation of the home, it is necessary to assess the overall environment, and it is recommended to use the home risk factors assessment tool (HFHA).

The assessment tool includes the assessment of 53 risk factor items from 9 aspects, such as lighting, floor (board), kitchen, toilet, living room, bedroom, stairs, clothes and shoes, and the environment outside the house, and suggestions for intervention are given for each item.

Task import

Xiao Li, a social worker in a community, plans to carry out group activities for the elderly, mainly to explain to the elderly what are the preventive measures against falls. If you were Xiao Li, what measures did you think the elderly should master on a personal level?

Task analysis

The stability of gait and the decrease of balance function are the main causes of falls in the elderly. This is the result of the combined effect of physical dysfunction, which increases with age. Therefore, for the elderly themselves, the first is to enhance the awareness of falling prevention, and the second is to strengthen physical exercise, improve the ability to prevent falls from the physical level, and reduce injuries caused by falls.

Task implementation

For fall prevention, personal intervention measures are as follows.

1. Enhance the awareness of preventing falls and arrange personal daily activities reasonably

Put frequently used things in a position that is easy to reach, try not to climb up to get things at home, and don't force oneself to do things that are not easy to do. The elderly must be slow, not impatient, with focused mind and avoid drinking too much water before going to bed so as to get up many times to urinate at night, because there are a lot of injuries caused by falls in the night.

2. Strengthen the physique, prevent and cure osteoporosis and improve the ability to resist falls

Do moderate exercise, such as walking, doing Tai Chi, etc. Do more practice on small tricks to improve the balance ability, such as standing on one leg, tumbler practice, straight line walking, sidestep walking, and so on, are simple and good methods.

3. Pay attention to daily clothes

The clothes should be comfortable and loose, and the trouser legs or skirt hems should not be too long, otherwise the elderly are easy to trample them and fall. Shoes are more important for the elderly, and shoes play a very important role in maintaining the stability of the body. The elderly should try to wear non-slip shoes with rough soles and high friction.

4. Standardize drug use

Drugs that can easily cause falls should not be used or be less used by the elderly as far as possible. The use of psychotropic drugs should be more cautious, and the family should accompany the elderly more and do a good job of protection.

Thinking and practice

Health education is the key to prevent falls. The physical and environmental conditions of the elderly should be correctly evaluated according to the physiological and psychological characteristics of the elderly. You can think about how to carry out intervention services from three aspects—individual intervention measures, family environment intervention measures and community intervention measures to help them to take effective measures to reduce the incidence of falls and improve the quality of life of the elderly.

Project 3
Daily life care for the elderly in the community

Task 1 Carry out oral cleaning care for the elderly

1 Ways of oral cleaning care for the elderly

Ⅰ. Daily oral cleaning

Brushing teeth is the most basic way of oral cleaning. Brush teeth for no less than 3 minutes each time, pay attention to choose proper soft hair health toothbrush, and it is best to cross-use more than 2 kinds of fluoride toothpaste. In addition, gargling after each meal is also a good way to clean your mouth. Gargle with warm water after every meal, especially after eating sweet and sticky food, so as to remove food residue and bacteria left in the mouth and reduce the negative effect of food residue on teeth.

The elderly who wear removable denture should remove and clean the denture at least twice a day, and before going to bed at night, they should take out the denture and put it into the cup to soak and disinfect it with cleaning liquid to prevent the occurrence of denture stomatitis.

Ⅱ. Oral health examination

(1) Wash the teeth. It is very necessary for the elderly to wash their teeth. Washing the teeth once a year in a regular hospital can remove plaque, dental calculi and pigments in time, and can effectively reduce the occurrence of gingivitis and periodontitis.

(2) Regular oral check-ups. The elderly should have an oral examination once a year, so as to detect and treat the dental disease early, and do not wait until they have toothache to see a doctor. If you find that your have loose teeth, weak chewing, gingival bleeding, halitosis and so on, you should be examined and treated in time. In fact, dental caries and periodontal disease do not have any symptoms in the early stage of the disease, and they need to be examined by a doctor to find out. If the diseases can be treated in time, the elderly can keep their teeth intact. Delaying treatment is often one of the causes of tooth loss in the elderly.

Ⅲ. A healthy lifestyle

Maintain a scientific and healthy lifestyle. From young age, we should strengthen oral health care through a healthy lifestyle, avoid eating too cold, too hot and too hard food and adhere to tooth-tapping exercise and gum massage. In addition, quitting smoking and limiting alcohol can also prevent teeth from yellowing and falling off, and promote blood circulation in the gums.

It is suggested that when the elderly pay attention to their physical health and oral health, they should also rely on diet to strengthen their physique, and eat more fresh fruits and vegetables, which can provide a variety of vitamins and minerals for their body.

Ⅳ. Oral health exercises

To achieve the goal of oral health care, cleaning is only the most basic work. If it can be combined with some oral health care methods, an unexpected effect can be obtained. For example, after brushing your teeth every time, massage the gums in a certain order with your clean thumb and index finger for 3 to 5 minutes, which can promote periodontal blood circulation and reduce the incidence of periodontal disease. After massaging the gums, you can also have 2 minutes of tooth tapping health care, that is, the upper and lower teeth gently tap, the previous teeth and then the posterior teeth. This action can stimulate periodontal tissue blood circulation, increase tooth root firmness, and stimulate saliva secretion.

Ⅴ. Correct concept of tooth extraction

Be careful about tooth extraction. When there is something wrong with the teeth, to treat as soon as possible and retain the teeth is a basic principle. However, whether or not to pull out depends on the extent to which the tooth is bad, and when it is in line with the indication of tooth extraction, the tooth should be extracted as soon as possible. If the tooth is not pulled out, it will also cause oral lesions, which will not only worsen oral health but also cause other diseases. But not all the toothache and loosening of the teeth in the elderly lead to tooth extraction. Toothache and loosening can be caused by many factors, generally for the irretrievable tooth after symptomatic treatment, the doctor will recommend extraction. After tooth extraction, it will cause a series of reactions, such as decreased masticatory function, adjacent tooth displacement, aesthetic defect and so on. Although missing teeth can be repaired by planting teeth and inserting teeth, natural teeth are the best.

Ⅵ. Oral care of the long-term bedridden elderly

The simple method of oral care for the long-term bedridden elderly is to gargle and scrub their teeth. Commonly used mouthwashes are mouthwash, Koutai, 1% -4% soda, and so on.

(1) Utensils: a pair of tweezers, some cotton balls, a tongue depressor (or replaced by a

bamboo chopstick), mouthwash (commonly using saline, 1:5,000 furacilin or 3% boric acid solution).

(2) Methods: let the old person lie on his/her side, facing the caregiver, gently open the cheek with tongue depressor, take the mouthwash cotton ball soaked in mouthwash with tweezers, and wipe the inside and outside of the teeth along the longitudinal direction of the teeth, the occlusal surface, tongue, oral mucosa, hard palate, etc. After wiping, help the old person gargle and dry his/her face. If there are ulcers in the oral mucosa, use Xilei Powder or Qingdai Powder. If the old person have denture, help him/her take it off, brush it with cold water and let him/her gargle and wear it.

2 Common misunderstandings in oral cleaning care for the elderly

Ⅰ. Oral care is dental care

Oral care is the cleaning and protection of teeth, tongue, upper jaw, cheeks and other oral organs. Oral cavity is the beginning of the digestive tract, the front of which communicates with the outside world through fissures and the back of which connects with the pharynx through the throat. The front wall of oral cavity is the lip, the side wall is the cheek, the top is the upper jaw, and the bottom of oral cavity is the mucous membrane and muscle. The oral cavity is divided by the upper and lower dental arch into the anterolateral oral vestibule and the posterior medial inherent oral cavity. When the upper and lower teeth bite, the oral vestibule and the inherent oral cavity can be connected by the space behind the third molar.

Ⅱ. The dental calculus washed is a part of the tooth

Dental calculi are plaque and other deposits that have calcified or are being calcified and have deposited on the tooth surface, which are as hard as incrustation in a thermos bottle. Clean teeth do not have these deposits.

Ⅲ. Tooth cleaning will destroy the enamel on the surface of the teeth and cause damage to the teeth

Even brushing teeth every day is difficult to remove dental calculi, so professional tooth cleaning is needed. In the process of regular tooth cleaning, the machine forms fine scratches on the enamel surface, but the teeth can repair such small scratches. And the professional operation will repair scratches after tooth cleaning by polishing. It should be noted that non-standard operation will damage the surface of the teeth.

Ⅳ. Tooth cleaning will enlarge the tooth gap and make the tooth loose

If the gap between the teeth is enlarged after washing, it means that there is periodontal disease and the gums have shrunk, giving people the illusion of widening the gap after removing calculus. This is not caused by treatment, but by periodontal disease itself. If you do not remove the calculus in time, the gums will further atrophy and lead to loose teeth.

Ⅴ. Tooth washing will be infected with AIDS and hepatitis B

In the process of tooth washing, the instruments will frequently contact saliva and blood, and if disinfection is not strict, it is easy to cause cross-infection. But in regular hospitals, all instruments follow the principle of "one person, one disinfection", disposable products such as gloves, mouth cup follow the principle of "one person, one discarded", so as to prevent the spread of infectious diseases.

3 Matters needing attention in oral cleaning care for the elderly

Ⅰ. Overcome negative emotions

The elderly have high blood pressure, cardiovascular and cerebrovascular diseases, fear that oral treatment requires injection of anesthetic and related treatment methods, do not want to extract teeth under the influence of the concept of "one tooth out and one tooth missing", and refuse the corresponding treatment and suggestions. Therefore, it is necessary to help the elderly overcome their negative emotions and look upon and receive oral treatment in a correct and scientific manner.

Ⅱ. Change wrong way of cleaning denture

Some old people think that scalding denture with boiling water or vinegar can disinfect denture more thoroughly. In fact, this view is wrong. Movable denture is mostly made of polymer organic resin material, hot water immersion will accelerate the material softening, and soaking in vinegar will damage its base. Therefore the mild consequence is shortening the service life, and the severe one is leading to its deformation.

Some professional denture cleaning tablets can be used to clean dentures to achieve the purpose of sterilization and disinfection. In addition, remove the dentures after each meal or meal, rinse carefully, and gently scrub all surfaces with a small soft toothbrush, focusing on the inner surface of the dentures and the parts in contact with the remaining natural teeth. Because these parts are the most prone to residual bacteria and plaque, the most harmful to oral tissue.

Ⅲ. Timely repair and treat the affected tooth

After the elderly have affected teeth, they need to do restoration as soon as possible to restore the function of teeth, otherwise it will bring a lot of problems in chewing food and beauty. Denture needs to be repaired or replaced after 2-3 years of use. Regularly observe the oral condition of the elderly, and when there are symptoms of oral disease, take the elderly for medical treatment in time.

Ⅳ. Adopt effective cleaning methods

The increase of black triangles between teeth and uneven teeth easily lead to oral diseases, so special attention should be paid to tooth cleaning. Ordinary toothbrushes may not meet the demand due to their large heads. It is recommended to use smaller clearance brushes and dental floss simultaneously, and do not spend the night with food scraps in your mouth.

Task import

Grandpa Li in a community old-age service center has bleeding gums recently, one of his big teeth is a little loose and often hurts. He poured out bitterness when chatting with other elderly people, saying that he couldn't stand the toothache, couldn't eat, couldn't drink water, and couldn't sleep well. Some old people said that they also had a toothache before pulling out the affected tooth, so they suggested that Grandpa Li should also pull it out. Some old people said that eating less sweet food, too spicy food, and reducing the irritating diet would relieve the symptom. Some old people said that it was normal to have a toothache in old age, and it would be better to endure it until it falls off.

If you were a staff member of this pension service, what kind of advice would you give Grandpa Li when you learned about this situation?

Task analysis

Understand and collect the relevant situation of Grandpa Li, and advise him to consult a professional doctor in time to find the right solution.

In addition, according to the chat between Grandpa Li and other elderly people, the staff should also keenly catch that not only Grandpa Li has misunderstandings about dental health, but other elderly people also need more knowledge about teeth and even oral health. If you were a staff member, what else could you do to improve this situation? Please write a response plan(Table 3-1).

Table 3-1 Response plan

Theme	
Target	
Survey of demand and current situation	How many elderly people have oral health problems? What are the blind spots, misunderstandings?
Intervention mode/method	Training? Counseling? Free clinic…
Intervention content	Case sharing? Answer questions? Medical advice…
Effect evaluation	

Task 2 Carry out hair cleaning care for the elderly

1 Basic knowledge of hair cleaning care for the elderly

Beautiful hair is a symbol of human health. With black, shiny, smooth hair, people will look young and energetic. However, after middle age, especially after entering the old age, due to the physiological degeneration and atrophy of the skin and the gradual decrease in the number of skin hair follicles, the hair will be dry, thin, shedding, easy to break, whitening and so on. Although these changes in hair will not have a big impact on human health, they will add invisible pressure to the middle-aged and elderly. In order to decrease the hair troubles caused by aging, it is necessary to learn and master the necessary knowledge of hair cleaning and care.

2 Nursing steps for hair cleaning of the elderly

With the continuous improvement of living standards, nowadays elderly people increasingly pursue the fashion, including the beauty pursuit of hairstyle, hair color, and we can see that many elderly people will choose perm and hair dye. But hair is a part of the human body, always need nutrition; unscientific perm and hair dye will make hair split, easy to break, and lose surface luster. In this way, the damaged hair is extremely short of water and nutrients, especially in the season with strong ultraviolet rays, and there is often serious malnutrition inside the hair, so it is very necessary and important to give scientific care to the hair. Hair care starts with basic hair washing and there are skills and matters needing attention in each step.

1. Comb your hair before washing

Hair washing should avoid messy hair, so you should comb through the messy hair before washing. When combing your hair, use a sparsely toothed comb to comb the messy and knotted parts of the hair, and then comb it from the end of the hair until it can be combed smoothly from the root to the end. When combing your hair, it is best not to comb your hair from the root at the beginning, so as not to damage the root of your hair.

2. Wash your hair in a wet manner

Dry cleaning of hair is popular among young people nowadays, but this kind of shampoo is not suitable for the elderly. Because dry cleaning of hair often uses chemical shampoo, and the action of massaging the scalp when washing hair can easily open the capillaries of the scalp and make the scalp absorb the chemicals in the shampoo. Long-term accumulation is easy to cause cerebral infarction. Therefore, when washing hair, it is best to wet the hair first, and then rinse it with a nozzle to let the water flow down the hair. It is best not to soak the hair completely in the washbasin.

3. Don't rub your hair hard when washing your hair

The hair is rarely particularly dirty, so after soaking the hair, pour an appropriate amount of shampoo on your hands, rub it out of foam and gently rub it on your head to produce foam. There is no need to rub your hair too hard, or it will damage the hair scale. When washing, also use your fingers to gently straighten your hair, and never twist your hair like clothes.

4. Use a right amount of conditioner

When the hair is wet, the friction is large, and it is easier to be ruffled and injured. Using a right amount of conditioner can effectively avoid this situation.

5. Rinse shampoo and conditioner as thoroughly as possible

As shampoo or conditioner contains a few chemicals, be sure to rinse thoroughly when washing your hair, so as not to remain chemicals in your hair and damage your hair and scalp.

6. When wiping your hair, try not to pull it

Although the hair is very elastic when it is wet, it is also the time when it is most vulnerable to injury. Therefore, when drying your hair, apply two towels. One towel is used to absorb most of the water in the hair, and the other is used to gently dry the hair.

A reminder here is that try not to use crash towels.

In addition to the above skills and matters needing attention for shampoo, combing your hair is also very important. Whether you gently knead the scalp with your fingers or comb through the hair with a fine comb, you can pull the roots of the hair and stimulate the capillaries in the scalp to nourish the hair. In addition, avoid excessive hair exposure in your life. The composition of hair and bones, teeth, nails is the same, exposure to the sun for a long time will cause the loss of nutrients in the hair and make the hair become dry and easy to break. Therefore, you should pay attention to protecting your hair and avoiding exposure to the sun for a long time. If you have to work for long hours in the hot sun, you should also wear a hat.

Task 3 Carry out skin cleaning care for the elderly

1 Steps of skin cleaning care for the elderly

Before skin cleaning care, the skin should be evaluated, and then the cleaning method should be chosen according to the movement ability of the elderly.

Ⅰ. Evaluation

(1) Color and temperature: whether the skin is pale, cyanotic or red, with jaundice or pigmentation; skin temperature.

(2) Sensation and elasticity: whether the skin has sensory disorders or allergies; skin elasticity.

(3) Integrity and cleanliness: skin with or without damage, rash, blisters, induration and spots; skin wettability, dirt and odor.

Ⅱ. Shower and tub bath

1) Applicable object

The elderly who can complete the bathing process by themselves.

2) Objective

To keep the skin clean and comfortable, prevent skin infection and pressure sores, and enhance the sensitivity of the skin to stimulation.

3) Preparation

(1) Preparation of the elderly: understand the purpose, method and matters needing attention of shower and tub bath.

(2) Material preparation: prepare towels, bath towels, bath soap or bath lotion, non-slip slippers, clean clothes.

(3) Environmental preparation: adjust the temperature of the bathroom to (24 ±2)℃, and the water temperature is 40-45 ℃. There are armrests, bathtubs and floor anti-skid facilities in the bathroom, and chairs are available when necessary.

4) Operation procedure

Send the elderly to the bathroom→Assist in bathing (Help the elderly to take off their clothes. When the hemiplegic elderly take off their clothes, first take off the healthy side, then take off the affected side; wear the affected side first and then wear the healthy side)→Avoid the elderly body to adjust the water temperature, adjust from cold water to hot water, reach out to touch the water so as to obtain an appropriate temperature, and adjust according to the shower habits of the elderly.

Ⅲ. Sponge bath on the bed

1) Applicable object

The elderly who are seriously ill, bedridden, restricted in movement and unable to bathe on their own.

2) Objective

To keep the skin clean and comfortable; to prevent skin infection and pressure sores; to enhance the sensitivity of the skin to stimulation; to help the elderly to move their limbs and prevent joint stiffness and muscle spasm.

3) Preparation

Prepare one washbasin, one foot basin, two buckets (one bucket containing 50-52 ℃ warm water and one bucket for dirty water), two towels, bath towels, rubber sheets, bath soap or bath liquid, clean clothes and quilts, toilet and toilet towels.

4) Operation procedure

Adjust the temperature (adjust the room temperature to (24 ±2) ℃, water temperature to 50-52 ℃; increase or decrease water temperature according to seasons and personal habits)→ Wash the face (cover the towel on the old person's chest, wet the small towel, wring it dry and fold it into four layers, scrub the eyes with the four corners of the small towel, from the inner corner to the outer corner of the eye, wash the small towel and wrap it on your hands, wipe the forehead, nose, cheeks, ears and neck respectively, wash the towel, dry the water marks on the face; wash the towel for each part)→Scrub the upper limbs (when taking off the coat for the elderly, take off the proximal side first and then the opposite side; if there is limb trauma, first take off the healthy side and then take off the affected side)→Soak the hands→Scrub the chest and abdomen→Wipe the back (massage the back if necessary)→Lie down and change clothes (when wearing a coat for the elderly, wear the distal side first and then the proximal side, or wear the affected side first and then the healthy side)→Scrub the lower limbs→Brew the feet (rubber sheets are needed to avoid wetting the mattresses when brewing the feet)→Scrub the perineum.

Note: when scrubbing, generally wipe with hot water and dry with bath towels; if the skin is oily, first rinse the hands, then wash the hands with soap or hand sanitizer, then rinse with clean water, and finally dry the hands with a towel or air dry them naturally.

Ⅳ. Back massage

1) Objective

To promote blood circulation on the back and prevent pressure sores; to observe the general condition of the elderly and meet their physical and mental needs; to make the elderly more comfortable and reduce their postural fatigue.

2) Preparation

Prepare bath towels, towels, basins (containing 50-52 ℃ hot water), 50% ethanol, lubricants, clean clothes (on demand).

3) Operation procedure

Adjust the room temperature to (24 ±2) ℃ →Turn over and watch→Clean the back→ Massage the back (massage by massage, percussion, kneading methods with 50% ethanol or lubricant; perform each action in the same part 3-5 times, for 4-6 minutes)→Dry and dress.

Full back massage: make the thenar and antithenar of the palm dip in a little 50% ethanol, and massage in a circular way; massage order is sacrococcyx→shoulder→upper arm→iliac spine.

Spinal massage: make the thumb abdomen dip in a little 50% ethanol; the massage sequence is sacrococcyx→shoulder→neck→sacrococcyx.

2 Points for attention

Ⅰ. Points for attention in shower and tub bath

(1) The bath should be taken one hour after the meal.

(2) Attention should be paid to isolation and disinfection for the elderly with infectious diseases.

(3) Soak for no more than 20 minutes to avoid dizziness and other discomfort.

(4) The elderly with weakness, trauma and heart disease need bed rest, not suitable for shower or tub bath.

(5) Don't latch the bathroom door, or the caregiver can not enter in time in case of an accident.

(6) Tell the elderly that if they feel weak or dizzy during the bath, they should call for help immediately.

(7) The caregiver should be available and check the bath every 5 minutes.

(8) If the old person has syncope while taking a bath, carry him/her out immediately, make him/her lie flat and keep warm, and send him/her to the hospital according to the situation.

Ⅱ. Points for attention in sponge bath on the bed

(1) Protect the privacy of the elderly, reduce exposure and avoid catching cold.

(2) Pay attention to the principle of energy saving.

(3) Wipe up the wrinkles of the skin.

(4) Act gently and agilely, reduce the number of turns, and usually finish the bath in 15-30 minutes.

(5) When scrubbing, closely observe the reaction and skin condition; in case of chills, pale, etc., immediately stop and give appropriate treatment.

Ⅲ. Points for attention in back massage

(1) Protect the privacy of the elderly and pay attention to keeping warm.

(2) Understand the condition of the elderly, and back massage is prohibited for the elderly who had back surgery or rib fracture.

(3) Pay attention to the principle of energy saving and adjust the body posture according to the massage position.

3 Prevention of pressure sores

1. Concept of pressure sore

Pressure sore is tissue damage and necrosis caused by persistent ischemia, hypoxia and malnutrition due to long-term pressure of local tissue of the body, disturbance of blood circulation.

2. Parts prone to pressure sores

Pressure sores often occur in the bone protuberances where the body is under pressure, lack of protection of adipose tissue, without muscle wrapping or with thin muscle layer. If the lying position is different, the pressure points and the prone parts are also different.

3. Prevention of pressure sores

The key to the prevention of pressure sores is to eliminate its causes. It is required to do "six frequently and one good", that is, turning over frequently, observing frequently, scrubbing frequently, massaging frequently, changing frequently, tidying up frequently, and good nutrition.

Specific preventive measures are as follows.

(1) Avoid long-term local tissue pressure: turn over regularly to avoid the local tissue from continuous pressure. Generally turn over every 2 hours, and turn over once an hour if necessary. Gently move when turning over, and avoid dragging and pushing; protect the bone protuberance, support the gap of the body by soft pillows and sponge cushions, and place the body in a proper position; for the elderly who are in wheelchairs, the time of using wheelchairs does not exceed 1 hour once.

(2) Avoid damp irritation: old people with gatism, sweating and secretions should be scrubbed clean in time; the bed should be kept clean and dry, flat and free of debris, and the soiled bedding and clothes should be changed in time.

(3) Avoid friction and shearing force: when helping the elderly to turn over, avoid dragging and pushing; prevent the body from slipping in the semi-recumbent position; do not pull or plug hard when using the toilet.

(4) Promote local blood circulation: manual massage; electric massager massage; infrared light irradiation.

(5) Improve nutritional intake: provide a high-protein, high-vitamin, zinc-rich diet for the elderly.

4 Case sharing

Grandpa Chen, 85 years old, has suffered from type 2 diabetes for more than 20 years, complicated with retinopathy and chronic nephropathy. Suffering from degenerative osteoarthritis, he underwent left total knee arthroplasty three years ago. Now the vision is not clear, it is difficult to fall asleep for a long time, and it is easy to wake up after sleeping. He takes a variety of therapeutic drugs, including sleeping pills. Due to unstable walking, in the past half a year, he fell twice when he went to the toilet at night, causing tibia fracture of the left lower limb for the first time, which healed after conservative treatment. In the second fall, his head touched the ground, diagnosed as epidural hematoma. After drug treatment, the hematoma is absorbed and vital signs are stable, but the body is weak and can not stand without the assistance of others.

According to Grandpa Chen's actual situation, cleaning care should include the following content.

(1) Oral cleaning: when the old person is weak, assist him in sitting in the bedside seat to brush his teeth; at the later stage, help him to go to the bathroom to brush his teeth; inform the old person about the location of toothbrush and mouthwash cup, and choose soft toothbrushes for him.

(2) Skin cleansing: help the old person to wash his face and feet (wash with warm water for no more than 10 minutes), trim his nails, and choose loose cotton clothes and breathable and soft shoes, such as sports shoes and cloth shoes. Give him sponge baths in the bedroom at the early stage, do not wash his hair in one month after the epidural hematoma, and wipe his hair with warm water; at the later stage, choose a seat shower (using walkers, crutches or wheelchairs) when he can enter the bathroom.

(3) Environmental layout: adjust the room temperature and water temperature, close the doors and windows, close the curtains, spread the anti-skid mat on the floor, and set up handrails; when taking a shower in the toilet, the old person should wear anti-skid slippers.

Project 4
Nutritional care for the elderly in the community

Task 1 Understand nutritional needs of the elderly

Detailed knowledge

In order to maintain life and health, human beings must eat a certain amount of food every day to provide reasonable nutrition. The so-called reasonable nutrition means that, first of all, the diet should contain all the nutrients needed by the body, that is, protein, fat, sugar, vitamins, inorganic salts, water and food fiber; secondly, the food consumed by human beings should be easy to digest and can promote appetite; thirdly, food should not contain substances harmful to the body. In the process of human evolution, a dynamic balance relationship has been established between human nutrition and diet. Once this balance is broken, it will cause a variety of nutritional diseases due to nutrient deficiency or excess.

The nutritional care of the elderly is adapting to the metabolic characteristics of the elderly, and through the improvement of nutrition and diet, making full use of the comprehensive effects of various nutrients to enhance the physique of the elderly, maintain abundant physical strength, make them have self-help ability and the ability to engage general labor, and prevent geriatric diseases, in order to achieve the goal of prolonging life.

1 Nutrient needs of the elderly

The nutrient requirement refers to the amount of various nutrients needed to maintain the normal physiological function of the body. This is for healthy individuals, because each person's physiological status, labor level and environmental conditions are different, the nutrient requirements are also different, even in the same state of different individuals, the requirements are also different. Being lower or higher than the required amount will have an adverse effect on the body.

In order to achieve reasonable nutrition for the elderly, we must pay attention to two aspects: first, provide heat energy and various nutrients to meet the needs of the elderly through dietary allocation; second, have a reasonable dietary system. Both must be taken into account in order to achieve the purpose of reasonable nutrition.

Generally, among the elderly, due to dietary imbalance, there are often two situations: excessive calorie intake and insufficient protein intake. The former causes overweight and obesity, which is easier to find, while the latter is regarded as a sign of aging and ignored. For example, the partial diet, vegetarian diet and rejection of food in the elderly must be corrected.

In 2017, the National Health and Family Planning Commission of China released the "Reference Intakes for Energy and Major Nutrients for the Elderly" acceptable ranges for energy and macronutrients (Table 4-1), and reference intakes for micronutrients (Table 4-2). Note: In Table 4-1 and Table 4-2, RNI refers to recommended nutrient intake, and AI refers to adequate intake.

Table 4-1 Acceptable ranges for energy and macronutrients

Energy and macronutrients	Recommended daily intake (RDI) / appropriate intake (AI)							
	Aged 65-79				Aged 80 or over			
	Male		Female		Male		Female	
	Light[a]	Medium[a]	Light[a]	Medium[a]	Light[a]	Medium[a]	Light[a]	Medium[a]
Energy/(kcal/d)	2 050	2 350	1 700	1 950	1 900	2 200	1 500	1 750
Protein RNI/(g/d)	65		55		65		55	
Total fat/(% E[b])	20 ~ 30							
Saturated fatty acid/(% E[b])	<10							
n-6 Polyunsaturated fatty acid/(% E[b])	2.5 ~ 9.0							
n-3 Polyunsaturated fatty acid/(% E[b])	0.5 ~ 2.0							
Total carbohydrate/(% E[b])	50 ~ 65							
Added sugar/(% E[b])	<10							
[a] Physical activity level [b]% E represents the percentage of total energy								

Note: 1 kcal is approximately equal to 4.2 kJ.

Table 4-2 Reference intakes for micronutrients

Micronutrient	Recommended daily intake (RDI) / appropriate intake (AI)			
	Aged 65-79		Aged 80 or over	
	Male	Female	Male	Female
Ca RNI/(mg/d)	1 000			
P RNI/(mg/d)	700		670	
K AI/(mg/d)	2 000			
Na AI/(mg/d)	1 400		1 300	
Mg RNI/(mg/d)	320		310	

(Continued)

Micronutrient	Recommended daily intake (RDI) / appropriate intake (AI)			
	Aged 65 – 79		Aged 80 or over	
	Male	Female	Male	Female
Cl AI/(mg/d)	2 200		2 000	
Fe RNI/(mg/d)	12			
I AI/(μg/d)	120			
Zn AI/(mg/d)	12.5	7.5	12.5	7.5
Se AI/(μg/d)	60			
Cu AI/(mg/d)	0.8			
F AI/(mg/d)	1.5			
Cr AI/(μg/d)	30			
Mn AI/(mg/d)	4.5			
Mo RNI/(μg/d)	100			
Vitamin A RNI/(μg RAE[a]/d)	800	700	800	700
Vitamin D RNI/(μg/d)	15			
Vitamin E AI/(mg α-TE[b]/d)	14			
Vitamin K AI/(mg/d)	80			
Vitamin B_1 RNI/(mg/d)	1.4	1.2	1.4	1.2
Vitamin B_2 RNI/(mg/d)	1.4	1.2	1.4	1.2
Vitamin B_6 RNI/(mg/d)	1.6			
Vitamin B_{12} RNI/(mg/d)	2.4			
Pantothenic acid AI/(mg/d)	5			
Folic acid RNI/(mg DFE[c]/d)	400			
Niacin RNI/(mg NE[d]/d)	14	11	13	10
Choline AI/(mg/d)	500	400	500	400
Biotin AI/(μg/d)	40			
Vitamin C RNI/(mg/d)	100			

[a] Retinol activity equivalent(RAE, μg) = All-trans retinol from dietary or supplemental sources(μg) + 1/2 Supplement with pure all-trans β-carotene(μg) + 1/12 Dietary all-trans β-carotene(μg) + 1/24 Other dietary vitamin A pro-carotenoids (μg).

[b] α-tocopherol equivalent(α-TE, mg), total α-TE equivalent in the diet – TE(mg) = 1 × α-tocopherol(mg) + 0.5 × β-tocopherol(mg) + 0.1 × γ-tocopherol(mg) + 0.2 × δ-tocopherol(mg) + 0.3 × α-tocotrienol(mg).

[c] Folate equivalent(DFE, μg) = Folic acid from natural food sources(μg) + 1.7 × Synthetic folic acid(μg).

[d] Niacin equivalent(NE, mg) = Niacin (mg) + 1/60 Tryptophan(mg).

2 Protein needs of the elderly

Protein is one of the important components of the cells that constitutes all the organs. It not only provides part energy for the body, but also participates in all metabolic activities in the body, and is also the only source of nitrogen needed by the body.

1. Make up the body, repair the tissue

Protein is an important component of all tissues and cells of the body, accounting for 16% to 18% of human body mass. The nerves, muscles, internal organs, bones, and even nails and hair in the human body all contain protein. The growth and development of the human body and the metabolism of tissue cells are inseparable from protein.

2. Regulate body fluid osmotic pressure and maintain acid-base balance

Under normal circumstances, the osmotic pressure of body fluids inside and outside the body cells must be balanced, which is realized by coregulation of electrolytes and proteins. When the human body intake of protein is insufficient, the plasma protein concentration decreases and the osmotic pressure decreases, resulting in the accumulation of water in the intercellular space, resulting in edema. At the same time, in order to maintain cell life, it is necessary to keep the pH value or the concentration of hydrogen ion in body fluids normal and keep acid-base balance. When the concentration of hydrogen ion is high, the body fluid is acidic, which is acidosis; when the concentration of hydrogen ion is low, the body fluid is alkaline, which is alkalosis. Proteins are amphoteric substances that can react with acids or bases to maintain acid-base balance in body fluids.

3. Constitute physiologically active substances

Many substances with important physiological functions in the body are also made up of proteins, which cannot work without the participation of proteins. Enzymes are proteins, which participate in various life activities of the internal environment of the body; the formation of hemoglobin which transports oxygen and that of immune substances of the human body also need the participation of proteins; some vitamins can also be transformed from proteins; in addition, blood coagulation, visual formation, and muscle movements of the human body are all related to proteins.

4. Supply energy

The main function of protein in the body is not to provide energy, but it is also a kind of energy material. The main sources of energy in the body are sugar and fat. When they are in short supply, the body will provide energy by the oxidative decomposition of proteins. Each gram of protein produces 16. 7kJ (4 kcal) energy in the body. Under normal circumstances, some proteins are oxidized and decomposed every day, providing the body with 10% to 15% of the total energy needed every day.

5. Maintain the elasticity and toughness of the skin

Collagen is a component of human connective tissue, which has the function of support and protection. In human skin, the content of collagen is as high as 9% , which maintains the elasticity and toughness of human skin. Long-term lack of protein will make the physiological function of the skin decline, reduce the skin elasticity, and cause loss of luster and wrinkles.

The utilization rate of protein in the elderly decreases, the amount of protein needed to maintain nitrogen balance in the body is higher than that in young adults, and the demand for methionine and lysine in the elderly is also higher than that in young adults. Therefore, it is very important for the elderly to supplement enough protein, which plays an important role in maintaining the normal metabolism of the elderly, compensating the consumption of tissue protein and enhancing the body resistance.

3 Lipids needs of the elderly

Lipids are an important component of the human body, with body fat accounting for an average of 14% to 19% of the body weight. Lipids are the collective name of fat and lipids, which are a large class of compounds with important biological functions, which are composed of carbon, hydrogen and oxygen, and can dissolve in organic solvents but not in water. In the diet, the amount of fat intake will affect human health, so more and more attention has been paid to it. Usually the liquid at room temperature is called "oil", and the solid is called "fat", commonly known as grease. Lipids, cholesterol and phospholipids are also called lipids. Lipids are an important class of nutrients, which exist in various forms in various tissues of the human body and play an important physiological role.

Ⅱ. Lipid needs of the elderly

The fat intake of the elderly is generally appropriate by not exceeding 25% of the total energy. The right amount of fat supply can improve the flavor of dishes, promote the absorption of fat-soluble vitamins, supply essential fatty acids and provide calories for the body, which is an indispensable nutrient for the human body. However, excessive fat intake, especially animal fat intake, can cause obesity, hyperlipidemia, atherosclerosis, coronary heart disease and so on. Therefore, the fat intake of the elderly should generally be controlled at less than 1 gram per kilogram of body weight per day. In addition to the fat contained in various foods, the elderly should eat as little animal fat as possible, and eat soybean oil, sunflower oil, peanut oil and other vegetable oils.

The elderly should also eat less food containing too much cholesterol, such as animal brain, kidney, liver, caviar. It is generally believed that, for the elderly whose fasting blood cholesterol levels are within the normal range, daily dietary cholesterol should not exceed 500 mg, for the elderly with hypercholesterolemia, should be controlled within 300 mg.

4 Carbohydrate needs of the elderly

Carbohydrates, also known as sugars, are one of the three basic substances in biology and the most abundant organic matter in nature. They are mainly composed of carbon, hydrogen and oxygen, and their basic structural formula is $C_m(H_2O)_n$. Different compounds are produced due to different forms of composition. Carbohydrates are not only the cheapest source of energy for human beings, but also the most basic material and the most important source of food for human survival. Starchy foods, sugar and dietary fiber, which are the most consumed in daily life, all fall into this category.

The physiological functions of carbohydrates mainly include the following aspects.

Ⅰ. Energy supply and protein conservation

The most important role of carbohydrates to the body is to supply energy, and it is one of the most economical nutrients for supplying heat energy. Each gram of glucose produces the heat of 16. 7 kJ (4 kcal) in the body, which is digested and absorbed more quickly and completely than protein and fat in the body. Even under the condition of hypoxia, it can still carry out partial glycolysis and supply energy to the body.

When the body takes enough carbohydrates, it will first use carbohydrates to provide energy, thus reducing the consumption of protein as energy, so that more protein can be used in a more suitable place. On the contrary, when the intake of carbohydrates in the body is insufficient, the body produces glucose through glycogen heterogenesis in order to meet its own demand for glucose.

Ⅱ. Constituting the body tissue

Every cell has sugars, such as glycolipids involved in the formation of cell membranes, mucins in the formation of connective tissue, and ribonucleic acid and deoxyribonucleic acid, which transmit genetic information, made up of ribose.

Ⅲ. Liver protection and detoxification

Intake of adequate carbohydrates can increase the storage of liver glycogen in the body, strengthen liver function, and enhance the body's ability to resist foreign toxic substances. Glucuronic acid in the liver can be combined with these toxic substances, excreted from the body, play a role in detoxification, thus protecting the liver.

Ⅳ. Antiketogenic effect

Fat's complete metabolic break in the body requires the synergistic effect of glucose. The acetyl groups produced by the decomposition of fatty acids needs to bind with oxaloacetic acid into the tricarboxylic acid cycle so as to be eventually completely oxidized to produce energy. When carbohydrate intake is insufficient, fat cannot be completely oxidized and burned in the body, resulting in a large accumulation of ketone bodies, the intermediate product of the incomplete oxidation reaction. Although muscles and other tissues can use ketone bodies to produce energy, but ketone bodies are some acidic compounds and too many ketone bodies will cause blood acidity to increase, that is, the so-called acidosis. When carbohydrate intake is sufficient, fat metabolism is complete and ketone bodies are not produced.

5 Energy needs of the elderly

Under normal circumstances, if the body's daily energy intake and energy consumption are basically balanced, the body weight can be maintained within the normal range, keeping the body healthy. When energy intake is insufficient for a long time, it can lead to weight loss, general weakness, drowsiness, cold fear, dizziness, dazed eyes and pale, rough and inelastic skin, and various physiological functions are seriously affected. Carbohydrates, fats and proteins are widely found in all kinds of foods.

Experiments show that ethanol can provide a certain amount of energy in the case of drinking an appropriate amount of ethanol. When fully burnt, 1 g ethanol produce 29. 3 kJ (7 kcal) heat energy, 70% of which can be utilized by the body, that is, to provide 20. 5 kJ (5 kcal) heat energy.

Although energy is not a tangible nutrient, it is the driving force of physical activity. The elderly need to take in enough energy to maintain their basic metabolism, that is, energy for heartbeat, breathing, gastrointestinal movement, body temperature maintenance, tissue renewal, etc., and to use the energy intake to ensure exercise consumption and additional energy consumption caused by eating. Therefore, the elderly must ensure energy intake.

6 Mineral needs of the elderly

In all the elements that make up the body, except carbon, hydrogen, oxygen and nitrogen, the other elements are minerals. Minerals can participate in the composition of body components and maintain cell membrane permeability, body osmotic pressure, acid-base balance, muscle excitability. They are also the auxiliary groups of enzymes. With the increase of age, the amount of minerals in the body of the elderly increases, but because of metabolic disorders, the beneficial minerals in the body of the elderly decrease, so attention should be paid to them. The minerals that have great influence on the health of the elderly are calcium, iron, selenium, iodine, chromium and so on.

7 Vitamin needs of the elderly

Vitamins are a kind of trace low molecular organic compounds necessary to maintain life activities. They do not constitute body components and do not provide energy. Although the body needs less, they are indispensable. They participate in the function of enzymes in the form of auxiliary groups. The body can synthesize very few vitamins, so most vitamins must be obtained from food. The vitamins that have great influence on the health of the elderly are vitamin A, vitamin D, vitamin E, vitamin B, vitamin B_2, vitamin C and so on.

Task import

Xiao Yang is a social worker in a pension service center, responsible for nutritional care for the elderly. If you were Xiao Yang, in order to take care of the elderly, how would you use what you have learned in this task to meet the nutritional needs of the elderly according to their dietary needs?

Task analysis

In order to take care of the elderly and provide them with appropriate and comprehensive nutritional elements, we must first know what nutritional elements the elderly need, and then understand the amount of each nutritional element the elderly need. Complete the care through comprehensive analysis.

Task implementation

1 Operation procedure

The operation procedure is shown in Figure 4-1.

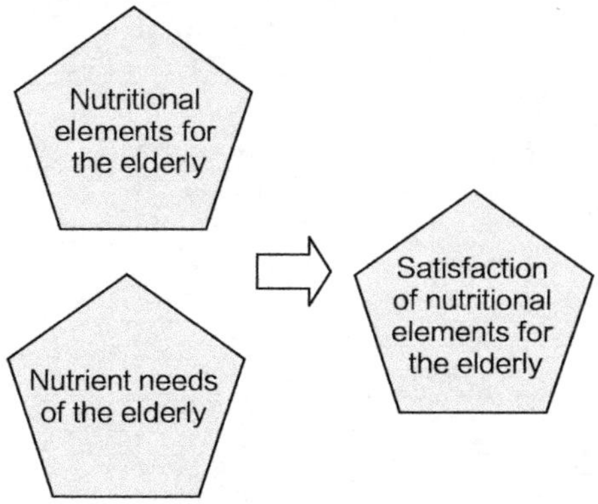

Figure 4-1 Operation procedure

2 Precautions for operation

(1) When analyzing the demand and current situation of services for the elderly, we should pay attention to the selection of standard scale and conduct according to the evaluation process.

(2) Pay attention to scientific and authoritative diagnosis of the disease.

Task work order

Table 4-3 Task work order

Task name	Satisfaction of nutritional elements for the elderly	**Credit hour**		**Trainee**	
Student name		**Contact number**		**Task score**	
Task equipment		**Operation time**		**Operation location**	
Task purpose	(1) Master the elements of preparation; (2) Experience the process of thinking; (3) Be able to write the experience				
Task implementation	Preparation				
	Implementation process				
	Implementation summary				
	Implementation evaluation				
Teacher's evaluation					

Thinking and practice

Talk about how to better help the elderly take in the nutrients that they need reasonably.

Task 2 Nutritional assessment for the elderly

Detailed knowledge

1 Dietary survey of the elderly

Dietary survey is a basic component of nutrition survey, which means to understand the quantity and quality of various nutrients consumed by respondents through diet within a certain period of time through different survey methods, calculate the intake of heat energy and various nutrients, and compare with the reference intake to evaluate the extent to which the nutritional needs of the subjects have been met.

Ⅰ. Dietary survey methods

When conducting a dietary survey, the appropriate survey method can be determined according to the purpose of the study, the population, the requirements for the accuracy of the method, the funds spent and the research time. There are many dietary survey methods, and commonly used methods include inquiry method, bookkeeping method, weighing method, chemical analysis method and food frequency method. The inquiry method includes 24-hour dietary review method and dietary history method, and the two methods can also be used in combination.

Ⅱ. Nutritional assessment for the elderly

Nutrition is directly related to the health, disease resistance and life span of the elderly. Improving the nutritional status of the elderly is of great significance to improve the quality of life of the elderly and reduce the social burden. With the development of society, the reduction of family size and the increase of life and work pressure, the traditional family pension function has been weakened and the social pension has developed rapidly. As a part of social pension, pension institutions play a very important role. In the face of such a large number of elderly people in China, it is of great significance to evaluate the nutritional status of the elderly and take effective measures to prevent and correct malnutrition in time.

2 Physical measurement of nutritional status

The fundamental purpose of human physique measurement is to evaluate the dietary nutrient status of the body. There are many indicators that can reflect the nutritional status of the human body, the physical measurement indicators selected by people of different ages and different physiological conditions are also different, and the measurement methods of the indicators are also quite different.

3 Biochemical examination of nutritional level

Biochemical examination is a common clinical method to evaluate nutritional status by means of physiological and biochemical experiments, and it can also be used to evaluate the effect of nutritional therapy. Biochemical examination generally includes nutrition index test and immune index test. The common examination content includes: ① determination of nutrients or their markers in blood; ② determination of the content of nutrient metabolites in blood and urine; ③ determination of blood components or enzyme activities related to nutrients; ④ determination of abnormal metabolites in blood and urine due to nutrient deficiency; ⑤ load, saturation and isotope experiments.

Task import

Xiao Tan is a social worker in a pension service center, responsible for taking care of the elderly. The service center intends to evaluate the dietary nutrient intake status of the elderly. If you were Xiao Tan, how would you use what you have learned in this task to evaluate?

Task analysis

In order to evaluate the dietary nutrition intake of the elderly, we should first assist the elderly in dietary survey, followed by physical measurement of nutritional status and biochemical examination of nutritional level, and analyze the dietary intake status to form a report.

Task implementation

1 Operation procedure

The operation procedure is shown in Figure 4-2.

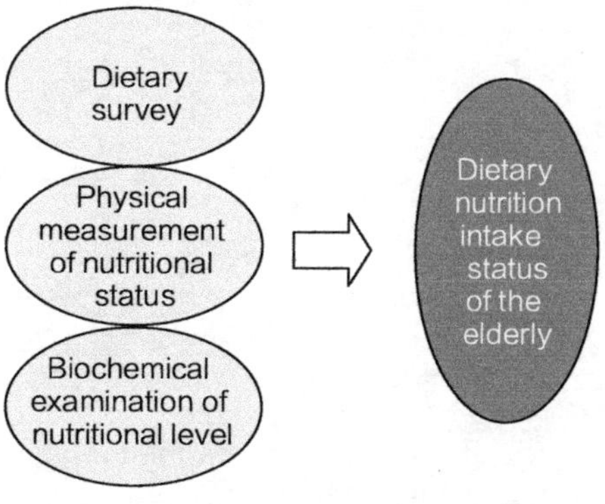

Figure 4-2 Operation procedure

2 Precautions for operation

(1) Pay attention to scientificity and accuracy when collecting and judging the physiological and psychological information of the elderly.

(2) Pay attention to the physical condition and related medical history of the elderly.

Task work order

Table 4-4 Task work order

<table>
<tr><th>Task name</th><td>Dietary nutrition intake of the elderly</td><th>Credit hour</th><td></td><th>Trainee</th><td></td></tr>
<tr><th>Student name</th><td></td><th>Contact number</th><td></td><th>Task score</th><td></td></tr>
<tr><th>Task equipment</th><td></td><th>Operation time</th><td></td><th>Operation location</th><td></td></tr>
<tr><th>Task purpose</th><td colspan="5">(1) Master the elements of preparation;
(2) Experience the process of thinking;
(3) Be able to write the experience</td></tr>
<tr><th rowspan="4">Task implementation</th><td>Preparation</td><td colspan="4"></td></tr>
<tr><td>Implementation process</td><td colspan="4"></td></tr>
<tr><td>Implementation summary</td><td colspan="4"></td></tr>
<tr><td>Implementation evaluation</td><td colspan="4"></td></tr>
<tr><th>Teacher's evaluation</th><td colspan="5"></td></tr>
</table>

Thinking and practice

Think about how to increase its authenticity and accuracy when understanding the dietary nutrient intake status of the elderly.

Task 3 Nutrition guidance for the elderly with chronic diseases

Detailed knowledge

1 Nutrition guidance for obesity

Obesity is a chronic metabolic disease in which energy intake exceeds energy consumption, resulting in excessive accumulation of fat in the body to a harmful degree, mainly characterized by the increase and enlargement of fat cells and weight gain. Obesity is a common disease in the elderly, which can easily lead to cardio-cerebrovascular diseases and diabetes, affecting the quality of life and life expectancy of the elderly.

Ⅰ. Causes of obesity of the elderly

The main causes for the obesity of the elderly are that after middle age, the energy consumption of basic metabolism is reduced, and physical labor is reduced, coupled with excessive dietary intake, resulting in fat accumulation in the body. Most of these fats are distributed in the subcutaneous layer, liver, abdominal wall, abdominal greater omentum and mesentery. Especially for women, after entering menopause, endocrine function decreases, metabolism decreases, and they are more likely to gain weight.

Ⅱ. Harm of obesity

Studies have shown that obesity in the elderly is often accompanied by a variety of diseases, mainly as follows.

1. Hypertension

Obese people are prone to hypertension, and the prevalence rate is 3 times that of normal people. With the increase of obesity, the prevalence rate further increases, accompanied by hyperlipidemia.

2. Coronary heart disease

The hyperlipidemia caused by senile obesity further aggravates arteriosclerosis, which is easy to cause coronary heart disease under the action of other factors.

3. Diabetes

With long-term persistent obesity, the probability of diabetes is significantly increased. According to the statistics, the incidence of diabetes in normal people is 0.7%; if the body weight is 20% more than standard weight, the incidence of diabetes is 2%; if it is more than

50%, the incidence of diabetes is 10%.

4. Cholecystitis and cholelithiasis

The risk of cholelithiasis in obese people is 3 to 4 times that in non-obese people, while the risk of cholelithiasis in patients with excessive abdominal fat is higher, and the relative risk of cholelithiasis increases with the increase of BMI. The supersaturation of cholesterol in bile and the decrease of gallbladder contractile function are the main factors for the formation of cholelithiasis in obese people.

5. Others

Obese people have low immunity and are often prone to bacterial and viral infections; once they suffer from these infections, they recover slowly. The incidence of bone and joint diseases and gout increases significantly in obese people.

Ⅲ. Reasonable diet for the elderly with obesity

If the elderly want to avoid obesity and maintain an ideal body weight, they first need to change unreasonable dietary structure and eating habits. The dietary treatment of the elderly with obesity should be based on the principle of individualization, and make a feasible individualized and long-term dietary treatment plan according to the family history, personal eating habits, social environmental factors, appetite and physical activity intensity of the elderly with obesity.

2 Nutrition guidance for diabetes mellitus

Diabetes is a chronic disease. Diabetes occurs when the pancreas does not produce enough insulin or the body is unable to effectively utilize the insulin produced. In 2014, 8.5% of adults over the age of 18 had diabetes. In 2019, diabetes was the direct cause of 1.5 million deaths, with 48% of diabetes deaths occurring before the age of 70. Between 2000 and 2019, deaths due to diabetes increased by 3%, with a 13% rise in diabetes deaths in low- and middle-income countries.

Dietary therapy is the basic therapy for the treatment of diabetes, and it is the premise of all treatment methods. Regardless of the type of diabetes, the severity of the disease, whether it has complications, or whether it is treated with insulin or oral hypoglycemic drugs, dietary therapy should be carried out strictly for a long time. Through a balanced diet, combined with exercise and drug treatment, blood sugar can be controlled in the ideal range, and metabolism can be comprehensively controlled to maintain the ideal body weight, ensure abundant physical strength, and effectively prevent and treat all kinds of acute and chronic complications of diabetes.

1. General principles of diet

Reasonably control total heat energy, and energy intake is appropriate to achieve or maintain the ideal body weight; balance the diet, select diversified and nutritious foods, relax restrictions on staple foods, reduce monosaccharide and disaccharide food intake limit fat intake, choose appropriate amount of high-quality protein, increase dietary fiber intake, and increase vitamin and mineral intake; advocate eating less and more meals, regular and quantitative meals.

2. Dietary design for the elderly with diabetes

(1) Meal arrangement: it is advisable to eat less and have more meals, not less than three meals a day, and those who inject insulin or are prone to hypoglycemia are required to add meals between three meals to ensure absorption and reduce the burden on pancreatic islets. The amount of breakfast should be less, because liver glycogen decomposes vigorously in the morning, and it is easy to have hyperglycemia after breakfast. The ratio of three meals a day can be 1/5, 2/5, 2/5, respectively. Eat regularly and eat less snacks.

(2) Cooking methods: use such cooking methods as steaming, boiling, roasting and cold dressing more often and avoid fried food.

3 Nutrition guidance for cardio-cerebrovascular diseases

Ⅰ. Overview of cardio-cerebrovascular diseases

Cardio-cerebrovascular diseases are the collective name for cardiovascular and cerebrovascular diseases. Cardiovascular and cerebrovascular diseases are characterized by high morbidity, high disability rate, high mortality rate, high recurrence rate and many complications. Data in recent years show that the incidence and lethality of cardio-cerebrovascular diseases in China remain high on the list. In 2019, rural and urban cardio-cerebrovascular diseases accounted for 46.74% and 44.26% of the causes of death, respectively, and 2 out of 5 deaths were due to cardio-cerebrovascular diseases. The risk factors of cardio-cerebro vascular diseases are related to smoking and lack of exercise. In terms of nutrition, it is related to obesity, excessive intake of saturated fatty acids, cholesterol, sucrose and animal food, low intake of vegetables and dietary fiber, and deficiency of vitamin C, B_6, PP and selenium.

1. Hypertension

Hypertension is the most common cardio-cerebro vascular disease and a major public health problem in the world. It not only has high prevalence rate, high disability rate and high mortality rate, but also can cause heart, brain and renal complications. It is the main risk factor of coronary heart disease and stroke.

2. Coronary heart disease

Coronary heart disease, also known as ischemic heart disease, refers to the heart disease with slow blood flow of the coronary artery that supplies nutrients to the heart, resulting in severe atherosclerosis or spasm, which makes the coronary artery narrow or form thrombus, resulting in lumen occlusion as well as ischemia myocardial and hypoxia.

Ⅱ. Dietary guidance for cardio-cerebrovascular diseases

1. Reasonable diet for prevention and treatment of hypertension

1) Control energy intake and maintain ideal body weight

Weight loss is effective for all types of hypertension. Weight loss can reduce blood pressure, and help to reduce blood sugar and blood lipids; weight loss has a synergistic effect with drug therapy, which can be used as an auxiliary measure of drug therapy. Therefore, hypertensive patients with more than 15% of their ideal body weight should control their energy intake and maintain their ideal body weight.

2) Use low-sodium and high-potassium diet

For patients with hypertension, a moderate salt-limited diet (6 g salt per day) is recommended. A moderate salt-limited diet is enough to make the blood pressure of most patients with stage 1 hypertension normal, and salt restriction can improve the effectiveness of antihypertensive drugs. Hypertensive patients should appropriately increase the intake of potassium, eat more bananas, oranges, peanuts, beans and their products.

3) Supplement calcium and magnesium

Calcium supplementation has a certain effect on the treatment of essential hypertension, and it is appropriate to supply 1g/d. Patients with hypertension should choose low-fat milk powder and magnesium-rich foods, such as green vegetables, whole grains, tofu made with bile water (mainly containing magnesium chloride) and nuts.

4) Give priority to plant food and limit the intake of lipids

Foods with high dietary fiber, such as standard flour, corn, buckwheat and millet, can promote intestinal peristalsis and accelerate cholesterol excretion, which is beneficial to the prevention and treatment of essential hypertension. Vegetables and fruits are rich in vitamin C and other vitamins, which can improve heart function and blood circulation. The intake of animal fat should be limited for patients with hyperlipidemia and coronary heart disease, whose fat supply is 40-50 g/d.

2. Reasonable diet for prevention and treatment of coronary heart disease

Most of the basic lesions of coronary heart disease are atherosclerosis, and most patients are accompanied by hyperlipidemia and obesity. Therefore, dietary therapy must not be ignored in the prevention and treatment of coronary heart disease. Only by closely combining diet, exercise and drug therapy can we play a positive role in effectively preventing and controlling coronary heart disease.

4 Nutrition guidance for hypertension

Hypertension refers to the state of systolic blood pressure ≥140 mmHg and / or diastolic blood pressure ≥290 mmHg. The elderly have a high incidence of high blood pressure, and the current survey finds that 40% of the elderly suffer from high blood pressure. Hypertension is an incurable disease, and once suffering from high blood pressure, patients often need to take medicine for life. However, many drugs have certain toxic and side effects. In order to reduce the amount of medicine and protect the health of the body, the elderly who take drugs should make corresponding adjustments in their diet. Of course, the elderly who have not yet suffered from hypertension, should also pay attention to their diet in order to prevent high blood pressure.

How to prevent and cure hypertension in the elderly from a nutritional point of view?

1) Control energy intake

Advocate eating compound sugars, such as starch and corn, and eat less glucose, fructose and sucrose, which are easy to cause elevated blood lipids.

2) Limit fat intake

Choose vegetable oil as much as possible, 40 grams per person per day. Eat sea fish. They have unsaturated fatty acids, can oxidize cholesterol, so as to reduce plasma cholesterol, and contain more linoleic acid, which can increase the elasticity and permeability of blood vessels, but they should be used with caution when hypertension is combined with renal insufficiency, gout.

3) Limit salt intake

The more salt intake of the human body, the higher the blood pressure level. For every 1 gram increase in daily salt intake, the average blood pressure rises 2 mmHg, low pressure rises 1. 7 mmHg. The World Health Organization (WHO) recommends salt intake should be less than 5 grams per person per day, including monosodium glutamate (MSG), soy sauce, and pickled products. At the early stage of hypertension or mild hypertension, simply restricting salt intake can make blood pressure back to normal level. Salt restriction for patients with moderate hypertension is also beneficial, enhancing the effect of antihypertensive drugs and reducing the dosage of antihypertensive drugs.

4) Eat more vegetables

Eat more fresh vegetables and fruits, no less than 400 grams of fresh vegetables and 100 to 200 grams of fruits every day. In addition, eat more foods rich in potassium, calcium and with low sodium, such as potatoes, eggplant, kelp, lettuce; high calcium-containing foods are milk, yogurt, shrimp. Eat less broth and other nitrogen-containing extract to avoid aggravating the burden on the heart, liver and kidneys.

5) Total amount control

Make total amount control and structural adjustment, eat less red meat and more white meat.

5 Nutrition guidance for hyperlipidemia

In human blood, the lipids contained in plasma are called blood lipids, including cholesterol, cholesterol lipids, triglycerides, phospholipids and nonesterified fatty acids, and so on. The phenomenon that the level of one or more lipids in plasma is higher than normal level due to abnormal metabolism or operation of lipids is called hyperlipidemia. Because lipids are insoluble or slightly soluble in water, they must bind to proteins in the form of lipoproteins. Therefore, hyperlipidemia is often hyperlipoproteinemia, characterized by hypercholesterolemia, hypertriglyceridemia or both.

Ⅰ. Hypercholesterolemia

Hypercholesterolemia means that the content of plasma cholesterol is higher than normal level. Cholesterol is a lipid that is indispensable for everybody and plays an important role especially in the composition of cell membranes and the synthesis of hormones. The most important aspect of hyperlipidemia is an increased level of cholesterol in the blood, especially that of low-density lipoprotein (LDL-C). High cholesterol content increases the risk of heart attacks (angina, myocardial infarction, etc.) and strokes.

The main points of dietary treatment for the patients with hypercholesterolemia are as follows.

1) Eat less food containing saturated fatty acids

Too much saturated fatty acid intake will promote cholesterol synthesis and absorption and inhibit cholesterol excretion. Eat less or no food containing saturated fatty acids, such as various kinds of fatty meat, animal skin, cream, fried food and pastries.

2) Eat less high sugar food

Foods containing syrup, fructose, sucrose and starch are high sugar foods, which will promote LDL cholesterol synthesis. Eat less refined rice and noodles, all kinds of sweets, and drink less sugary drinks.

3) Eat less food containing trans-fatty acids

Trans-fatty acids will raise the level of LDL cholesterol, lower HDL cholesterol, and increase the risk of coronary heart disease. Eat less food containing trans-fatty acids, such as all kinds of pastries, snacks and instant noodles.

4) Eat less high cholesterol food

The cholesterol content in animal offal, various kinds of fat meat, egg yolks and animal skin is high. Eating too much of this kind of food will make the intestines absorb more cholesterol, which in turn will cause the cholesterol level to rise.

5) Eat more fresh fruits and vegetables

Fresh fruits and vegetables contain pectin and dietary fiber, which can lower LDL cholesterol levels. Eat more fresh fruits and vegetables, such as celery, spinach, mushrooms, tomatoes and pumpkin.

6) Eat more soybeans, soy products and nuts

Eat more soybeans, soy products and nuts in daily life, which contain phytosterols and dietary fiber that can slow down the rise of blood sugar after meals and lower cholesterol levels.

7) Eat more whole grains

Dietary fiber of whole grains (such as corn, brown rice, oats, sorghum and a variety of miscellaneous legumes) can promote cholesterol excretion, and whole grains should account for half of the staple food.

8) Eat more vegetable oil

Flax oil, canola oil and olive oil contain unsaturated fatty acids, which help discharge LDL cholesterol, but the daily intake of edible oil for adults should not exceed 15 grams.

9) Eat more fish and shrimp

Fish and shrimp contain EPA (eicosapentaenoic acid) and DNA (deoxyribonucleic acid) and other fatty acids that are beneficial to the human body and can reduce bad cholesterol level. Eat fish and shrimpat least 2 times a week.

Ⅱ. Hypertriglyceridemia

Hypertriglyceridemia has the characteristics of increased blood triglyceride content and normal blood cholesterol content. The main points of its dietary treatment are different from that of hypercholesterolemia.

(1) Limit food intake and lose weight. This is a key measure for the elderly to achieve and maintain weight within the standard range.

(2) Limit sweets. Such patients are particularly sensitive to sugars, and eating sugar can significantly increase the content of triglycerides. Therefore, white sugar, brown sugar, fructose, honey and sugary foods and drugs should be eaten as little as possible.

(3) Prohibit alcohol. Alcohol can increase the content of triglycerides in this kind of patients.

(4) Increase protein appropriately, especially soybean protein.

(5) Properly limit cholesterol, lower than 300 mg every day, eat 3 eggs a week, and other cholesterol-containing foods can also be eaten properly, as long as the total intake is not higher than the above limit.

(6) Properly limit fat, especially animal fat.

Ⅲ. Mixed hyperlipidemia

The blood cholesterol and triglyceride content of this type of patients are increased, the key point of dietary treatment is to combine that of the above two types. That is, appropriately limit cholesterol and animal fat, control food intake to reduce weight, avoid eating sweets, abstain from alcohol, appropriately increase vegetable oil, legumes and their products, and eat more vegetables, melons and fruits and some foods that have lipid-lowering effects.

Task import

Xiao Zhang is a social worker in a community hospital, responsible for caring for the elderly in the hospital, some of whom suffer from chronic diseases for a long time. If you were Xiao Zhang, how would you use what you have learned in this task to make a nutrition guidance manual for the elderly with chronic diseases?

Task analysis

To make the nutrition guidance manual for the elderly with chronic diseases, from the above knowledge structure, we know that it needs to be edited from several sections: nutrition guidance for obesity, nutrition guidance for diabetes, nutrition guidance for cardio-cerebrovascular diseases, nutrition guidance for hypertension.

Task implementation

1 Operation procedure

The operation procedure is shown in Figure 4-3.

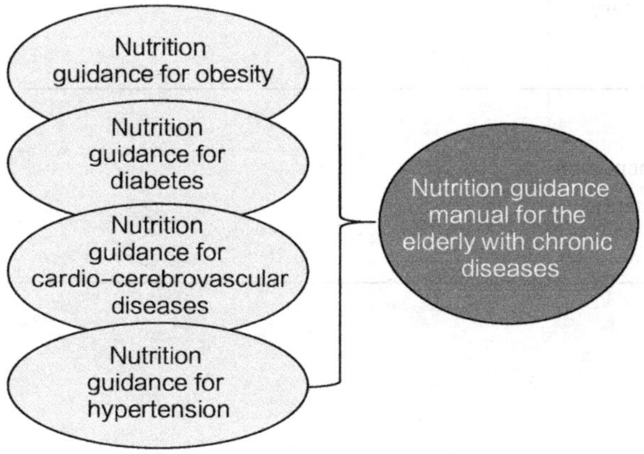

Figure 4-3 Operation procedure

2 precaution for operation

Pay attention to scientificity and comprehensiveness when designing the care plan.

Task work order

Table 4-5 Task work order

<table>
<tr><td>Task name</td><td>Nutrition guidance manual for the elderly with chronic diseases</td><td>Credit hour</td><td></td><td>Trainee</td><td></td></tr>
<tr><td>Student name</td><td></td><td>Contact number</td><td></td><td>Task score</td><td></td></tr>
<tr><td>Task equipment</td><td></td><td>Operation time</td><td></td><td>Operation location</td><td></td></tr>
<tr><td>Task purpose</td><td colspan="5">(1) Master the elements of preparation;
(2) Experience the process of thinking;
(3) Be able to write the experience</td></tr>
<tr><td rowspan="4">Task implementation</td><td>Preparation</td><td colspan="4"></td></tr>
<tr><td>Implementation process</td><td colspan="4"></td></tr>
<tr><td>Implementation summary</td><td colspan="4"></td></tr>
<tr><td>Implementation evaluation</td><td colspan="4"></td></tr>
<tr><td>Teacher's evaluation</td><td colspan="5"></td></tr>
</table>

Thinking and practice

Think about how to make the elderly with chronic diseases pay attention to dietary intake.

Project 5
Mental health care for the elderly in the community

Task 1 Understand general psychological characteristics of the elderly in the community

Detailed knowledge

1 Psychological characteristics of the elderly

Compared with other stages of life, the tissues and organs of the human body will age rapidly in old age. The so-called aging refers to the phenomenon that the physiological and psychological adaptability of the body to the environment gradually decreases and the body gradually tends to death. Aging can be divided into two categories: physiological aging and pathological aging. The former refers to the physiological degeneration process after maturity, while the latter is the senile change caused by various external factors (including various diseases). It is actually difficult to distinguish between the two. In a word, aging is the inevitable result of the comprehensive action of many pathological, physiological and psychological processes.

2 Standards for mental health of the elderly

The "Ten Standards of Mental Health" put forward by American psychologists Maslow and Mittelmann has been widely used and recognized. This is called by the academic circle as the best mental health standard at present: first, have a full sense of security; second, fully understand yourself and make a proper assessment of your ability; third, life goals are realistic; fourth, keep in touch with the real environment; fifth, maintain personality integrity and harmony; sixth, have the ability to learn from experience; seventh, maintain good interpersonal relationships; eighth, appropriate emotional expression and control. Ninth, under the condition of not violating social norms, properly meet the basic needs of individuals; tenth, under the premise of collective requirements, give better play to their own personality.

Based on the research of psychological experts at home and abroad on the mental health standards of the elderly, combined with the actual situation of the elderly in China, it can be defined from the following five aspects.

(1) Have normal feeling and perception, normal thinking and good memory. That is to say, when judging things, they are basically accurate and do not have delusions; when recalling past events, they remember clearly and do not have great forgetfulness; when analyzing problems, they are clear and do not have logical confusion; when answering questions, they can answer questions freely; in daily life, they have relatively rich imagination and are good at using imagination to design a reasonable goal for themselves.

(2) Have a sound personality. They are emotionally stable, with more positive emotions than negative emotions, can correctly evaluate their own and external things, and can control their own behavior, less blind and impulsive. They have a very strong will and can withstand the strong stimulation of external things. They can find a way to vent when they are sad, so as not to be overwhelmed by grief. They are able to rejoice moderately when they are happy, instead of getting dizzy with success and overexcited. When they encounter difficulties, they can calmly use their will and experience to overcome them, instead of blindly sighing or complaining.

(3) Have good interpersonal relationship. They are willing to help others and accept the help of others. At home they can maintain emotional harmony with their spouse, children, daughters-in-law, sons-in-law, grandsons, granddaughters, nephews and so on and get the family's heartfelt understanding and respect. On the outside, they can maintain a good relationship with both old friends and new friends. They don't expect other people to be perfect, or ask for too much from others, or have a hostile attitude towards others, but always show a kind attitude towards others. They have a sense of collective honor and social responsibility in both formal and informal groups.

(4) Have a correct understanding of the society, which is consistent with the psychological activities of most people. For example, the views on the society, the attitude towards reform, the analysis of the situation at home and abroad, the understanding of social morality and ethics, and so on, are basically consistent with the attitudes of most people in the society.

(5) Be able to maintain normal behavior. They can adhere to normal life, work, study, entertainment and other activities. All their behavior is in line with their identity and role on various occasions.

3 Factors leading to psychological changes of the elderly

Old age is the last turning point in the course of life. During this period, for the elderly, not only the aging of the body is accelerated, the diseases are increasing, and they are facing the test and challenge of death, but also the professional status, family structure, marriage form, economic situation and other aspects are changing. These changes will have an impact on the feelings, perception, memory, intelligence, emotion, character, interest and other aspects of the elderly.

Ⅰ. Physiological factors

Some diseases can affect the psychological state of the elderly, such as cerebral arteriosclerosis, insufficient blood supply of brain tissue, hypoxia, decrease of brain function, aggravation of memory loss, and even senile dementia in the late stage. With the increase of age, the blood supply of the liver decreases, which can also cause neurological abnormalities, intelligence and personality changes. In addition, there are some diseases, such as cerebral infarction and other chronic diseases, which often make the elderly bedridden, who can not take care of themselves, resulting in pessimism, loneliness and other psychological states.

Ⅱ. Social factors

(1) The change of the social role of the elderly. Due to the change of social status, some elderly people can have a variety of psychological changes, such as loneliness, inferiority, depression, irritability, negativity and so on. These psychological factors may promote the aging of the body.

(2) The family status of the elderly. After retirement, the main place of activity for the elderly has changed from work unit to home. The relationship between family members has a great impact on the elderly, such as children's attitude towards the elderly, contradictions caused by different ideological levels among non-peers, and so on, which can have an impact on the psychology of the elderly. In addition, social psychology believes that the intimate relationship represented by the relationship between husband and wife is the highest form of human interpersonal relationship, and the psychological blow of the loss of spouse to the elderly is irreversible.

Ⅲ. Material factors

With the decline of the working ability of the vast majority of the elderly, the controllable income will decrease. The decline in income and the rise in prices will have a mental impact on the elderly.

Ⅳ. Education level factors

The ideology, moral and ethical concepts, ideal and belief, etc., can affect the psychological state of the elderly. High ideological awareness, firm belief and strong career ambition can promote good psychology, delay aging, and maintain health.

Task import

Xiao Wang is a social worker in a community pension service station, responsible for monitoring the mental health of the elderly in the community, but due to the large number of elderly people in the community, systematic analysis can not be achieved. If you were Xiao Wang, how would you use the knowledge you have learned in this task to evaluate the mental health of the elderly in the community?

Task analysis

In order to evaluate the mental health of the elderly in the community, we must first analyze the composition of the elderly in the community, including personal basic situation, family composition, and so on, and then classify and evaluate the elderly in different situations, so as to screen the high-risk groups of mental health and analyze their psychological problems and needs.

Task implementation

1 Operation procedure

Screen the data for the elderly in the community→Formulate evaluation methods→Implement classified evaluation→Summarize the result.

2 Precautions for operation

(1) The confidentiality of data on the elderly.

(2) The unity of screening and evaluation criteria.

Task work order

Table 5-1 Task work order

Task name	Understand the general psychological characteristics of the elderly in the community	**Credit hour**		**Trainee**	
Student name		**Contact number**		**Task score**	
Task equipment		**Operation time**		**Operation location**	
Task purpose	(1) Master the psychological characteristics of the elderly in the community; (2) Be able to distinguish the factors that affect the psychology of the elderly in the community				
Task implementation	Preparation				
	Implementation process				
	Implementation summary				
	Implementation evaluation				
Teacher's evaluation					

Thinking and practice

The factors that affect the mental health of the elderly are diverse Due to the large individual differences of the elderly, the degree of impact is different. In practice, how to judge which type of factors has a more far-reaching impact on the elderly in the community?

Task 2 Understand the knowledge and skills of psychological health maintenance of the elderly in the community

Detailed knowledge

1 Methods of maintaining the psychological health of the elderly in the community

People are always trying to find ways to meet their needs, because needs are not only the reflection of people's physiological and social needs, but also the driving force of individual psychological activities and behavior. Therefore, we should start from understanding and meeting the psychological needs of the elderly to effectively strengthen the mental health care of the elderly.

2 Skills for maintaining the psychological health of the elderly in the community

Ⅰ. Listening

For geriatric social workers, listening is not only to listen to the elderly's words, but also to carefully observe the performance of the elderly, including their facial expressions and their non-verbal behavior, and then relevant information is collected accordingly. Social psychologist G. Egan put forward five elements of body language implementation method: first, when talking with the service object, the first step is to turn the body toward the service object; second, keep an open body posture in the process of listening, do not be nervous, relax yourself, and do not tighten the body or cross your arms, the relaxed state giving people a sense of security; third, the body leans forward slightly, showing a dedicated attitude; fourth, maintain good eye contact and look into the other person's eyes so as to make people feel a sense of respect; fifth, comport yourself decently.

In the process of listening, social workers need to take the elderly in the community as the lead to listen to their demands, and guide them to say more information. And to give a response, social workers can nod, smile kindly, and say a few words, such as "Yes", "Go on", which does not interrupt the elderly's talk, but gives them a psychological support to continue to confide in themselves. After listening, social workers can ask open questions that begin with "what", "how" and "why", so as to get some facts and information; they can ask about the process of a thing, so as to get more information by discussing some reasons.

Ⅱ. Empathy

Empathy is the most frequently mentioned word in applied psychology. Empathy was put forward by Rogers, the founder of humanism, which refers to the ability to experience the inner world of others. It contains three meanings.

(1) With the help of the words and deeds of the elderly, geriatric social workers go deep into the elderly's heart to experience their emotion and thinking.

(2) With the help of knowledge and experience, geriatric social workers grasp the relationship between the elderly's experience and personality, so as to better understand the essence of the problem.

(3) Geriatric social workers use counseling skills to convey their empathy to the elderly in order to influence them and get feedback.

It should be noted that empathy is neither reasoning or preaching, neither sympathy nor sadfishing. Empathy requires geriatric social workers to put themselves in the shoes of the elderly, and then look at the problem from the perspective of the elderly; from the perspective of the elderly to discuss things with the elderly, as close as possible to the elderly's personal experience. Empathy should always be alert to the interference of role experience, and geriatric social workers are used to judging things with a fixed identity or personal feelings with a personal role. Empathy should be applied flexibly according to different people. Geriatric social workers should pay attention to the characteristics and background of the elderly, and grasp the degree of empathy expression.

Ⅲ. Social and psychological support

Social and psychological support includes social support and psychological support. The operational content of psychosocial support includes four aspects. First, survival and security. First of all, assess whether the environment where the elderly are located is safe and whether there is enough basic living security. Second, companionship and encouragement. Geriatric social workers should guide the elderly in the form of companionship and encouragement, help them out of the predicament, and give them encouragement and appreciation. Third, explanation. Geriatric social workers should work with the elderly to formulate their response plan, that is, intervention measure, which can effectively increase the elderly's initiative. Fourth, comfort and compassion. Geriatric social workers should comfort the traumatic elderly and then provide an environment for emotional release.

Ⅳ. Crisis intervention

Crisis refers to the individual being unable to deal with the psychological imbalance and damage to his or her mental health in the face of sudden or major accidents. The events that cause psychological crisis include major natural disasters, large-scale social unrest, man-made technological errors, long-term and urgent economic difficulties, physical and functional disabilities, and violent injuries. Among them, the crisis events of the elderly include the sudden death of their spouse or children, the extremely painful physical and psychological illness, no financial resources, unattended situation, being close to death, and other specific events that cause psychological crisis.

The basic steps of crisis intervention technology: first, identify the core issues, conduct in-depth and effective interviews, and then understand the causes of the crisis; second, ensure a safe environment for communication with the elderly, so that the elderly can settle down to tell their plight; third, give social and psychological support to the elderly, and while providing soothing, companionship and encouragement, pay more attention to the body of the elderly. Fourth, formulate a feasible response plan according to the needs of the elderly. In the process of formulating a specific response plan, properly communicate with the elderly to establish a good interaction. Fifth, formulate a common action plan. Once the elderly accept the response plan, let them actively participate, achieve their own goals according to the plan and have the corresponding commitment; let them pay attention to the action plan and intervention plan. Sixth, multi-sectoral cooperation. Strengthen cooperation between health, public safety, education, media and other departments, and link these resources.

Task import

Lao Zhang, 60 years old, found that he had advanced cancer during a physical examination. He could not stand the blow because he had always been in good health before. He tried to commit suicide several times, but was found by his family. Lao Zhang's family ask you for help. How should you help him?

Task analysis

First of all, judge the seriousness of Lao Zhang's problem and then choose the skills and methods of intervention. After analysis, it is found that Lao Zhang's suicidal behavior is life-threatening, and the strategy of crisis intervention can be used to help Lao Zhang strengthen his belief, rebuild his confidence in life, and cut off his suicidal thoughts.

Task implementation

1 Operation procedure

Intervene risk behavior→Analyze deep-seated causes→Formulate and implement crisis intervention plan→Rebuild confidence.

2 Precautions for operation

(1) When dealing with world-weary suicides of the elderly, geriatric social workers should adhere to the principle of life safety first and intervene in a timely manner.

(2) Crisis intervention plans must be formulated in conjunction with the elderly after having an in-depth understanding of the situation and causes of the elderly.

Task work order

Table 5-2 Task work order

Task name	Understand the knowledge and skills of psychological health maintenance of the elderly in the community	**Credit hour**		**Trainee**	
Student name		**Contact number**		**Task score**	
Task equipment		**Operation time**		**Operation location**	
Task purpose	(1) Understand the methods of maintaining the psychological health of the elderly in the community; (2) Master the skills of maintaining the psychological health of the elderly in the community				
Task implementation	Preparation				
	Implementation process				
	Implementation summary				
	Implementation evaluation				
Teacher's evaluation					

Thinking and practice

Try to use the skills of maintaining the psychological health of the elderly in the community to conduct 15-minute scenario simulations with classmates to be familiar with the use of care skills.

Task 3 Understand the care for common psychological problems in old age

Detailed knowledge

1 Care for psychological problems in the emotional aspect

Emotion refers to the attitude experience of people towards objective things, and it is also the process of reflecting objective things in the human brain. Emotions can be pleasant or unpleasant, happy and unhappy, satisfied and dissatisfied, mild and strong, short-lived and lasting, and so on. Bad mood refers to a kind of fierce anger and antagonism produced by people when there is a big gap between expectation and reality, and when facing an unexpected mental blow. The words describing bad emotions include anger, jealousy, anxiety, fear, sadness, panic and pain.

The common poor emotional control of the elderly is as follows: terribly upset, short-tempered, restless and anxious, flushed and breathless anger.

2 Care for psychological problems on death

Ⅰ. Pain of child/spouse death

Family members have special significance in our country. The death of family members makes the elderly have to face the lonely and painful old age.

Post-traumatic stress disorder (PTSD) refers to the delayed and persistent mental disorder caused by the individual's experiencing, witnessing or suffering from one or more actual deaths involving himself or others, or the threat of death, or serious injury, or the threat of physical integrity. Women are more likely to develop into PTSD than men. The occurrence of PTSD is related to many factors, which are mainly divided into family factors, psychosocial factors (such as gender, age, race, marital status, economic status, social status, work status, education level, stressful life events, personality characteristics, defense styles, childhood trauma, domestic violence, war, social support, etc.) and biological factors (such as genetic factors, neuroendocrine factors, neurobiochemical factors, etc.). Among them, major traumatic events are the basic conditions for the onset of PTSD, with great unpredictability.

Ⅱ. Fear of death

In terms of human evolution, being afraid of the unknown is not a weakness, but a protection means. Being unknown to death is one of the reasons why people are afraid of death. For the elderly, death is much closer than that for the young, so they naturally have more fear of the "other world" that they know nothing about than the young.

From an individual point of view, death means saying goodbye to your partner and children, and if you have a harmonious family relationship and are reluctant to part with each other, you will naturally be afraid that death will separate you from them. So for the elderly, the loneliness caused by death is also the cause of the fear of death.

Death phobia is an abnormal fear of death, which belongs to a kind of neurophobia. Neurophobia refers to excessive emotional reactions when one faces adverse or dangerous situations, the causes of which are inner emotional experience deviation, continuous or repeated realistic environmental stimulation, etc., resulting in disorders in the interaction between cortex and subcortical nerves. The main clinical manifestation is fear of specific things, for example, for the patients, it is taboo to mention any topic about death or anything that implies death (such as not daring to pass through the door of a shop). Once they are exposed to these things, limb trembling, sweatering, and other neurological symptoms will appear. Fear is often caused by hallucinations, delusions and delusions, and occurs strongly in deep hallucinations.

3 Care for social value needs not being met

After the elderly leave their posts, that is, after retirement, their social roles, interpersonal relationships and rules of life change greatly. This makes the elderly have a great sense of loss and even suffer from retirement syndrome.

The so-called retirement syndrome refers to an adaptive psychological disorder, including anxiety, depression, sadness, fear and other negative emotions of the elderly due to their inability to adapt to the changes of new social roles, living environment and lifestyle after retirement or the resultant behavior deviating from normality. This psychological disorder will often lead to other physiological diseases and affect physical health.

Task import

The staff member of the community pension service station received a call for help from the children of Grandpa Sun. Since Grandpa Sun's children go out to work and he stays at home alone for a long time. His wife died suddenly six months ago, which made grandpa feel very depressed. He often exudes pessimism and feels that there is no hope in life on the phone with his children. If you were a staff member of the community pension service station, how could you help Grandpa Sun?

Task analysis

First, need to collect Grandpa Sun's basic information, then analyze Grandpa Sun's problems and needs and evaluate them, and finally analyze the priorities of the problems.

After sorting out the problems, according to the care knowledge of common psychological problems in old age, and according to the communication with Grandpa Sun, formulate a personalized intervention plan to solve Grandpa Sun's problems.

Task implementation

1 Operation procedure

Collect and evaluate the problems→Formulate and implement the intervention plan→Solve the problems.

2 Precautions for operation

(1) Ensure that the obtained information is effective and comprehensive.

(2) When making the program, pay attention to the specific situation to ensure the personalization of the program.

Task work order

Table 5-3 Task work order

Task name	Understand the care of common psychological problems in old age	**Credit hour**		**Trainee**	
Student name		**Contact number**		**Task score**	
Task equipment		**Operation time**		**Operation location**	
Task purpose	Master the care of different psychological problems of the elderly				
Task implementation	Preparation				
	Implementation process				
	Implementation summary				
	Implementation evaluation				
Teacher's evaluation					

Thinking and practice

In order to help the elderly in the community to achieve mental health, what can we do to help the elderly? Choose a social case and try to formulate a feasible and reasonable care plan based on the knowledge in this task.

Task 4 Provide care for common mental disorders of the elderly in the community

Detailed knowledge

1 Care for senile depression

Senile depression is common in people over or with the age of 60. Affected by physical condition, economic status and social relations, the problems of the elderly are more complicated than those of young and middle-aged patients. However, a considerable number of patients insist that they only have physical discomfort rather than mental and psychological problems, and will not seek help. Mild depression is common clinically, but its harmfulness can not be ignored. If it is not diagnosed and treated in time, it will lead to a decline in the quality of life, an increase of the risk of psychosomatic diseases (such as cardio-cerebrovascular diseases) and death risk and other serious consequences. Therefore, the depressive symptoms of the elderly should be controlled in time.

2 Care for senile hypochondria

Senile hypochondria is a neurotic personality disorder characterized by suspicion of illness. If senile hypochondria cannot be controlled and treated in time, it is psychologically possible to develop from suspicion of illness to fear of disease, or even fear of death, that is, the so-called "senile phobia". This will have serious adverse consequences for the physical and mental health of the elderly.

3 Care for senile Alzheimer's disease

Alzheimer's disease (AD), commonly known as "senile dementia", is a neurodegenerative disease characterized by cognitive and behavioral disorders that seriously interfere with patients' social functions. This is an "incurable disease" with a long incubation period and slow progression. The main causes are cerebral neuropathy, cerebrovascular injury, brain trauma, brain infection, nutritional and metabolic factors and brain tumors.

Task import

Lao Li, a social worker, is preparing to launch a support group for caregivers of common mental disorders in the elderly, and plans to improve the level of care for the elderly with mental disorders in the community. If you were Lao Li, how would you use the knowledge you have learned in this task to carry out this activity?

Task analysis

First of all, it is necessary to collect the information of the elderly with mental disorders in the community, distinguish the number and composition of the elderly with mental disorders, and analyze the needs of caregivers in the improvement of care technology. And then, according to the collected information, a service plan is designed to help caregivers enhance their ability and reduce the pressure of care, so as to improve the health level of the elderly with mental disorders.

Task implementation

1 Operation procedure

Collect the data on the elderly with mental disorders→Analyze their needs→Formulate service plans→Improve the ability of caregivers.

2 Precautions for operation

(1) Most of the elderly with mental disorders can not directly participate in collective activities, and the service for caregivers is also an important means to serve the elderly with mental disorders in the community.

(2) Pay attention to the psychological counseling of caregivers while paying attention to the improvement of the technical ability of caregivers.

Task work order

Table 5-4 Task work order

<table>
<tr><td>Task name</td><td>Understand the development of common mental disorder care for the elderly in the community</td><td>Credit hour</td><td></td><td>Trainee</td><td></td></tr>
<tr><td>Student name</td><td></td><td>Contact number</td><td></td><td>Task score</td><td></td></tr>
<tr><td>Task equipment</td><td></td><td>Operation time</td><td></td><td>Operation location</td><td></td></tr>
<tr><td>Task purpose</td><td colspan="5">(1) Master the care skills of senile depression;
(2) Master the care skills of senile hypochondria;
(3) Master the care skills of senile Alzheimer's disease</td></tr>
<tr><td rowspan="4">Task implementation</td><td>Preparation</td><td colspan="4"></td></tr>
<tr><td>Implementation process</td><td colspan="4"></td></tr>
<tr><td>Implementation summary</td><td colspan="4"></td></tr>
<tr><td>Implementation evaluation</td><td colspan="4"></td></tr>
<tr><td>Teacher's evaluation</td><td colspan="5"></td></tr>
</table>

Thinking and practice

(1) [single choice] In the following statements about geriatric depression, (　　) is wrong.

A. The age of high incidence is between 50 and 60 years old

B. The age of high incidence is between 60 and 70 years old

C. Have a suicidal tendency

D. Encourage the elderly to take part in more social activities

(2) [single choice] Alzheimer's main performance does not include (　　).

A. Progressive memory disorder

B. Cognitive dysfunction

C. Personality change

D. Symptoms of Parkinson's disease appear

Project 6
Common disease care for the elderly in the community

Task 1 Chronic bronchitis care for the elderly in the community

Detailed knowledge

Chronic bronchitis is a chronic nonspecific inflammation of the bronchial mucosa and surrounding tissues. Clinically, recurrent cough, sputum or with wheezing, which last for 3 months every year for more than 2 years, are regarded as the main symptoms. But other diseases with cough, sputum and wheezing symptoms (such as tuberculosis, pneumoconiosis, pulmonary abscess, heart disease, cardiac insufficiency, bronchiectasis, bronchial asthma, esophageal reflux syndrome, etc.) need to be further excluded. Early symptoms are mild, usually occur in late autumn and early spring, and can be relieved in spring and summer. At advanced stage, due to aggravated inflammation, symptoms will exist all the year round. Its pathological features are bronchial glandular hyperplasia and mucosal hypersecretion. The disease develops with slow progression, often complicated with obstructive pulmonary disease, and in serious cases, pulmonary hypertension and even pulmonary heart disease, pulmonary encephalopathy will occur, threatening the patient's life.

1 Causes of the disease

Under normal circumstances, the respiratory tract has a perfect defense function, which can play the role of filtering, heating and humidifying the inhaled air. Ciliary movement and cough reflex on airway mucosal surface can remove foreign bodies and pathogenic microorganisms in the airway. There is also secretory IgA in the lower respiratory tract, which can resist pathogenic microorganisms. As a result, the lower respiratory tract generally remains purified. The elderly, whose systemic or respiratory tract local defense and immune function decline, are easy to suffer from chronic bronchitis with repeated attacks and difficult to recover.

2 Clinical manifestations

The most common manifestations of senile chronic bronchitis are cough, sputum, wheezing and inflammation.

(1) Cough. It is a more common symptom of chronic bronchitis in the elderly.

(2) Sputum. The elderly with this disease will have sputum, white frothy sputum, yellow sputum or occasionally sputum with bloodshot, and generally have more sputum in the morning. If it is an acute infection, there may be yellow purulent sputum.

(3) Wheezing. Dyspnea may occur, early during the activity, later will gradually worsen.

(4) Inflammation. It is infection, with such a performance as fever and yellow purulent sputum.

1. Classification by type

Chronic bronchitis was classified into two types according to the 1979 National Clinical Professional Conference on Chronic Bronchitis.

(1) Simple type: the symptoms are cough and sputum.

(2) Asthmaticus type: it meets the diagnostic criteria for chronic bronchitis, with wheezing symptoms and frequent or repeated wheezing. (At present, most people think that this type should be chronic bronchitis combined with asthma.)

2. Classification by stage

According to the disease progression, chronic bronchitis can be divided into 3 stages.

(1) Acute attack stage: refers to the occurrence of purulent or mucous purulent sputum within 1 week, the amount of sputum increasing significantly, or accompanied by fever and other inflammatory manifestations, or any of the symptoms including cough, sputum and wheezing significantly aggravated.

(2) Chronic postponement stage: refers to different degrees of cough, phlegm, asthmatic symptoms prolonged for more than 1 month.

(3) Clinical remission stage: after treatment or natural relief, the symptoms basically disappear or occasionally with a slight cough and a small amount of sputum, maintaining for more than 2 months.

3 Treatment measures

The main treatment methods for chronic bronchitis in the elderly include drug therapy, physical therapy, atomization therapy, dietary therapy, etc., which can effectively control the development of the disease and relieve symptoms. However, the patients had better let professional doctors develop appropriate plans for treatment according to the specific conditions of the disease, so as to avid improper treatment to affect the efficacy . At the same time, maintaining good household environmental hygiene can prevent disease recurrence.

4 Preventive measures

First, quit smoking. Smoking is a particularly important cause of chronic bronchitis, so quitting smoking is the first thing to be advocated.

Second, live in a place with good air quality. The better the air quality, the less the probability of chronic bronchitis, because the inhalable particles in the polluted air have direct damage to the bronchial mucosa.

Third, take good protection. For example, miners must wear mine masks, which have a strong blocking effect on inhalable particles.

5 Care and health care

Patients with chronic bronchitis should first get rid of some bad habits, such as smoking. In fact, the pathogenesis of many respiratory diseases is inseparable from smoking, so we summarize the health care measures related to chronic bronchitis.

Task import

Xiao Yang is a social worker in a pension service center, responsible for the care of the elderly in the center. One elderly person has long suffered from chronic bronchitis. If you were Xiao Yang, how would you use the knowledge you have learned in this task to help the elderly person with chronic bronchitis?

Task analysis

To care for the elderly with chronic bronchitis for a long time, first, understand and collect the relevant information on the elderly's medical history, comprehensively analyze the causes of chronic bronchitis; second, preliminarily determine the disease type according to the symptoms of the elderly and discuss therapeutic measures with the doctor; third, with the help of the doctor, make a care plan for the elderly, and care for the elderly according to the plan.

Task implementation

1 Operation procedure

Figure 6-1 shows the operation procedure.

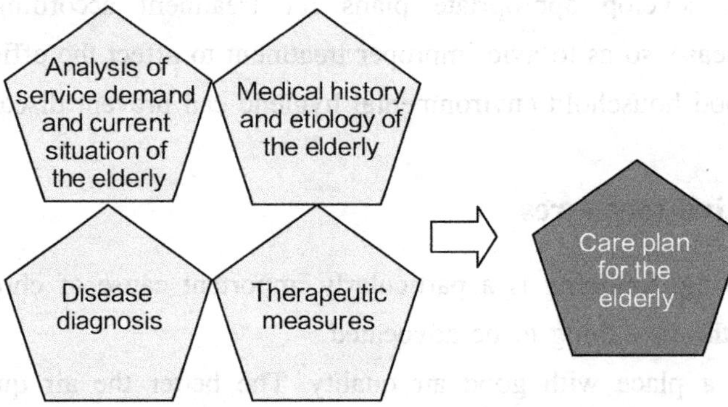

Figure 6-1 Operation procedure

2 Precautions for operation

(1) When analyzing the service demand and current situation of the elderly, pay attention to the selection of standard scales and follow the evaluation process.

(2) When diagnosing the disease, pay attention to scientificity and authoritativeness.

(3) Try to pay attention to regional differences and personalized differences in the design of elderly care programs.

Task work order

Table 6-1 Task work order

<table>
<tr><td>Task name</td><td>Early preparation for care of elderly chronic bronchitis</td><td>Credit hour</td><td></td><td>Trainee</td><td></td></tr>
<tr><td>Student name</td><td></td><td>Contact number</td><td></td><td>Task score</td><td></td></tr>
<tr><td>Task equipment</td><td></td><td>Operation time</td><td></td><td>Operation location</td><td></td></tr>
<tr><td>Task purpose</td><td colspan="5">(1) Master the elements of preparation;
(2) Experience the thinking process;
(3) Be able to write the experience</td></tr>
<tr><td rowspan="4">Task implementation</td><td>Preparation</td><td colspan="4"></td></tr>
<tr><td>Implementation process</td><td colspan="4"></td></tr>
<tr><td>Implementation summary</td><td colspan="4"></td></tr>
<tr><td>Implementation evaluation</td><td colspan="4"></td></tr>
<tr><td>Teacher's evaluation</td><td colspan="5"></td></tr>
</table>

Thinking and practice

Talk about how to help smokers quit smoking better.

Task 2 Hypertension care for the elderly in the community

Detailed knowledge

1 Overview of hypertension

Hypertension refers to a clinical syndrome characterized by increased systemic circulatory arterial blood pressure (systolic and/or diastolic) (systolic blood pressure ≥ 140 mmHg, diastolic blood pressure ≥ 90 mmHg), and can be accompanied by functional or organic damage to the heart, brain, kidney and other organs. Hypertension is the most common chronic disease and the main risk factor for cardiovascular and cerebrovascular diseases. The blood pressure of normal people fluctuates within a certain range with the changes of internal and external environments. In the overall population, blood pressure increases gradually with age, especially systolic blood pressure, but diastolic blood pressure shows a downward trend after the age of 50. In recent years, people's understanding of the role of multiple risk factors of cardiovascular and cerebrovascular diseases and the protection of target organs of heart, brain and kidney is deepening, and the diagnostic criteria of hypertension are constantly adjusted. Currently, it is believed that patients with the same blood pressure level have different risks of cardiovascular and cerebrovascular diseases, so there is a concept of blood pressure stratification, that is, patients with different risks of cardiovascular and cerebrovascular diseases should have different appropriate blood pressure levels.

Clinically hypertension can be divided into two categories: essential hypertension and secondary hypertension,

(1) Essential hypertension is an independent disease with high blood pressure as the main clinical manifestation, which has no clearly defined etiology, accounting for more than 90% of all hypertensive patients.

(2) Secondary hypertension, also known as symptomatic hypertension, has a clear etiology. Hypertension is only one of the clinical manifestations of this kind of disease, and blood pressure can be temporarily or permanently elevated.

2 Clinical manifestations

The symptoms of high blood pressure vary from person to person. Early symptoms may be asymptomatic or not obvious, and common ones are dizziness, headache, neck stiffness, fatigue, palpitation, etc. Blood pressure increases only after fatigue, tension, and mood swings, and returns to normal after rest. As the course of the disease prolongates, the blood pressure continues to rise significantly, and a variety of symptoms gradually appear. This is called progressive hypertension. The common clinical symptoms of progressive hypertension include headache, dizziness, inattention, memory loss, limb numbness, nocturia, palpitation, chest tightness, fatigue and so on. The symptoms of hypertension are related to the level of blood pressure. Most of the symptoms can be aggravated after tension or fatigue. Blood pressure can rise rapidly after early morning activities, resulting in early morning hypertension, so cardiovascular and cerebrovascular events often occur in the early morning.

When the blood pressure suddenly rises to a certain extent, there will even be severe headache, vomiting, palpitation, vertigo and other symptoms, and in severe cases, confusion and convulsions will occur, which belongs to acute hypertension and critical hypertension. Most of them are accompanied with serious damage and lesions of the heart, brain, kidney and other organs in the short term, such as stroke, myocardial infarction, kidney failure and so on. Symptoms are not consistent with elevated blood pressure levels.

The clinical manifestations of secondary hypertension are mainly related to the symptoms and signs of the primary disease, and hypertension is only one of its symptoms. The rise of blood pressure in the patients with secondary hypertension has its own characteristics. Give two examples: hypertension due to aortic coarctation may be limited to the upper extremities; the increase in blood pressure caused by pheochromocytoma is paroxysmal.

3 Treatment measures

Ⅰ. Physical examination

(1) Measure blood pressure correctly. Because blood pressure is volatile and transient increases in blood pressure are caused by emotional agitation and physical activity, hypertension should be diagnosed only when blood pressure is increased at least 2 times at rest on different days, and blood pressure value should be calculated as the average of 3 consecutive times. Careful physical examination can help detect clues of secondary hypertension and target organ damage.

(2) Measure body mass index (BMI), waist circumference and hip circumference.

(3) Check the arterial pulsation and neurological signs of the extremities, and auscultate the carotid arteries, thoracic aorta, abdominal arteries, and femoral arteries for murmurs.

(4) Take a full cardiopulmonary examination.

(5) Have a thorough and detailed understanding of the patient's history.

Ⅱ. Laboratory examination

Laboratory examination can help to judge the causes of hypertension and the function state of target organs. Routine examination items include blood routine, urine routine (including urine protein, urine sugar and urine sediment microscopic examination), renal function, blood glucose, blood lipid, blood potassium, echocardiography, electrocardiogram, chest X-ray, fundus, ambulatory blood pressure monitoring, etc.

Fundus and carotid ultrasound can be further examined according to the needs and conditions. 24-hour ambulatory blood pressure monitoring is helpful to determine the severity of elevated blood pressure, understand the circadian rhythm of blood pressure, monitor blood pressure in the early morning, guide antihypertensive treatment and evaluate the efficacy of antihypertensive drugs.

Based on the patient's history, physical examination and laboratory results, hypertension can be confirmed. Diagnosis should include: determining blood pressure level and hypertension classification; judging whether it is combined with other risk factors for cardiovascular and cerebrovascular diseases; determining the cause of hypertension and whether there is secondary hypertension; evaluating the condition of target organs such as heart, brain and kidney; determining the risk of cardiovascular and cerebrovascular events.

At present, the diagnosis of hypertension in China adopts the standard recommended by China Hypertension Treatment Guidelines in 2018 (Table 6-2).

Table 6-2 China Hypertension Treatment Guideline in 2018

Category	Systolic blood pressure/mmHg	Diastolic blood pressure/mmHg
Normal blood pressure	<120 and	<80
Normal high value	120 ~ 139 and/or	80 ~ 89
High blood pressure	≥140 and/or	≥90
Grade 1 hypertension (mild)	140 ~ 159 and/or	90 ~ 99
Grade 2 hypertension (moderate)	160 ~ 179 and/or	100 ~ 109
Grade 3 hypertension (severe)	≥180 and/or	≥110
Isolated systolic hypertension	≥140 and	<90

If the systolic blood pressure and diastolic blood pressure are of different grades, the higher grading standard shall prevail. Simple systolic hypertension can also be divided into Level 1, 2, and 3 according to systolic blood pressure levels (Table 6-3).

Table 6-3 Cardiovascular and cerebrovascular risk stratification criteria in hypertensive patients

Other risk factors and medical history	Risk level		
	Level 1	Level 2	Level 3
No other risk factors	Low	Moderate	High
1-2 risk factors	Moderate	Moderate	Very high
≥3 risk factors or diabetes or target organ damage	High	High	Very high
Have complications	Very high	Very high	Very high

4 Preventive measures

Hypertension is a kind of disease that can be controlled and prevented. The patients with blood pressure at normal high value stage of (130-139)/(85-89) mmHg, overweight/obesity, long-term high salt diet or excessive drinking should be given key intervention, regular health examination and active control of risk factors.

For patients with hypertension, regular follow-up and blood pressure measurement should be carried out, especially the management of blood pressure in the morning. Active treatment of hypertension (drug therapy and lifestyle intervention should be combined) can slow the damage of target organs, prevent the occurrence of complications of heart, brain and kidney, and reduce the disability rate and mortality.

Hypertension prevention measures mainly include the following five aspects. ①Diet: reduce salt intake, eat more fresh fruits and vegetables as well as foods containing calcium and potassium, reduce oil and fat, and limit tobacco and alcohol. ②Spirit: keep an optimistic and relaxed attitude, avoid bad stimulation and release pressure appropriately. ③Sports: combine work and rest, take proper physical exercise and ensure adequate rest. ④Weight: weight reduction is beneficial to improve insulin resistance, hyperlipidemia and left ventricular hypertrophy. ⑤Traditional fitness: long-term exercise of Tai Chi, Baduanjin and Wuqinxi can help reduce blood pressure and reduce the incidence of stroke.

5 Care and health care

There are six ways to learn by scanning the QR code.

Task import

Xiao Li is a social worker in a pension service center, responsible for taking care of the elderly in the service center. An elderly man checked in and he suffers from hypertension. If you were Xiao Li, how would you use the knowledge you have learned in this task to care for elderly people with hypertension?

Task analysis

In order to form a care plan for the elderly with hypertension, it is necessary to first assist the the elderly in having a regular hospital examination and have a professional doctor diagnose which type of hypertension they belong to. Different care plans are given for different types of hypertension. After sorting out the analysis idea of the task, it is necessary to sort out and summarize the content to be analyzed. At the same time, it is necessary to define the activity objectives by combining the current situation assessment and needs assessment of the elderly in the organization.

Task implementation

1 Operation procedure

Figure 6-2 shows the operation procedure.

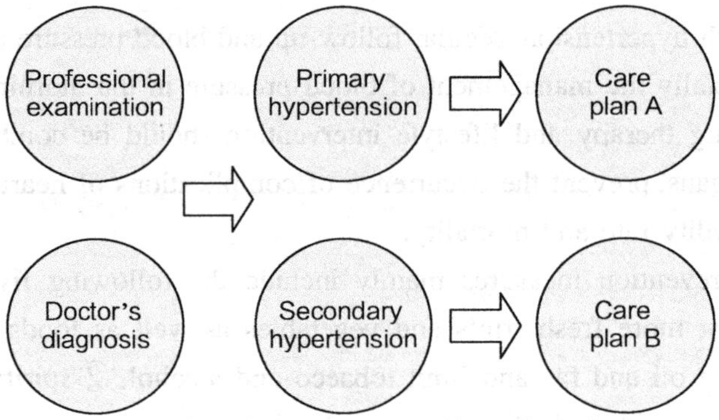

Figure 6-2 Operation procedure

2 Precautions for operation

(1) When analyzing the service demand and current situation of the elderly, pay attention to the selection of standard scales and follow the evaluation process.

(2) Pay attention to scientificity and accuracy when collecting and judging the physiological and psychological information of the elderly.

(3) Try to pay attention to regional differences and personalized differences.

Task work order

Table 6-4 Task work order

Task name	Hypertension care for the elderly	**Credit hour**		**Trainee**	
Student name		**Contact number**		**Task score**	
Task equipment		**Operation time**		**Operation location**	
Task purpase	(1) Master the elements of preparation; (2) Experience the thinking process; (3) Be able to write the experience				
Task implementation	Preparation				
	Implementation process				
	Implementary summary				
	Implementation evaluation				
Teacher's evaluation					

Thinking and practice

Think about dietary care for the patients with hypertension.

Task 3 Diabetes care for the elderly in the community

Detailed knowledge

1 Overview of diabetes

Diabetes is a relatively common chronic disease, divided into Type 1 diabetes and Type 2 diabetes, of which Type 2 diabetes is more common. The age concept of senile diabetes is not unified. In China, the definition that diabetes in people over 60 years old was senile diabetes proposed by the United Nations in 1980 is generally used as the division of senile diabetes, and some countries use 65 years old as the dividing line. According to the onset time of senile diabetes, it can be divided into the diabetes starting in old age and the diabetes that starts in young and middle ages and continues to old age. Almost all cases of the former are Type 2 diabetes; most cases of the latter are Type 2 diabetes, but very few cases are also Type 1 diabetes. Therefore, it is necessary to understand the causes and characteristics of senile diabetes in order to prevent and cure it reasonably.

2 Clinical manifestations

The typical clinical manifestations of elderly patients with diabetes are "three more and one less", that is, more eating, more drinking, more urine, less weight. Most patients have insidious onset, and more than half of them have no obvious clinical symptoms. Most of them are found during physical examination. If the patients are not treated in time, it may cause a variety of complications, such as ketoacidosis, diabetic nephropathy, microangiopathy, etc.

3 Treatment measures

The etiology and pathogenesis of senile diabetes have not been fully elucidated, and at present etiological treatment is still lacking. In clinical practice, the principles of early treatment, long-term treatment, active treatment, rational treatment and individualized treatment are mainly followed, which are mainly carried out from five aspects, including health education, nutritional support, exercise therapy, blood sugar monitoring and drug therapy, so as to achieve better therapeutic effects.

4 Preventive measures

Diabetic patients can not eat sugar, which means that they can not directly eat sucrose and glucose in their daily diet. Fructose can be eaten, and its decomposition does not require the participation of insulin. But the main components of honey are fructose and glucose, so the patients should be careful to eat honey.

(1) Live a regular life, do not overeat, eat slowly, and eat more vegetables. Try not to eat a lot of food that contains a large amount of glucose and sucrose in a short time, so as to prevent blood sugar from rapid rise in a short time, which is helpful to protect the pancreas function. Especially the elderly with a family history of diabetes must remember!

(2) Avoid weight gain. Obesity is an important cause of diabetes, and diabetes prevention needs to prevent obesity. For people who are already very fat, they need to take effective measures to lose weight immediately, and the best way to lose weight is undoubtedly exercise.

(3) Get rid of bad habits. As we all know, alcohol and tobacco is very harmful to the human body, which not only can directly cause cancer and other diseases harmful to human health, but also will make the human body's resistance and immunity decline, give diabetes a chance, so it is very important to abstain from tobacco and alcohol.

(4) Exercise more, reduce staying up late, and have a sufficient sleep. Lack of sleep will affect hormone secretion under great pressure, the body will store fat and lead to eating more, easy to cause obesity, so the elderly should ensure at least eight hours of sleep and appropriate exercise. It is best to exercise more than half an hour a day, so as to play the role of building the body and lower the blood sugar.

5 Care and health care

Diabetes is a common disease of endocrine and metabolic disorder, and people of all ages may suffer from it. Comparatively speaking, the elderly have a greater chance of diabetes and need to strengthen daily care. When nursing elderly patients with diabetes, we should pay attention to psychological care, arrange their life properly, pay attention to diet conditioning, and prevent hypoglycemic reaction.

Elderly people are old with low resistance and immunity, and prone to suffer from some diseases in daily life, of which diabetes is a more common one. Once diagnosed with senile diabetes, attention should be paid to strengthen the prevention of multiple complications, and do a good job in the daily life of the elderly diabetic patients.

Task import

Xiao Zhang is a social worker in a community hospital, responsible for taking care of the elderly in the hospital, some of whom have long suffered from diabetes. If you were Xiao Zhang, from what aspects would you care for the elderly with diabetes?

Task analysis

To form a care plan for elderly people with diabetes, we learn from the above knowledge structure that psychological care, diet care, life care, and prevention and treatment of hypoglycemic reactions are needed for the elderly.

Task implementation

1 Operation procedure

Figure 6-3 shows the operation procedure.

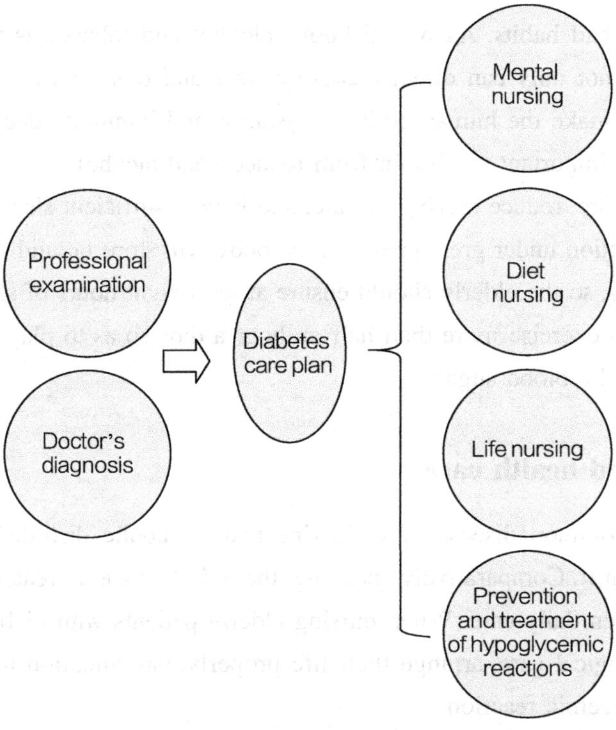

Figure 6-3 Operation procedure

2 Precautions for operation

(1) When analyzing the service demand and current situation of the elderly, pay attention to the selection of standard scales and follow the evaluation process.

(2) Pay attention to scientificity and comprehensiveness when designing care plans.

(3) Try to pay attention to regional differences and personalized differences.

Task work order

Table 6-5 Task work order

Task name	Diabetes care for the elderly	**Credit hour**		**Trainee**	
Student name		**Contact number**		**Task score**	
Task equipment		**Operation time**		**Operation location**	
Task purpose	(1) Master the elements of preparation; (2) Experience the thinking process; (3) Be able to write the experience				
Task implementation	Preparation				
	Implementation process				
	Implementation summary				
	Implementation evaluation				
Teacher's evaluation					

Thinking and practice

(1) What fruit can the patients with diabetes eat?

(2) What vegetables are suitable for the patients with diabetes?

Task 4 Alzheimer's disease care for the elderly in the community

Detailed knowledge

Alzheimer's disease (AD) is a neurodegenerative disease with insidious onset and progressive development. Clinically, it is characterized by memory impairment, aphasia, apraxia, agnosia, impairment of visuospatial skills, executive dysfunction, and personality and behavioral changes. The etiology is unknown to date. The dementia developed before the age of 65 is called Alzheimer's disease and that after the age of 65 is called senile dementia.

1 Causes of the disease

The disease is likely to be a heterogeneous group of diseases and its onset attributes to the action of multiple factors, including biological and psychosocial factors. In current studies, there are more than 30 possible factors for the disease, such as family history, head trauma, low education level, thyroid disease, high or low maternal reproductive age, and viral infection.

2 Clinical manifestations

The onset of the disease is slow or insidious, and patients and their families often cannot tell when it begins. It is more common in people over 70 years old (averagely 73 years old for men and 75 years old for women). For few patients, the symptoms become clear quickly after physical illness, fracture or mental irritation. There are more women than men (3:1). The main manifestations are cognitive decline, psychiatric symptoms and behavioral disorders, and gradual decline in activities of daily living. It can be divided into three periods according to the deterioration of cognitive ability and physical function.

3 Treatment measures

Ⅰ. Drug therapy

As with high blood pressure and diabetes, there is no cure for this disease, but drugs can control the disease, delay its progression, and improve the quality of life. So active treatment is necessary. Do not mistake it for normal aging and ignore it, or you will miss the best treatment opportunity.

At the same time, good outcomes require the caregiver's coordination and the patient's long-term, regular daily medication.

Ⅱ. Non-drug therapy

Physical and cognitive functions can be improved by the following methods: taking physical exercise to improve muscle strength, balance and coordination; actively using the brain to prevent mental decline, preferring cognitive training and memory rehabilitation; participating in social activities and staying in touch with your surroundings; arranging regular life, reasonable allocation of rest and activity time; actively using a variety of reminders to help to remember.

4 Preventive measures

(1) Control blood lipid, blood pressure and blood sugar well, because hyperlipidemia, hypertension and hyperglycemia are also risk factors for Alzheimer's disease.

(2) Quit smoking, because smoking can increase the risk of Alzheimer's disease.

(3) Take moderate exercise, maintain a healthy state of mind, and use the brain and hands more often so as to reduce the incidence of Alzheimer's disease to a certain extent.

(4) Strengthen social activities, keep in touch with people more, contact with the society more, maintain good communication and keep cognitive ability from declining. It is one of the most important measures to prevent Alzheimer's disease.

(5) Supplement nervonic acid. Nervonic acid can improve the activity of the cranial nerve, repair the damaged cranial nerve, prevent excessive discharge of the cranial nervous system, delay aging. It has a certain role in preventing Alzheimer's disease.

5 Care and health care

Caregivers of people with Alzheimer's disease have a heavy burden in many aspects such as their physical health, mental health, financial stress, social prejudice, family relationships, getting married and having children. The relationship between the patients and their caregivers is bound, and the status of the caregivers affects the quality of life of the patients. Apart from the emotional comfort of the patients' families to the care givens, the whole society should pay attention to this group.

The physical and mental health of the caregivers as family members are affected by the high intensity of physical work, the high stress of mental state, the suspicion, noise and disruption caused by the patients due to illness during the long hours of solitary care. If the caregivers are spouses and children, they also bear the financial responsibility for the patient's treatment.

Care and nursing methods for the patients with Alzheimer's disease are mainly to prevent getting lost, develop habits, strengthen nutrition, appropriately exercise, make more communication, do psychological counseling and so on.

Family members of the patients with Alzheimer's disease should regularly take the patients to the hospital for consultation, and under the guidance of doctors, take good care of the patients.

Task import

Xiao Zheng is a social worker in a community service center, responsible for caring for the elderly in the service center. There is an old person with Alzheimer's disease. If you were Xiao Zheng, from what aspects would you care for the elderly with Alzheimer's disease?

Task analysis

To form a care plan for elderly people with Alzheimer's disease, we learn from the above knowledge structure that they need psychological care and daily care.

Task implementation

1 Operation procedure

Figure 6-4 shows the operation procedure.

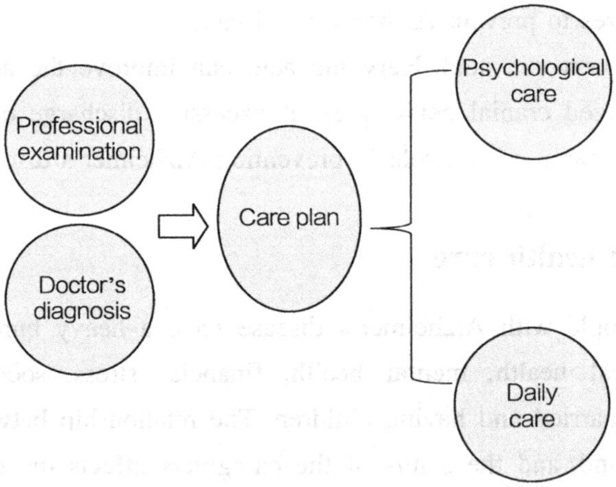

Figure 6-4 Operation procedure

2 Precautions for operation

(1) When analyzing the service demand and current situation of the elderly, pay attention to the selection of standard scales and follow the evaluation process.

(2) Pay attention to scientificity and comprehensiveness when designing care plans.

(3) Try to pay attention to regional differences and personalized differences.

Task work order

Table 6-6 Task work order

Task name	Alzheimer's disease care for the elderly	**Credit hour**		**Trainee**	
Student name		**Contact number**		**Task score**	
Task equipment		**Operation time**		**Operation location**	
Task purpose	(1) Master the elements of preparation; (2) Experience the thinking process; (3) Be able to write the experiences				
Task implementation	Preparation				
	Implementation process				
	Implementation summary				
	Implementation evaluation				
Teacher's evaluation					

Thinking and practice

Discuss what details should be paid attention to in the care of elderly patients with Alzheimer's disease.

Task 5 Osteoporosis care for the elderly in the community

Detailed knowledge

Osteoporosis is a systemic bone disease that can reduce bone density and quality, destroy bone microstructure and increase bone brittleness due to various reasons, so as to easily cause fracture. Osteoporosis is divided into primary osteoporosis and secondary osteoporossis. Primary osteoporosis is divided into three types: postmenopausal osteoporosis (Type Ⅰ), senile osteoporosis (Type Ⅱ) and idiopathic osteoporosis (including juvenile type). Postmenopausal osteoporosis generally occurs in women within 5 to 10 years after menopause. Senile osteoporosis generally refers to the osteoporosis after the age of 70. Idiopathic osteoporosis mainly occurs in adolescents, and the cause is unknown.

Osteoporosis can be caused by a variety of diseases, called secondary osteoporosis, in addition to primary osteoporosis, which is primarily associated with menopause and old age.

1 Clinical manifestations

Osteoporosis consists of three main categories of symptoms.

(1) Patients with pain may have back pain or body pain. When the load increases, the pain becomes worse or the activity is limited. In severe cases, it is difficult for the patients to roll over, sit up and walk.

(2) People with serious spinal deformation osteoporosis may have a shortened height and a humpback. Vertebral compression fracture can result in thoracic deformity, abdominal compression, and affect cardiopulmonary function.

(3) Fractures. Fractures that occur without trauma or minor trauma are fragility fractures, that is, low-energy or non-violent fractures, such as those that occur from falls at or below standing height or as a result of other daily activities. The most common parts for fragility fractures are the chest, lumbar spine, hip, distal radialis, ulna, and proximal humerus.

2 Treatment measures

1. Lifestyle adjustment

Osteoporosis patients should eat a balanced diet with rich calcium, low salt and moderate protein; pay attention to appropriate outdoor activities, physical exercise and rehabilitation therapy that contribute to bone health; avoid smoking and alcohol abuse, and carefully use drugs that affect bone metabolism; take various measures to prevent falls, such as paying attention to the presence of diseases and drugs that increase the risk of falling, and strengthening the protection of oneself and the environment.

2. Basic supplements for bone health

1) Calcium

China Nutrition Society recommends daily calcium intake of 800 mg (elemental calcium) for adults, and 1,000 mg for postmenopausal women and the elderly. The average daily calcium intake of the elderly in China is about 400 mg from the diet, so the average daily amount of elemental calcium that should be supplemented is 500-600 mg.

2) Vitamin D

The recommended dose of Vitamin D is 200 units (5 μg)/d for adults and 400-800 IU (10-20 μg)/d for the elderly, and the dose can be 800-1,200 IU for the treatment of osteoporosis. It is recommended that the serum 25OHD level of the elderly should be more than 30 ng/ml (75 nmol/L), in order to reduce the risk of fall and fracture. Blood and urine calcium should be monitored regularly and the dose adjusted as appropriate. However, calcium and Vitamin D preparations should be used with caution if the patient has renal stones and high urinary calcium.

3. Pharmacologic intervention

Calcium supplementation alone is not enough for the treatment of osteoporosis, and medications should be added according to the patient's condition.

3 Preventive measures

Strengthen exercise from adolescence, ensure adequate calcium intake, while preventing and actively treating a variety of diseases, especially chronic wasting diseases, malnutrition and malabsorption, prevent a variety of gonadal dysfunction diseases and growth and development diseases; avoid long-term use of drugs that affect bone metabolism, etc., try to achieve the ideal peak bone mass, so as to reduce the risk of osteoporosis.

Adult calcium supplement is a basic measure to prevent osteoporosis, and calcium agents can not be used as osteoporosis treatment drugs alone, only as basic adjuvant drugs. Prevention in adulthood has two main aspects. One is to delay and reduce the rate and extent of bone loss as much as possible. For postmenopausal women, the accepted measure is early supplementation of estrogen or mixture of estrogen and progesterone. The second is to prevent fractures in osteoporosis patients, and avoiding fracture risk factors can significantly reduce the incidence of fracture.

4 Care and health care

Osteoporosis is the most common bone disease. Osteoporotic fracture has great harm and is one of the main causes of disability and death in elderly patients. The study found that within 1 year of hip fracture, 20 percent of patients died from complications and about 50 percent became disabled, with a significant decrease in the quality of life.

Task import

Xiao Wang is a social worker in a community service center, responsible for taking care of the elderly. If you were Xiao Wang, how would you apply the knowledge you have learned in this task to reduce the risk of falling the elderly?

Task analysis

Fall risk factors include environmental factors and personal factors. Environmental factors include dim light, slippery road surface, floor obstacles, loose carpet, toilet without handrails, etc. Personal factors include aging, sarcopenia, visual abnormalities, sensory retardation, neuromuscular diseases, lack of movement, poor balance, etc. Risk reduction should be carried out from these aspects.

Task implementation

1 Operation procedure

Figure 6-5 shows the operation procedure.

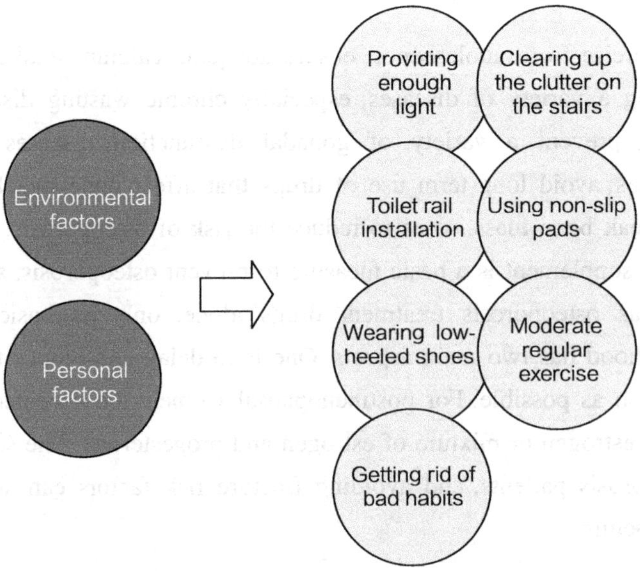

Figure 6-5 Operation procedure

2 Precautions for operation

(1) When analyzing the service demand and current situation of the elderly, pay attention to the selection of standard scales and follow the evaluation process.

(2) Pay attention to scientificity and comprehensiveness when designing care plans.

(3) Try to pay attention to regional differences and personalized differences.

Task work order

Table 6-7 Task work order

Task name	Senile osteoporosis care	**Credit hour**		**Trainee**	
Student name		**Contact number**		**Task score**	
Task equipment		**Operation time**		**Operation location**	
Task purpose	(1) Master the elements of preparation; (2) Experience the thinking process; (3) Be able to write the experiences				
Task implementation	Preparation				
	Implementation process				
	Implementation summary				
	Implementation evaluation				
Teacher's evaluation					

Thinking and practice

Does getting enough sun help prevent osteoporosis in the elderly?

Project 7
Body mobility disorder care for the elderly in the community

Task 1 Assist the elderly in the community in using the walker

Detailed knowledge

1 Use technology and function of walker

The use technology of walker refers to the technology of using walking aid (also called walker) to support body weight, maintain balance and exercise walking for patients with mobility difficulties, amblyopia, the blind, the elderly and the disabled, so as to obtain effective rehabilitation exercise under the condition of guaranteeing the safety of patients. The walking aid has the following functions: ①it can complete the walking assistance for daily life and work needs; ②it can share weight and reduce stress load of lower limb joints; ③it can expand lower limb support area, maintain balance, ensure walking safety, and enhance muscle strength and endurance; ④it can exercise the extensor muscle and related muscles of upper limbs, enhance muscle strength and overall endurance.

2 Evaluation of the use of walker

Ⅰ. Patient assessment

(1) Assess the patient's general condition: height, weight, the whole body situation, diagnosis of disease.

(2) Assess the patient's walking ability and limb mobility ability.

(3) Assess the patient's cognitive and cooperative abilities.

Ⅱ. Environmental assessment

(1) Assess whether the road surface is smooth;

(2) Assess the number of environmental personnel;

(3) Assess the ambient temperature, etc.

3 Preparation and health education before using the walker

Ⅰ. Preparation

(1) Care workers' own preparation: dress neatly, wash the hands and wear masks.

(2) Material preparation: check whether the walker is in good condition and adjust the height of the walker.

(3) Environmental preparation: the road surface is smooth and the movement of people around is reduced.

(4) Check the doctor's advice and bring the walker to the bedside of the patient.

(5) Identify the patient: explain the purpose and significance of using the walker to the patient and their family members, and obtain their consent.

Ⅱ. Health education

Before using the walker, care workers should provide health care education for the elderly using the walker, which mainly includes the following aspects: first, inform the patients of the significance and importance of the walker before use, do a good job in explaining, and obtain the cooperation of the patients; second, inform patients to avoid leaning forward or leaning back too much when using the walker, which may easily cause falls; third, tell the patients to inform the executive in time if there is any discomfort after using the walker.

3 Use process of walker

In the first step, the nurse lifts the walker and places it directly in front of the patient to secure the wheel.

The second step is to assist the patient in sitting on the edge of the bed with feet on the ground and trunk leaning forward.

In the third step, the nurse assists the patient in dropping both upper limbs on the handrails of the walker, and asked the patient to slowly and smoothly lower the center of gravity onto the walker to keep the walker stable.

Step 4: Open the wheel brake, start with the toes raised, and land with the heels first and then the toes. After achieving balance, place both feet in the middle of the horizontal position of the link between the back legs of the walker, and then proceed to the next step.

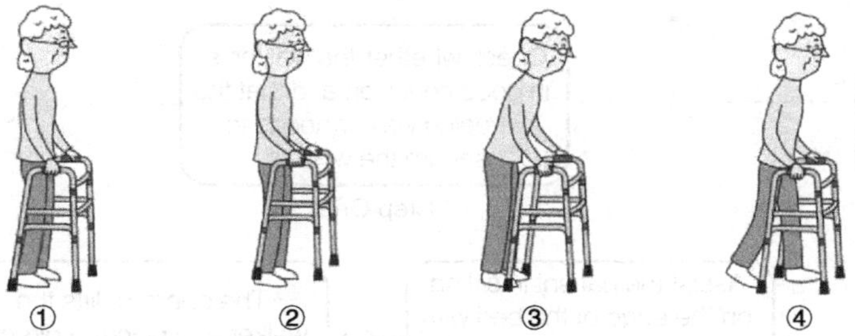

Figure 7-1 Use process of walker

4 Evaluation of the use of walker

The use of walker can promote the elderly to improve their vital signs, muscle strength and endurance, including stable vital signs, improved muscle strength and endurance, and prolonged exercise time.

Task import

Xiao Wang is a pension nurse at a community pension service station, responsible for the care of semi-disabled elderly people on the third floor of the pension service station. If you were Xiao Wang, how would you apply the knowledge learned in this task to help the elderly use the walker?

Task analysis

In order to carry out the walking aid service for the elderly, Xiao Wang firstly needs to learn the knowledge of walker, and at the same time assess the physical condition of the elderly and the environment of the service station, especially the wheelchair accessible passage of the pension service station and the activity square for the elderly. Secondly, he needs to do a good job in the selection of walker and provide educational guidance on the configuration/use of walker for the elderly; thirdly, he needs to apply professional technology and use the walker according to the prescribed procedure to provide services for the elderly.

Task implementation

1 Operation procedure

Figure 7-2 show the operation procedure.

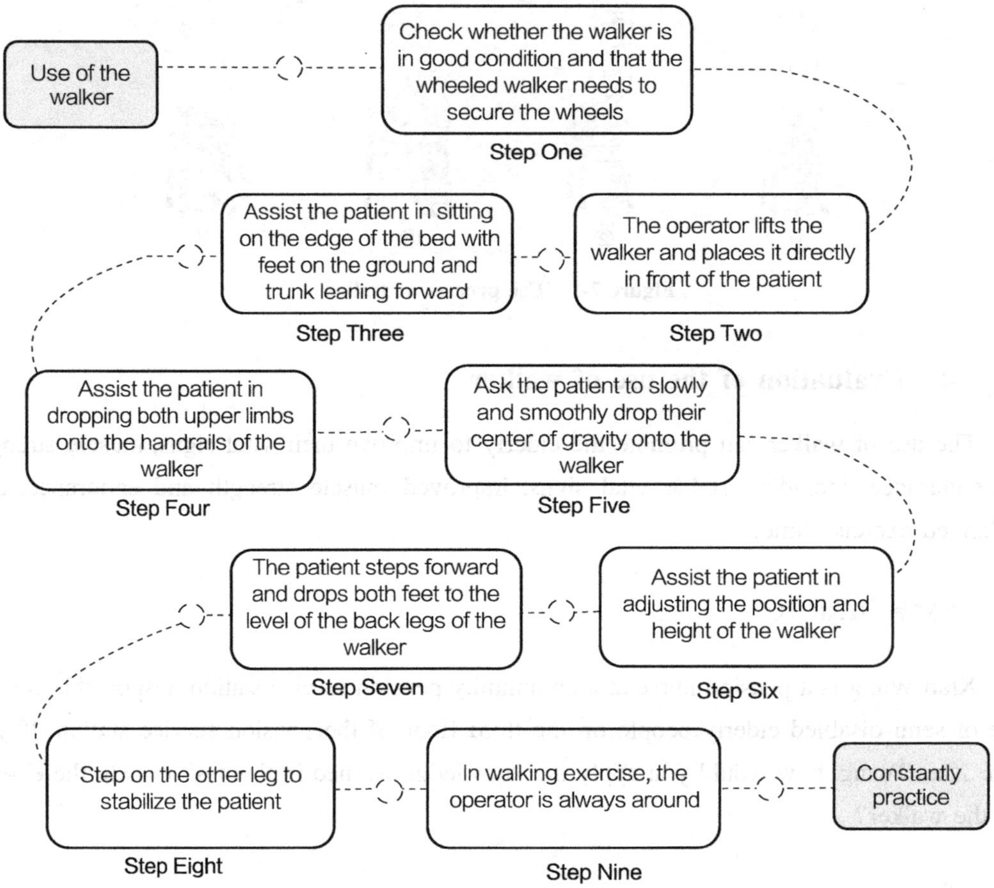

Figure 7-2 Operation procedure

2 Precautions for operation

(1) Do not step too close to the walker, or you will have the risk of falling back.

(2) Do not place the walker too far away from the patient when walking, otherwise the balance will be disturbed and the bottom of the walker cannot be firmly placed on the ground to carry the weight.

(3) The road surface should be smooth when using wheeled walker, and the brake can be flexibly used when going up and down to ensure safety.

(4) Walkers should not be used if the upper and lower limbs are weak, uncoordinated, or both upper and lower limbs are involved and cannot carry weight through the wrist or hand.

Task work order

Table 7-1 Task work order

Task name	Use a walker to help the elderly	**Credit hour**		**Trainee**	
Student name		**Contact number**		**Task score**	
Task equipment		**Operation time**		**Operation location**	
Task purpose	(1) Master the skills of using a walker; (2) Be able to evaluate the effect of using a walker in the elderly				
Task implementation	Preparation				
	Implementation process				
	Implementation summary				
	Implementation evaluation				
Teacher's evaluation					

Thinking and practice

(1) It is very important to evaluate whether the elderly are suitable for using walker. What aspects should be evaluated before use?

(2) In the process of using walkers, what situations of the elderly should be paid to? At the same time, how to communicate with elderly people and their families?

Task 2 Assist the elderly in the community in using the wheelchair

Detailed knowledge

Wheelchair is an important rehabilitation tool for the elderly to take care of themselves. Although many elderly patients have lost the function of walking, but with the help of a wheelchair, they can not only move freely, but also exercise through the wheelchair, so as to improve the enjoyment of life and confidence. The following introduces the wheelchair and its correct use.

1 Type of wheelchair

Wheelchairs are divided into ordinary wheelchairs, electric wheelchairs and special wheelchairs. Special wheelchairs are derived from ordinary wheelchairs according to the residual limb function and use purpose of patients in wheelchairs. Commonly used are standing wheelchairs, lying wheelchairs, single-side drive wheelchairs, competitive wheelchairs and so on.

2 Structure of ordinary wheelchair

Ordinary wheelchairs are generally composed of four parts: frame, wheel (big wheel, small wheel), brake device, chair seat and backrest. The main parts bearing pressure of wheelchair users are ischial tubercles, thigh and popliteal fossa, and scapular region. Therefore, when choosing a wheelchair, pay attention to whether the wheelchair is suitable for these parts so as to avoid skin wear, abrasions and bedsores.

3 Choice of wheelchair

When choosing a wheelchair, we should pay attention to several aspects.

First, the width of the seat: measure the distance between the two hips or two strands when sitting down, and add 5 cm so that after each side has a gap of 2. 5 cm after sitting down. If the seat is too narrow, which makes it difficult to get in and out of the wheelchair. If the seat is too wide, it is not easy to sit firmly. It is not convenient to maneuver the wheelchair. The limbs are easy to get tired.

Second, the seat length: measure the horizontal distance between the rear buttocks and the calf gastrocnemius when sitting down, and reduce the measured result by 6. 5 cm. If the seat is too short, the weight will mainly fall on the ischial bone, easy to cause local pressure too much; if the seat is too long, it will compress the popliteal fossa and affect the local blood circulation, and easily stimulate the skin. For the patients with shorter thighs or flexion contracture of hips and knees, it is better to use short seats.

Third, the seat height: measure the distance between the heel (or heel) and the popliteal fossa when sitting down, plus 4 cm, and when placing the foot pedal, the board surface is at least 5 cm from the ground. If the seat is too high, the wheelchair is not accessible at the table; if the seat is too low, the ischium bears too much weight.

Fourth, the cushion. In order to be comfortable and prevent bedsores, a cushion should be put on the chair of the wheelchair. Common cushions include foam rubber pads (5-10 cm thick) or gel pads. To prevent the seat from sinking, place a sheet of 0. 6 cm thick plywood under the seat cushion.

Fifth, the backrest height: the higher the backrest, the more stable; the lower the backrest, the greater the range of motion of the upper body and upper limb. Low back: measure the distance from the sitting surface to the armpits (one or both arms flat forward) and subtract 10 cm from this result. High back: measure the actual height of the sitting surface to the shoulder or back occipital.

Sixth, the height of the armrest: when sitting down, the upper arm is vertical, the forearm is placed flat on the armrest, measure the height of the chair surface to the lower edge of the forearm, and add 2. 5 cm. Proper armrest height helps maintain proper body posture and balance, and allows the upper limbs to be placed in a comfortable position. The armrest is too high, the upper arm is forced to lift, easy to feel fatigue. If the armrest is too low, the upper body is needed.

Seventh, the use of other wheelchair accessories. They are designed to meet the needs of special patients, such as handle friction surfaces, shock mounting, arm supports on handrails, or wheelchair tables for patients to eat and write.

4 Use of wheelchair

Ordinary wheelchairs are suitable for the patients with spinal cord injury, lower limb disability or craniocerebral disorders, the elderly, the frail, and the valetudinarian. The choice of wheelchair should take into account the patient's cognitive function and the ability to operate the wheelchair with at least one normal upper limb.

Ⅰ. Wheelchair opening and folding technology

To open the wheelchair, place both palms on the horizontal bar on both sides of the wheelchair (below the handrail), and push down at the same time. When folding the wheelchair, first turn up the pedal, then hold both ends of the cushion with both hands, and pull up at the same time.

Ⅱ. The technology to manipulate the wheelchair by oneself

When pushing forward, release the brake before steering, sit back, look ahead, reach back with your hands, bend your elbows slightly, and grip the back half of the wheel ring with both hands. When pushing, the upper body leans forward and both upper limbs push forward and straighten the elbow joints at the same time. When the elbow is fully straightened, release the ring and repeat. For the patients with normal function of one limb, and dysfunction of the other side (such as hemiplegia), or fracture of the upper and lower limbs at one side, the wheelchair can be operated simultaneously with the upper and lower limbs at the healthy side. The method is as follows: turn up the foot pedal at the healthy side, put the healthy foot on the ground, and hold the handwheel with the healthy hand. When pushing, step forward on the ground with your healthy foot and move the wheelchair forward with your healthy hand. When going up a slope, keep your upper body leaning forward and your weight moving forward. Other methods are the same with pushing the wheelchair on the flat ground. If the wheelchair leans back when going up a slope, it is very likely to turn the wheelchair backward.

Ⅲ. Wheelchair transfer technology (taking disabled elderly patients as an example)

(1) Transfer technology from the bed to the wheelchair: put the wheelchair on the healthy side of the patient at an angle of 30°-45° to the bed, brake the wheel and remove the foot support. The patient stands up by holding the outer handrail of the wheelchair with his healthy hand and slowly rotates his body with his healthy foot as the axis after standing still, so that his buttocks sit slowly against the chair.

(2) Transfer technology from the wheelchair to the bed: approach the bed from the healthy side, with the wheelchair at an angle of 30°-45° to the bed, brake the wheel, and remove the foot support. Grasp the handrail with the healthy hand to stand up, stand firm, forward to the bed, with the foot as the axis, slowly rotate the body, and then sit down.

Task import

Xiao Huang is a home care nurse at a community pension service station, responsible for the pension service work of disabled and semi-disabled elderly families in the community. The community wants to let Xiao Huang conduct the wheelchair use skills training for the family members of the disabled and semi-disabled elderly and their nannies (elderly caregivers). If you were Xiao Huang, How would you apply the knowledge learned in this task to train the elderly caregivers?

Task analysis

In order to carry out wheelchair use skills training for elderly caregivers, the first step is to analyze the situation of wheelchair use among elderly caregivers in the community (including the elderly's family members); second, assess the accessibility of the community; third, publicize the auxiliary function of wheelchair for disabled and semi-disabled elderly people; fourth, conduct training recruitment; fifth, conduct training guidance and effect evaluation. In the development of this service, do not stay in the theoretical aspects of wheelchair use, pay attention to practice, take the way of demonstration operation and practice training in the training.

Task implementation

Figure 7-3 shows the operation procedure.

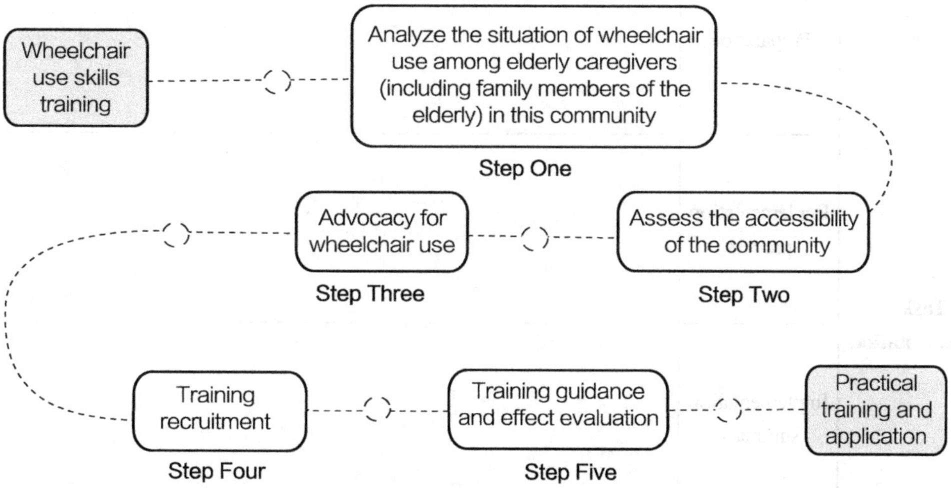

Figure 7-3 Operation procedure

2 Precautions for operation

When using the wheelchair to push and transfer the elderly, the elderly caregiver should hold the handlebars to fix the wheelchair from behind the elderly, and after protecting the elderly to sit down safely, put down the foot pedals and put the elderly's feet in place. According to the physical condition of the elderly, use fixed belts to properly restrain and place the elderly, especially on uphill and downhill sections, to prevent the elderly from falling forward.

Task work order

Table 7-1 Task work order

Task name	Wheelchair use skills training	Credit hour		Trainee	
Student name		Contact number		Task score	
Task equipment		Operation time		Operation location	
Task purpose	(1) Master wheelchair use skills; (2) Be able to evaluate the effect of training				
Task implementation	Preparation				
	Implementation process				
	Implementation summary				
	Implementation evaluation				
Teacher's evaluation					

Thinking and practice

(1) [single choice] Wheelchair safety inspection doesn't include inspecting ( ).

A. whether the brake is flexible

B. whether tire gas is sufficient

C. material of wheelchair

D. whether the screws of each component are firmly fixed

E. whether the seat belt is in good condition

(2) [single choice] When transporting a patient in a wheelchair, the wheelchair should be put( ).

A. at the end of the bed, facing the head of the bed

B. at the head of the bed, facing the end of the bed

C. next to the bed, with the back of the chair against the bed

D. next to the bed, facing the end of the bed

E. with the face towards the head of the the bed so that the back of the chair is flush with the end of the bed

(3) [multiple choices] Observations to prevent falls in patients include ( ).

A. the patient's consciousness, self-care ability, gait

B. the patient's medication, previous medical history, and current disease status

C. assessing the impact of environmental factors such as floor, signage, lighting, ward facilities

D. understanding the patient's current diet

E. observing the patient's clothing

Project 8
Emergency rescue technology for the elderly in the community

Task 1 Carry out cardiopulmonary resuscitation for the elderly in the community

Detailed knowledge

There are many accidents in daily life. In order to save lives at the critical moment, need to learn cardiopulmonary resuscitation methods, and get familiar with the knowledge of first aid through active and effective training, so as to save patients' lives.

1 Overview of cardiopulmonary resuscitation

Cardiopulmonary resuscitation (CPR) is the key measure in the rescue of acute and critical patients, such as patients with respiratory and cardiac arrest. During the rescue period, medical personnel pressing the outside of the patient's chest can help the patient establish temporary artificial circulation and promote the recovery of spontaneous pulsation. During the implementation of cardiopulmonary resuscitation, artificial respiration is used to replace the patient's spontaneous breathing, and rapid electrical defibrillation followed by ventricular fibrillation treatment is implemented at the same time. The early use of vasoactive drugs by medical personnel is also an effective first aid technique, which can restore the spontaneous circulation. With CPR, medical personnel open the patient's airway and re-establish breathing and circulation. It is important to note that CPR can save a patient's life by pumping blood to vital organs of the body. Once the patient has sudden cardiac arrest and other symptoms, it is necessary to call 120 in time and implement standard and effective cardiopulmonary resuscitation, so as to improve the survival rate.

2 Significance of CPR

The normal activities of human body mainly include the following parts: the first is the heart beating, the second is the vascular rhythm movement, the third is the lung breathing, and the fourth is the delivery of oxygen and nutrients. At the same time, normal blood flow and good breathing can effectively remove carbon dioxide and waste products from the body. Under normal circumstances, the original function can be restored through active rescue within 4 min of cardiac arrest. Once the cardiac arrest time is more than 4 min, permanent brain tissue damage will be caused, threatening the life of the patient. Therefore, it is necessary to improve the degree of attention to cardiopulmonary resuscitation and carry out timely and rapid rescue for serious emergency patients, so as to save the life of patients.

3 Four steps of CPR

Ⅰ. Determine whether there is reaction and breathing

When someone falls to the ground, first gently tap the patient's shoulder and ask the patient what is wrong. If the patient can answer the question correctly, it can be judged that the patient is awake. If the patient does not respond to the call, the patient shows symptoms of loss of consciousness. Then observe the patient's chest and abdomen breathing ups and downs, the observation time is controlled within 5-10 seconds. If the patient is not breathing and has no response, only with the symptoms of dying wheezing, the patient shows the symptoms of cardiac arrest, and therefore, cardiopulmonary resuscitation should be performed immediately. In the meantime, call emergency services in time.

Ⅱ. External chest compression

First, adjust the patient's position and make him/her supine on a solid plane, but take care that the patient's chest is not lower than the head, keeping the torso in a uniform plane. Then, determine the position of external chest compression, and the rescuer places the left palm root on the lower part of the patient's sternum, presses the back of the left hand with the right palm, and interlock them. Note that the fingers should not contact with the patient's chest wall should not be released. Straighten the arms, do not bend the elbows, and use the shoulders to create downward pressure. Reasonably control the pressure and press the chest. The rescuer should lean forward, and then use the palm root to press vertically. Under normal circumstances, for adults, the pressure should be controlled below the sternum at 5-6 cm. Relax after pressing, but be careful not to separate the palm root from the patient's chest wall. During this period, the ratio of pressing time to relaxing time should be 1 : 1. Strictly control the pressing frequency at 100-120 times /min. After pressing 30 times, the rescuer performs artificial respiration 2 times. A cycle of cardiac compressions and artificial respiration is then performed, usually with the ratio of 30 : 2. In the actual process of cardiopulmonary resuscitation, attention should be paid to special groups, especially infants who are born between 28 d and 1 year old and children aged from 1 to 8. (Figure 8-1 and Figure 8-2)

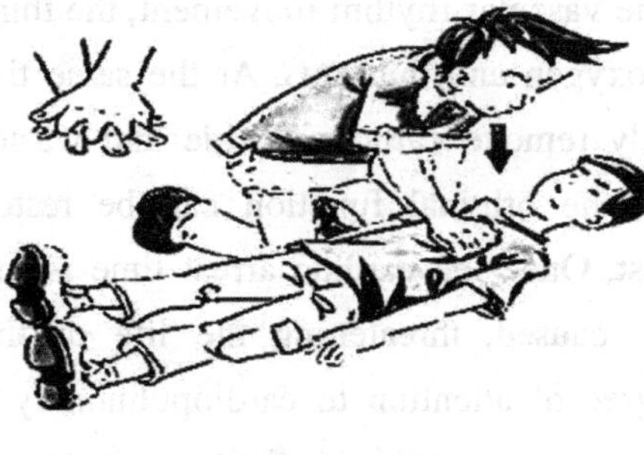

Figure 8-1 Performing cardiopulmonary resuscitation

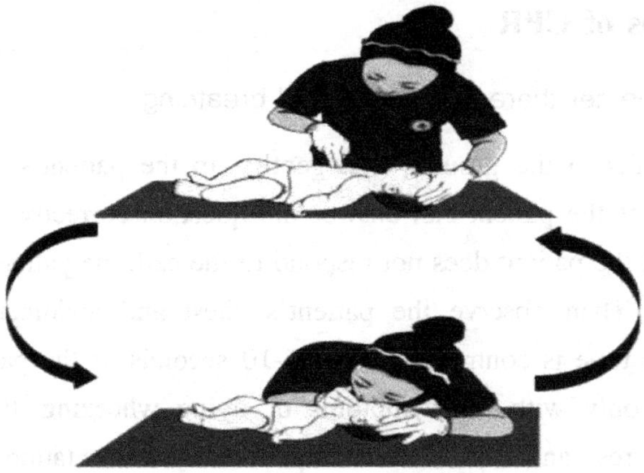

Figure 8-2 Performing cardiopulmonary resuscitation on infants and children

According to the actual situation of the patient, special first aid is carried out, and the rescuer presses in the middle of the baby's chest with the middle finger and index finger, and the pressing frequency is controlled at 100-120 times/minute. The depth should be controlled around 4 cm. The depth of compression can be adjusted according to the anterior-posterior thoracic diameter of the infant. For children aged from 1 to 8, use one palm to press, and the press depth is controlled, usually at about 5 cm. In addition, because the bone of the elderly is fragile and prone to rib fracture and other complications, pay attention to the strength during pressing and press in the range that the patient can bear, so as to save his/her life.

Ⅲ. Open the airway

Some patients will have vomiting and other symptoms after performing external chest compressions. In view of this situation, the rescuer should open the patient's airway in time, and then clean up oral foreign bodies, such as blood, sputum and vomit in time. The rescuer uses both hands to support the patient's head, and then turn the head to one side to facilitate the removal of foreign bodies. At the same time, the rescuer can also take out foreign bodies from the patient's mouth, but pay attention to using handkerchiefs and gauze to wrap around the index finger and little finger. The rescuer should take out the patient's removable denture to avoid suffocation. If the patient loses consciousness, the back wall of the pharynx and the root of the tongue adhere, causing symptoms of trachea obstruction. The rescuer should press the patient's forehead with the hypothenar of one palm, making the head lean back adequately, then align the index finger and middle finger of the other hand, and lift the patient's jaw, keeping the jaw perpendicular to the ground, but be careful not to press the soft tissue of the neck.

Ⅳ. Give artificial respiration

During artificial respiration, the rescuer presses the patient's forehead with one hand, tilts his/her head back, pinch the patient's nostrils tightly with the index finger and thumb. At the same time, the rescuer uses the other hand to lift the patient's jaw and maintain a smooth airway. The rescuer wraps the patient's mouth tightly with his/her own lips and then blows inward. Once the blow is effective, the chest will bulge, and the chest will lower as the air continues to exhale. The rescuer should leave the patient's lips after blowing, and then release the fingers holding the nose to exhale the gas. After breathing fresh air, the rescuer continues to blow. The inhalation time of the rescuer is controlled at 1 s, but pay attention to the volume and frequency of blowing, neither too much nor too fast. When giving artificial respiration to the infant, since the infant itself is small, seal its mouth and nose with the mouth, and then implement mouth-to-mouth-and-nose blowing treatment. When necessary, artificial respiration can be performed by using either a protective mask or a breathing mask. In addition, the sustainable implementation of chest compression is also an effective rescue effect.

4 Precautions for performing cardiopulmonary resuscitation

First, during artificial respiration, the air volume should not be too large. Generally, the air volume should be controlled at 1, 200 ml, so that patient's chest can fluctuate slightly; the time of air blowing should also be controlled to avoid vomiting, bloating and acute gastric dilatation under the influence of too long breathing time. In this process, whether the patient's airway is unobstructed should be observed.

Second, in the implementation of external chest compression, the rescuer should determine the patient's heart has stopped beating before pressing.

Third, the rescuer should carry out external chest compression and artificial respiration at the same time during first aid operations, but attention should be paid to the proportion of pressing operation and blowing operation to avoid affecting the effect of cardiopulmonary resuscitation.

Fourth, the rescuer should accurately position the patient's external chest heart to avoid damage to other organs. At the same time, pay attention to strict control of pressure to avoid excessive strength to cause fracture. If the pressure is relatively light, it can not achieve the effect of promoting blood circulation.

Fifth, during the pressing operation, the rescuer should loosen the patient's buckle and trouser belt in time to effectively prevent the damage of internal organs.

5 Indications and effective signs for rescue termination of cardiopulmonary resuscitation

The rescuer should closely observe the fluctuations of the carotid artery of the patient. If the pulsation can be touched when pressing and stops when stopping pressing, the rescuer needs to continue pressing. If the patient's spontaneous heart beat is restored after the compression is stopped, there is no need to repeat the compression. If the patient is resuscitated effectively, eye movement can be seen and the mouth is turning red; the pupils of the patient can be observed to reflect light and change from large to small. If the duration of CPR is longer than 30 minutes, the patient is not breathing on his/her own, and there is no improvement after further treatment, resuscitation may be terminated. Discontinuation of resuscitation may be considered if the patient is in a deep coma, corneal reflex disappears, eye position remains unchanged, and there are no medical conditions.

Task import

Xiao Ding is a social worker in a community service center, responsible for the community pension service work. One day, when he went to the home of the service object, he found someone fainted on the roadside. He learned from the passers-by that the patient fainted suddenly and had cardiac arrest. The passers-by wanted to rescue but did not know what to do. If you were Xiao Ding, how would you use the knowledge learned in this task to give first aid?

Task analysis

In order to rescue the passer-by who has suffered the sudden cardiac arrest, mobilize other passers-by to seek medical help depending on the emergency, at the same time, seize the gold rescue time to timely perform cardiopulmonary resuscitationin accordance with the steps of cardiopulmonary resuscitation, and observe the relevant precautions in the process of cardiopulmonary resuscitation.

Task implementation

The operation procedure is shown in Figure 8-3.

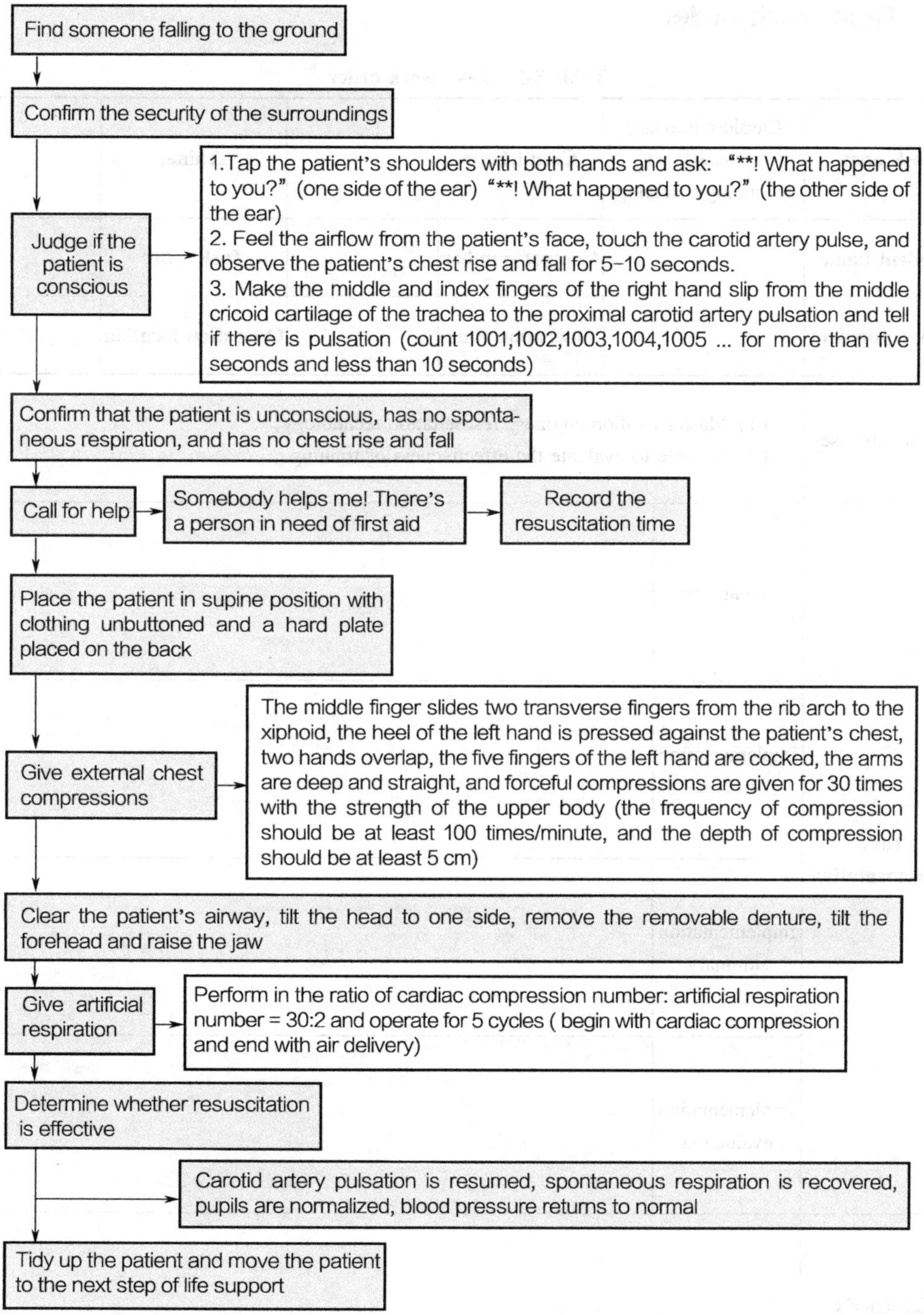

Figure 8-3 Operation procedure for cardiopulmonary resuscitation

Task work order

Table 8-1 Task work order

Task name	Cardiopulmonary resuscitation technology training	**Credit hour**		**Trainee**	
Student name		**Contact number**		**Task score**	
Task equipment		**Operation time**		**Operation location**	
Task purpose	(1) Master cardiopulmonary resuscitation technology; (2) Be able to evaluate the effectiveness of training				
Task implementation	Preparation				
	Implementation process				
	Implementation summary				
	Implementation evaluation				
Teacher's evaluation					

Task 2 Carry out first aid for foreign body airway obstruction for the elderly in the community

Detailed knowledge

1 Causes and prevention of airway foreign body obstruction

Airway foreign body obstruction should be considered for anyone with sudden respiratory arrest. It usually occurs in adults while eating. Eating large pieces of meat is the most common cause of airway foreign body obstruction. Causes of obstruction of foreign bodies in the airway in the elderly are swallowing large, difficult food, drinking alcohol, wearing denture or dysphagia, and containing small particles of food or objects in the mouth.

The following matters should be paid attention to for preventing the elderly from airway foreign body obstruction.

(1) Eat chopped food slowly, especially those who wear denture.

(2) Avoid laughing or talking while chewing or swallowing food.

(3) Avoid excessive drinking.

(4) Avoid walking, running or playing with food in the mouth.

(5) Do not eat food that needs to chew carefully or that is tough and slippery (such as peanuts, nuts, corn flowers and jelly)

2 Manifestations of airway foreign body obstruction

Foreign bodies can cause partial or complete airway obstruction. Identifying airway foreign body obstruction is the key to timely rescue.

1. Special manifestations of airway foreign body obstruction

When the foreign body is inhaled into the trachea, the patient will feel extreme discomfort, often involuntarily with the hand in the shape of "V" close to the throat, and with the expression of pain.

2. Manifestations of partial airway obstruction

The patient can cough vigorously, but wheezing occurs when the cough stops. At this point, the rescuer should not prevent the patient from removing foreign bodies by himself/herself. The rescuer should encourage the patient to cough forcefully and breathe on his/her own, but should stay with the patient and monitor the patient's condition. If the obstruction cannot be removed, the rescuer should immediately call the emergency medical service system for help.

Patients with airway foreign body obstruction may initially present with poor ventilation, or good ventilation at first, but gradually worsening, manifested by weakness, ineffective cough, high noise during inhalation, increased dyspnea, cyanosis. For such patients, rescuers should fight against time as they do for those with complete airway obstruction.

3 Manifestations of complete airway obstruction

The patient is unable to speak, hold the neck with both hands while breathing or coughing, and cannot ventilate. The rescuer must clearly recognize this sign immediately and ask the patient if he/she is choking on a foreign object. If the patient nods to confirm, the rescuer must immediately help to remove the obstruction of the foreign object. Due to the inability of gas to enter the lungs, the patient will quickly experience loss of consciousness and even death if the airway obstruction is not quickly removed. If the patient is unconscious and has collapsed, the rescuer should perform CPR immediately.

4 Methods for removing obstruction of airway foreign bodies

For patients with complete airway obstruction, rescuers must race against time to remove airway foreign body obstruction. The rescuer can induce an artificial cough by forcing a sudden increase in airway pressure to expel the foreign matter from the patient's airway. The specific methods for the elderly to relieve airway obstruction of foreign bodies are as follows.

Ⅰ. Abdominal thrust method

Abdominal thrust (Heimlich maneuver) can be used for standing or sitting patients who are conscious. The rescuer stands behind the patient, with his arms around the patient's waist, clenches a fist with one hand, and the thumb side of the clenched hand firmly supports the abdomen of the patient, that is, the midabdominal line between the xiphoid and the umbilicus; he/she clenches his/her fist with the other hand, and quickly and repeatedly impact the abdomen with the fist inward and upward until the foreign body is removed. If the patient loses consciousness, CPR should be started. After using this method, rescuers should be careful to check the patient for life-threatening complications, such as aspiration due to reflux of stomach contents or rupture of abdominal or thoracic organs. This method should not be used freely except when necessary.

Ⅱ. Spontaneous abdominal thrust method

The person with airway foreign body obstruction can clench a fist with one hand, push the thumb side of the fist against the abdomen, the same position as above, clench the fist with the other hand, and push the fist inward and upward to impact the abdomen. If unsuccessful, the patient should quickly press the upper abdomen against a hard object, such as the back of a chair, the edge of a table, and the guardrail in the corridor, and forcefully impact the abdomen until the foreign body in the airway is removed.

Ⅲ. Chest thrust method

If the elderly are obese and the rescuers cannot wrap around the elderly's arms waist, the chest thrust method can be used instead of the abdominal thrust method. The rescuer stands behind the patient, placing the upper limb under the patient's arm and cradling the patient's chest. Make a fist with one hand, placing the thumb side on the midline of the sternum, avoiding the xiphoid and the lower margin of the ribs. The other hand holds the fist and presses back until the foreign object is removed.

5 Methods for removing foreign bodies in the airway of patients with loss of consciousness

For those who lose consciousness during the removal of airway foreign body obstruction, the rescuer should immediately perform cardiopulmonary resuscitation. If the patient still does not respond after repeated blowing, the rescuer should continue to perform cardiopulmonary resuscitation according to the ratio of 30∶ 2 (compression to ventilation).

If the patient is unresponsive when found, the rescuer may not initially know that the patient has developed airway foreign body infarction, and if the patient still does not respond after repeated blowing for several times, then airway foreign body obstruction should be considered. The following measures can be taken.

(1) During cardiopulmonary resuscitation, if a second rescuer is present, one rescues and the other calls for help from the emergency medical service system.

(2) The rescuer should keep the patient supine. If the foreign body in the mouth can be seen, try to remove it with fingers.

(3) If the patient's chest does not fluctuate during blowing, the rescuer should reposition the patient's head and pay attention to opening the airway before trying to blow.

(4) If the removal of foreign bodies is difficult and there is no chest fluctuation after, further rescue measures (such as cricothyroid membrane puncture, tracheotomy, etc.) should be considered to open the airway.

(5) If the patient is still not breathing after the foreign body is removed and the airway is opened, slow artificial blowing should be continued. Check pulse, respiration and response again. If there is no pulse, external chest compression should be performed.

Task import

Xiao Wang met Grandpa Wang at work, who had difficulty in breathing after inhaling jelly. He kept coughing, but he wheezed when he stopped coughing. At this time, how should

Xiao Wang take rescue measures?

Task analysis

Xiao Wang should not interfere with Grandpa Wang's self-removal of foreign bodies. Grandpa Wang to cough hard and breathe autonomously, but he should stay with Grandpa Wang and monitor his situation. At the same time, abdominal thrust method should be carried out to remove airway foreign body obstruction. If the obstruction cannot be removed, the rescuer should immediately seek help from the emergency medical service system.

Task implementation

1 Operation procedure

Xiao Wang can take the abdominal thrust method. Xiao Wang should stand behind Grandpa Wang, with arms around Grandpa Wang's waist, clench a fist with one hand, with the thumb side of the clenched hand tightly against his abdomen, that is, the middle part of the abdominal line between the xiphoid and the umbilicus, and clench a fist with the other hand, quickly and repeatedly impact the patient's abdomen inward and upward until the foreign body is discharged.

2 Precautions for operation

If the patient loses consciousness, CPR should be started. After using this method, the rescuer should be careful to check the patient for life-threatening complications, such as aspiration due to reflux of stomach contents, rupture of abdominal or thoracic organs. This method should not be used casually except when necessary.

Task work order

Table 8-2　Task work order

Task name	Abdominal thrust method for removing airway foreign body obstruction in the elderly	**Credit hour**		**Trainee**	
Student name		**Contact number**		**Task score**	
Task equipment		**Operation time**		**Operation location**	
Task purpose	(1) Master the abdominal thrust method; (2) Be able to identify and remove airway foreign body obstruction in the elderly				
Task implementation	Preparation				
	Implementation process				
	Implementation summary				
	Implementation evaluation				
Teacher's evaluation					

Thinking and practice

(1) Can the method of removing airway foreign body obstruction in the elderly be applied to children?

(2) What matters should be paid attention to in the removal of airway foreign body obstruction?

Task 3 Carry out trauma rescue for the elderly in the community

Detailed knowledge

Trauma is one of the common accidents of the elderly. It refers to the external damage of the body due to the attack of external objects, collision or chemical erosion, often accompanied by bleeding. If the bleeding is not properly treated in time, it may cause excessive blood loss and shock in the elderly, and even threaten their life.

1 Overview of traumatic bleeding

1. Concept of bleeding

Bleeding is the flow of blood from the wound into the tissue space, inside the body cavity or outside the body.

2. Types of bleeding

According to the types of bleeding vessels, traumatic bleeding can be divided into capillary bleeding, venous bleeding and arterial bleeding. The severity varies depending on the type of blood vessel.

1) Capillary bleeding

The blood is bright red, and the blood slowly oozes from the whole wound. It is generally not easy to find the bleeding point, and it can often automatically coagulate and stop bleeding, with little risk. It is commonly seen in skin abrasions.

2) Venous bleeding

Venous bleeding is featured by dark red blood, small wounds, slow blood flow and continuous outflow from the wound, whose risk is larger than that of capillary bleeding. It is commonly seen in superficial knife cuts or stab wounds.

3) Arterial bleeding

The blood color is bright red, the bleeding is jet-shaped, the bleeding frequency is consistent with the heartbeat and pulse, the blood flows out in strands, the amount of bleeding is large, the speed is fast, and the risk is great. It is commonly seen in deeper knife cuts or puncture wounds.

2 Methods of hemostasis trauma bleeding

1. Hemostasis by direct compression

Hemostasis by direct compression is a simple and effective temporary hemostasis method.

1) Scope of application

It is suitable for preliminary hemostasis of all kinds of bleeding.

2) Operation method

Place sterile gauze or a clean handkerchief directly over the bleeding area and apply pressure to stop the bleeding, as shown in Figure 8-4.

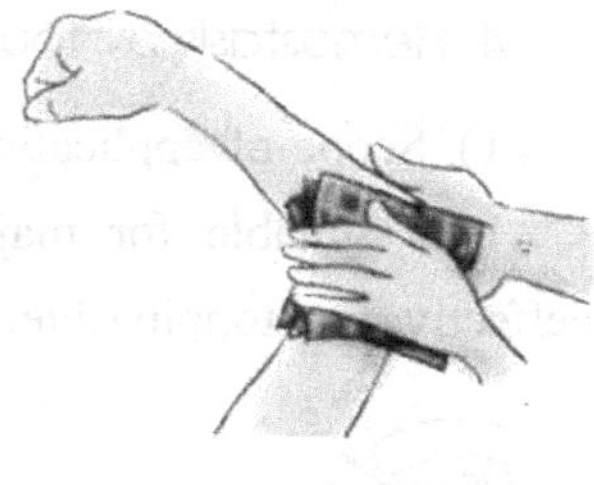

Figure 8-4 Hemostasis by direct compression

2. Hemostasis by compression bandage

1) Scope of application

Hemostasis by compression bandage is one of the most commonly used hemostasis methods in first aid, suitable for arteriolar, venous, and capillary bleeding. Do not use this method when there is joint dislocation and the presence of broken bones in the wound.

2) Operation method

Apply disinfected gauze or a clean handkerchief, a towel, clothing, etc., to the wound, and then wrap a towel or bandage around the wound several times to apply pressure, as shown in Figure 8-5. Proper pressure should stop the bleeding without affecting circulation to the injured limb. If there is a fracture in the wound, it is necessary to add splint fixation.

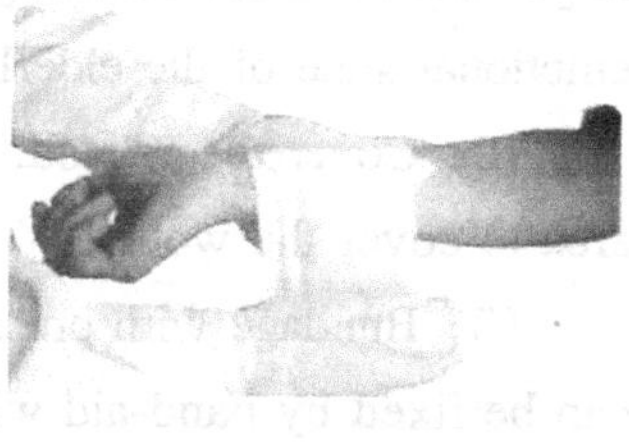

Figure 8-5 Hemostasis by compression bandage

3. Hemostasis by padding the limb

1) Scope of application

It is suitable for upper limb and lower leg bleeding and can be used in the absence of fracture and joint injury.

2) Operation method

Place soft pads in the elbow fossa or popliteal fossa (i.e. behind the knee), flex the limbs, and bind the forearm with the big arm (or the calf with the thigh) with cloth straps if necessary, so as to compress the blood vessels and block the blood flow. Add pads to bend the elbow to stop bleeding, as shown in Figure 8-6; add pads to bend the knee to stop bleeding, as shown in Figure 8-7.

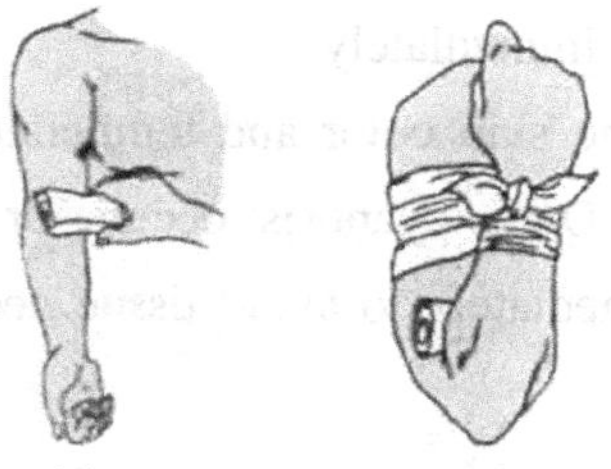

(a) (b)

Figure 8-6 Hemostasis by padding the elbow

(a) Padding (b) Elbow bending

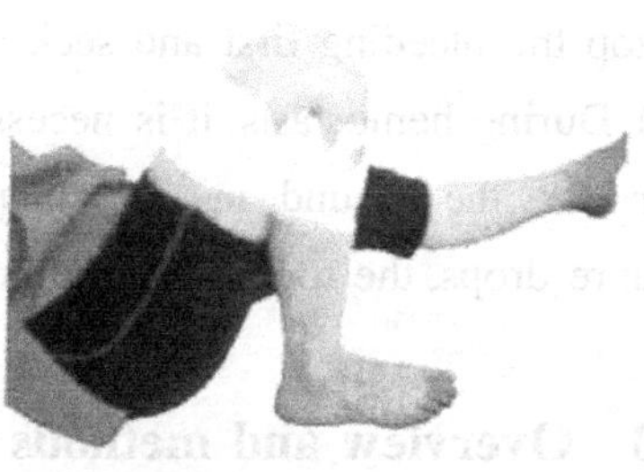

Figure 8-7 Hemostasis by padding the knee

4. Hemostasis by tourniquet

1) Scope of application

It is suitable for major artery bleeding in extremities when the above methods are ineffective in stopping bleeding.

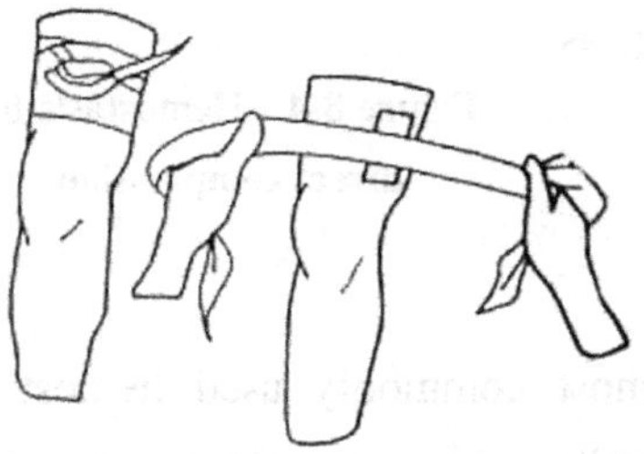

Figure 8-8 Hemostasis by tourniquet

2) Operation method

First, place sterile gauze or a clean handkerchief on the bleeding site, and tie a tourniquet (rubber band, cloth, string, etc.) around the proximal cardiac end of the bleeding wound, as shown in Figure 8-8, to block the blood flow and stop the bleeding.

3) Operation procedure

(1) Evaluate. Assess the type of bleeding (if it is large vein or artery bleeding, hemostasis by direct compression can be adopted). Assess the emotional state of the elderly and comfort the elderly.

(2) Cover the wound. Place sterile gauze or a cleaning handkerchief over the bleeding area to cover the wound.

(3) Bandage with pressure. Bandage with pressure (if the amount of bleeding is small, it can be fixed by band-aid winding), and if necessary use a tourniquet.

(4) Report. Report to the family members or the medical staff, or call a medical number.

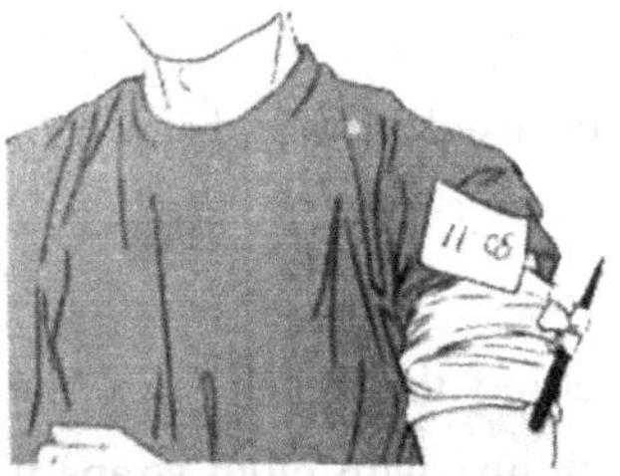

Figure 8-9 Recording the time of tieing and loosening the tourniquet

(5) Observe and record. Observe the skin color of the elderly and whether there is continued bleeding at the wound, and record the cause and type of bleeding, the condition of the wound, and the time of compression dressing (the time of tying and loosening of the tourniquet should be recorded when using the tourniquet), as shown in Figure 8-9.

4) Matters needing attention

(1) When the amount of capillary bleeding or bleeding at the wound is small, rinse with water first; if it is the bleeding of the main artery, the amount of the bleeding is large with fast speed, stop the bleeding first and seek medical treatment immediately.

(2) During hemostasis, it is necessary to observe the skin color and temperature at the distal end of the wound in the elderly at any time. Once cyanosis occurs or the skin temperature drops, the tourniquet should be released immediately to avoid tissue necrosis.

3 Overview and methods of bandaging

Bandaging is one of the important measures of emergency treatment on the scene of trauma. Timely and correct bandaging can achieve the purpose of compression and hemostasis, reduce infection, protect the wound, reduce pain, and fix the dressing and splint.

1. Classification of bandaging materials

1) Bandage

Bandage is commonly used to support injured limbs and joints, fix the dressings or splints, and apply pressure to stop bleeding, as shown in Figure 8-10.

2) Triangular scarf

Triangular scarf is mainly used for bandaging, suspending injured limbs, fixing dressings, and fixing fractures.

3) Other temporary substitutes

In the absence of bandages and triangular scarfs, daily necessities can be chosen instead, such as clean handkerchiefs, towels, clothes, belts, ties, etc.

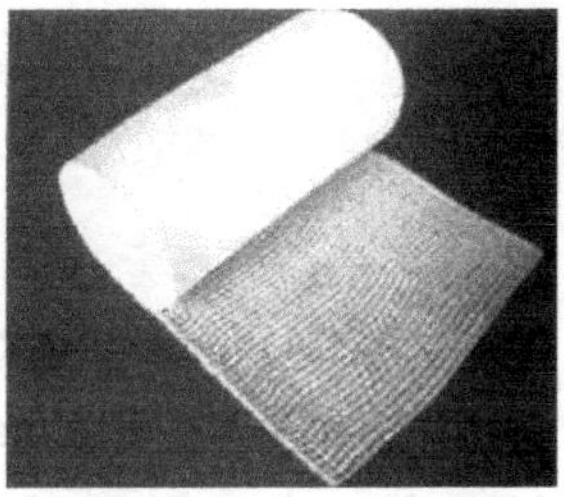

Figure 8-10 Bandage

2. Bandaging operation method

(1) Circular bandaging.

① Scope of application: circular bandaging is the most basic bandaging method, which is mostly used for small or cylindrical parts of the body, such as the hand, foot, wrist, forehead, chest, abdomen and so on.

②Operation method: Roll up the bandage, hold it with one hand, spread the bandage about 8 cm, fix the head end of the bandage on the part that needs to be wrapped with one hand thumb, and wrap the part of the bandage continuously in a circle with one hand, as shown in Figure 8-11. The number of circles depends on the need, and finally cut the tail of the bandage into two knots and fix it. If there are conditions, you can wrap the tape to fix the tail.

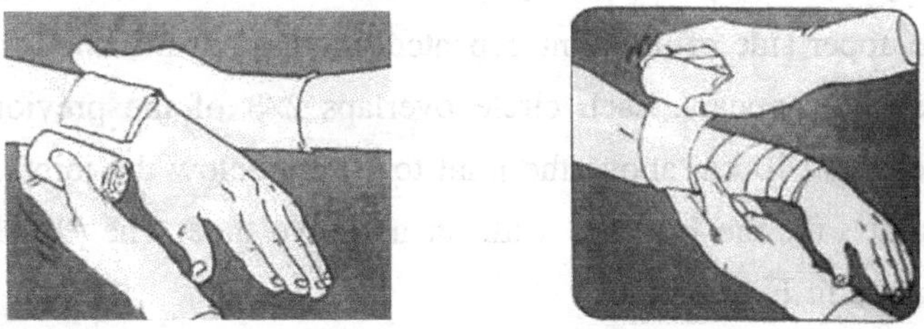

Figure 8-11 Ring bandaging

(2) Serpentine bandaging.

① Scope of use: serpentine bandaging is suitable for the parts with approximately equal circumference that need to be extended rapidly from one place to another, or simple fixation, which is mostly used for splint fixation.

② Operation method: from the far end, wrap two circles in a circle first, and then wrap it in a spiral shape at a 30° angle to the near end, overlapping 2/3 of the width of the previous circle every circle, and fixing the end with adhesive tape, as shown in Figure 8-12.

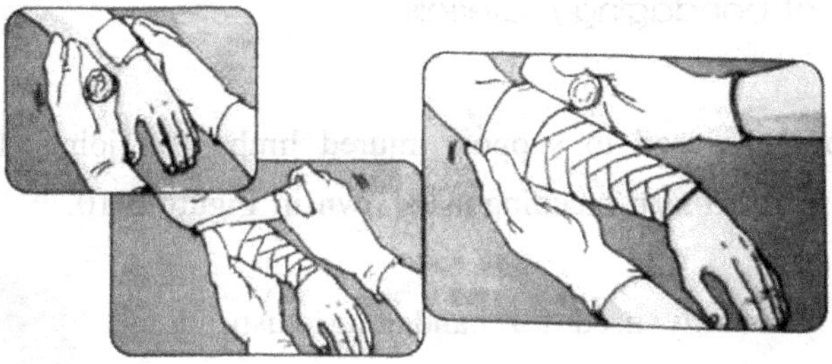

Figure 8-12 Serpentine bandaging

(3) Rotary folding bandaging.

① Scope of application: rotary folding bandaging is suitable for parts with unequal circumference, such as forearm, calf, thigh, etc.

② Operation method: do circular bandage for 2 circles first, then do serpentine bandage, then press the middle of the top of the tape with one hand thumb, and fold the tape downward from this point with the other hand, covering 1/3 or 2/3 of the width of the previous circle. Each fold should be neatly arranged in a straight line, but the bandage that turns back should avoid the patient's wound and bone carina.

(4) "8" shape bandaging.

① Scope of application: "8" shape bandaging is not only suitable for the binding and fixation of shoulder, elbow, wrist, ankle and other joint parts, but also suitable for clavicle fracture.

② Operation method: take the elbow joint as an example. First bandage 2 circles in the middle of the joint ring, then wrap the bandage around the upper part of the joint, through the flexion to the lower part of the joint, through the back side of the limb to the flexion side of the limb then to the upper side of the joint, repeatedly doing so, and an "8" shape continuous bandage around the joint appears. Each circle overlaps 2/3 of the previous circle, and the bandage range varies from 10 cm above the joint to 10 cm below the joint. Finally bandage 2 circles above the joint , fix the bandage with an adhesive tape. The "8" shape bandage of different parts is shown in Figure 8-13.

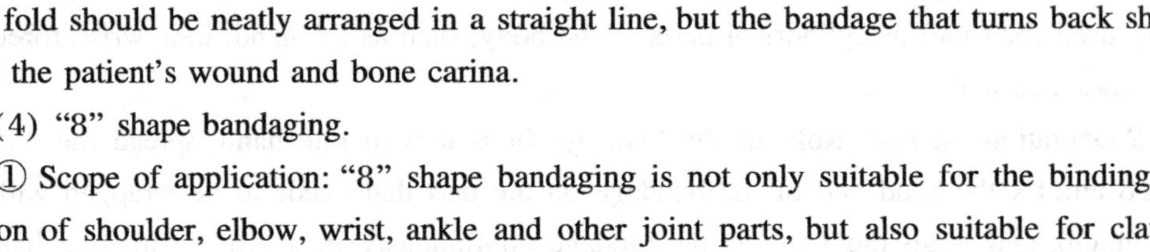

(a) (b) (c) (d)

Figure 8-13 "8" shape bandaging

(a) Wrist (b) Ankle (c) Elbow (d) Kneel and hip

(5) Arm suspension

① Scope of application: arm suspension is suitable for bandaging after arm or elbow fracture.

② Operation method: place the affected limb in the shape of an elbow on a triangular scarf, then place the two bottom corners around the left and right sides of the neck and tie a knot at the back of the neck, as shown in Figure 8-14.

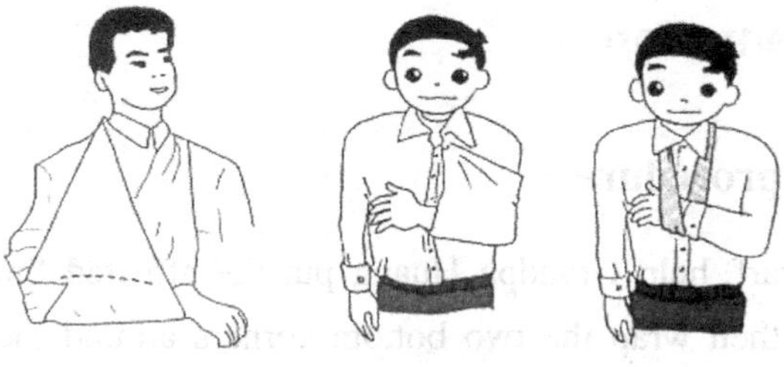

Figure 8-14 Arm suspension

4 Matters needing attention of soft tissue injury treatment

(1) After a soft tissue injury, the elderly should take a rest immediately. After placing the elderly in a comfortable position in a safe environment, do not move or exercise the injured part.

(2) Immediately use ice to cool the injured part.

(3) Properly wrap the injured part of soft tissue so that the injured part can get rest and protection.

(4) At rest, elevate the injured part of soft tissue and try to make the injured part higher than the heart to reduce congestion.

(5) 48 hours later, massage the injured part of soft tissue and apply blood-activating drugs for treatment, or apply hot compress.

With the acceleration of the modernization of life, the factors causing injury have changed and the incidence of trauma has increased year by year. It ranks fifth among lethal factors in urban areas and fourth in rural areas, due to the increase of vehicles, small workshops, small factories and small coal mines as well as people's weak safety awareness. More than 60% of emergency patients are trauma patients (suffering from car accidents, hand injuries, fall injuries).

Task import

Xiao Wang met Grandpa Huang in his work, who fell down. Grandpa Huang's left arm is weak, unable to lift up or swing, which is suspected to be the injury of his left arm. How should Xiao Wang help Grandpa Huang solve the current problem?

Task analysis

First of all, Xiao Wang should observe and analyze the extent of the injury of Grandpa Huang's left arm. In view of Grandpa Huang's current situation, it is suspected that the soft tissue injury or fracture of the left arm. Xiao Wang should wrap Grandpa Huang's left arm in time and send him to the hospital for examination.

Task implementation

1 Operation procedure

Find a triangular scarf, help Grandpa Huang put the affected limb into elbow shape on the triangular scarf, and then wrap the two bottom corners around the left and right sides of the neck, and tie a knot at the back of the neck.

2 Precautions for operation

(1) Let Grandpa Huang take a rest immediately. After Grandpa Huang is placed in a comfortable position in a safe environment, do not move or exercise the injured part.

(2) Immediately use ice to cool the injured area.

(3) Properly wrap the injured part of soft tissue so that the injured part can get rest and protection.

(4) At rest, raise the left arm, try to make the injured part higher than the heart to reduce congestion, and timely send to the doctor for examination.

Task work order

Table 8-3 Task work order

Task name	Trauma rescue for the elderly	**Credit hour**		**Trainee**	
name of Student		**Contact number**		**Task score**	
Task equipment		**Operation time**		**Operation location**	
Task purpose	(1) Master the knowledge of trauma treatment; (2) Be able to assess the degree of trauma of the elderly and choose the method of trauma rescue; (3) Provide trauma rescue for the elderly				
Task implementation	Preparation				
	Implementation process				
	Implementation summary				
	Implementation evaluation				
Teacher's evaluation					

Thinking and practice

(1) What should we pay attention to in elder trauma rescue?

(2) What characteristics of the elderly should be considered in the hemostasis of trauma for the elderly?

Project 9
Health care massage for the elderly in the community

Task 1 Recognize health care massage for the elderly

Detailed knowledge

1 Definition of health care massage

Massage, also known as manipulation, is under the guidance of the basic theory of traditional Chinese and Western medicine, using hands, other parts of limbs or instruments to act on the human body surface to regulate the physiological function of the human body and prevent and cure injuries and diseases. Health care massage is to rub, lift and pat on certain parts of the body or acupoints with both hands, so as to promote blood circulation, improve digestive function, strengthen muscles and bones, and improve disease resistance. This kind of massage is easy to learn, easy to use, and suitable for family health care. If the elderly can do it several times a day, they can achieve the purpose of preventing colds, and preventing and curing waist and leg pain.

2 Function of health care massage

(1) Viewpoint of Western medicine—it has good health care and therapeutic effect on all organ systems of the human body.

(2) Viewpoint of traditional Chinese medicine—it has the function of health care and can treat internal diseases, surgical diseases, gynecological diseases, paediatric diseases and so on.

3 Characteristics of health care massage

Health care massage has the characteristics of simple economy, remarkable curative effect, disease prevention and treatment, no side effects, being easy to learn and understand.

4 Media of health care massage

(1) Aqueous agents: they are divided into two categories: clean water and medicinal juice. Clean water refers to steamed or filtered water. Warm water is used for cold massage and cold water is used for fever massage. Medicinal juice is obtained by soaking the medicine in clean water for a period of time and then removing dregs. There are many kinds of medicinal water, such as mint water, musky perfume.

(2) Powder agents: they mainly refer to talcum powder or powder agents with talcum powder as the main ingredient (adding peppermint, borneol and other drugs), such as talcum powder, prickly heat powder, which can absorb water and sweat, make people feel cool and increase skin lubrication. They are generally used in summer.

(3) Plaster agents: they are mainly composed of vaseline or oil and contain Chinese herbal medicine. They take single medicine (such as peppermint ointment, Angelica ointment) or compound medicine as the content (such as soreness and pain massage ointment, rheumatism ointment) and generally have the effect of dredging collaterals, promoting blood circulation and relieving inflammation and pain.

(4) Oil agents: they are divided into general oil agents and aromatic essential oil agents. General oil agents include turpentine, sesame oil, safflower oil, cool oil, essential oil, etc.; aromatic essential oil agents are extracted from various plants and flowers, with the functions of soothing nerves, relaxing muscles, eliminating fatigue, etc., generally used for beauty massage or health care massage, can also be used as the materials for air aromatherapy and bath aromatherapy.

(5) Juice agents: they refer to the raw juices obtained directly from fresh plants and so on by pressing or other methods, some of which are irritating to the skin and need to be diluted. They include garlic juice, ginger juice, onion juice, aloe juice and so on.

(6) Alcoholic agents: they are divided into medicinal washes and medicinal wines. Medicinal washes are mainly drugs for promoting blood circulation and regulating vital energy, such as safflower and frankincense, generally soaked in liquor for several weeks, which have the effects of promoting blood circulation and removing blood stasis, regulating vital energy and relieving pain, opening menstruation and dredging collaterals. They usually contain toxic drugs, so people with broken skin should be careful when using it. Medicinal wine are obtained by soaking various Chinese herbal medicines in liquors, which can be taken internally and externally, generally have the functions of promoting blood circulation and removing blood stasis, regulating vital energy and relieving pain, removing wind and dehumidification, opening menstruation and dredging collaterals, with a good effect on soft tissue injury and rheumatism of muscles and joints.

(7) Prescriptions: internal medicine is used as an external massage medium, and the

medicine is absorbed into the human body by skin through massage to achieve the effect of treatment.

5 Indications of health care massage

Health care massage is suitable for internal diseases, surgical diseases, gynecological diseases, paediatric diseases and so on.

6 Contraindications of health care massage

(1) The acute phase of certain diseases, such as rheumatism, gastric perforation.

(2) Certain infectious diseases, such as inflammation, abscess.

(3) The period of infection of certain infectious diseases, such as tuberculosis, hepatitis B.

(4) Some febrile diseases, such as pneumonia, tuberculosis.

(5) Various hemorrhagic diseases, such as hematochezia, hemoptysis, hemophilia, leukemia.

(6) Dermatological focal area and impaired skin, such as ringworm, ulcers and injuries.

(7) More severe heart disease, hypertension, encephalopathy, lung disease and kidney disease.

(8) The early stage of various traumatic diseases, such as soft tissue injury, fracture, joint dislocation.

(9) Bone tuberculosis, osteomyelitis, and severe osteoporosis and spinal injury.

(10) Sites of malignant or benign tumors.

(11) The waist and abdomen of women during pregnancy and menstruation.

(12) The conditions in which people are extremely weak, extremely tired, too hungry, too full, confused or drunk.

(13) A disease with an uncertain diagnosis.

7 Points for attention in health care massage

(1) Diagnosis: inquire the subject's condition in detail and check him/her carefully, refer to the auxiliary diagnosis report, make the correct diagnosis and record it.

(2) Attitude: be warm and considerate to the subject, be calm and careful in body and mind, forbid loud noise and laughter, and warm up the hands when it is cold.

(3) Facilities: there are suitable massage beds and chairs, the environment should be elegant, the light should be sufficient, the air should be ventilated, the temperature should be suitable, and there are warm and cooling equipment.

(4) Hygiene: keep the environment tidy; the performer should keep his/her hands clean, wash them before and after each operation; the nails should be cut short, the hands do not

wear any accessories; do not face the subject's mouth to breathe; the subject's massage area should be cleaned.

(5) Posture: for the convenience of operation, the performer can use the standing position or sitting position; the subject's position should be comfortable, the massage parts should be relaxed and easy to operate, and the supine, prone, lateral, upright and prone positions can be used.

(6) Time: the operation time for each part is generally 5-30 minutes, depending on the specific situation. It can be slightly longer for the subject with chronic diseases and serious illness as well as large-area, muscular parts of the subject.

(7) Strength: in the whole operation process, the performer's force varies from light to heavy to light, according to the specific conditions of the subjects, and adjust the intensity by observing their expression and inquiring about their feeling. It is advisable to have local soreness, numbness, bloating and pain. If the subject has dizziness, palpitation, sweating, pale complexion, accelerated pulse and other phenomena, the performer should immediately stop massage and take measures such as letting the subject lie down to rest, drink water and pressing first aid acupoints.

(8) Frequency: every other day or once a day, 7-10 times as a course of treatment, with an interval of 3-5 days.

Task import

In his work, Xiao Wang finds that the elderly in the community often go to the elderly health service center in the community. The elderly say that after going there for massage, their physical condition has been greatly improved, their spirit is good, and their shoulder and back pain is relieved, but the charge is relatively high. Every time they go there, they will spend hundreds of yuan. At the same time, the staff members in the elderly health service center will recommend ingredients and devices of health care massage to the elderly. Some elderly people in the community bought some unnecessary facilities and devices began to promote health ingredients, and refused the main diet, which has an impact on the construction of family harmony of the elderly. In view of this situation, Xiao Wang plans to invite community doctors to teach the elderly the related knowledge about health care massage and ways and means of healthy pension.

Task analysis

In order to help the elderly in the community master the skills of self-care massage and the knowledge of health care for the elderly, Xiao Wang needs to invite community doctors to carry out health education for the elderly.

Task implementation

1 Operation procedure

Assess the needs of the elderly → Invite relevant professionals to carry out health education→Organize and implement educational activities for the elderly.

2 Precautions for operation

(1) Accurately identify the needs of the elderly.

(2) Pay attention to selecting the way that the elderly like to carry out training and educational activities.

(3) In the training, combine theory with practice and the training content should be simple and easy to understand.

Task work order

Table 9-1　Task work order

Task name	Health care massage skills training for the elderly in the community	**Credit hour**		**Trainee**	
Student name		**Contact number**		**Task score**	
Task equipment		**Operation time**		**Operation location**	
Task purpose	(1) Master the principle of health care massage; (2) Be able to assess the physical condition of the elderly and organize training activities; (3) Implement self-care massage skills training for the elderly				
Task implementation	Preparation				
	Implementation process				
	Implementation summary				
	Implementation evaluation				
Teacher's evaluation					

Thinking and practice

(1) What are the advantages of health care massage for the elderly?

(2) What should the elderly pay attention to in the process of health care massage?

Task 2 Identify common acupoints in geriatric health care

Detailed knowledge

Acupoints are also called acupuncture points. The acupoints of the human body are all over the body and classified according to serious and strange meridians. Among them, there are 365 serious acupoints, many of which are symmetrically distributed on both sides of the limbs or torso. Strange meridian acupoints have no accurate data and they are generally effective points for the treatment of some diseases. After many people have verified their effectiveness, they are given a fixed name, so acupoints are formed. At the same time, there is also a kind of acupoint called Ashi acupoint, which has no fixed position and name, and can also be simply understood as some sour, numb and painful points on the human body. Let's take a look at common acupoints in geriatric health care.

1 Zusanli—strengthening the body, strengthening the spleen and protecting the stomach and intestines

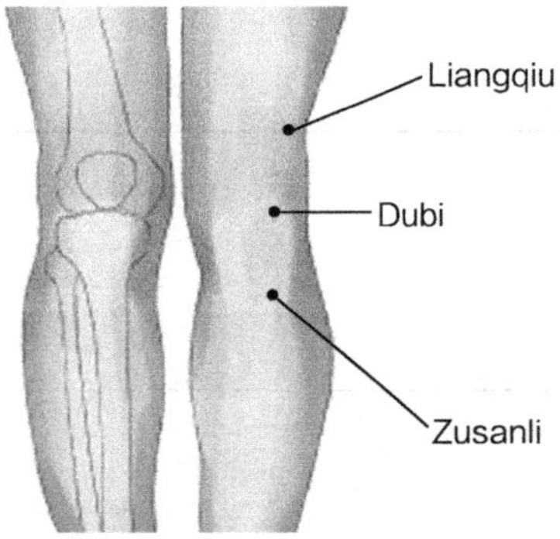

Figure 9-1 Location of Zusanli

According to traditional Chinese medicine, the spleen and stomach is the acquired foundation, and the source of generating qi and blood. Zusanli (Figure 9-1) is the acupoint of Stomach Meridian which belongs to earth, and Zusanli also belongs to earth, so Zusanli is the earth acupoint of the earth meridian, and "the landlord contains all things", so stimulating Zusanli can improve the function of generating qi and blood of spleen and stomach. It is located under the patella of the knee joint and in the pit on the outside of the patellar ligament, that is, at the four transverse fingers of the lateral knee eye. A large number of ancient and modern clinical practices of health preservation and acupuncture have confirmed that Zusanli is an important acupoint that can prevent and treat a variety of diseases and strengthen the body. It is called "the first key point for health care".

Zusanli has the functions of strengthening spleen and stomach, tonifying qi, reconciling qi and blood, dredging meridians and collaterals, soothing wind and dampness, strengthening body resistance and dispelling evil. Acupuncture at Zusanli is mainly used to treat various gastric diseases, including gastroduodenal ulcer, acute gastritis, gastroptosis, etc., especially effective in relieving acute stomachache, and has a good adjuvant therapeutic effect for vomiting, diarrhea, belching, enteritis, dysentery, constipation, hepatitis, cholecystitis, gallstone, kidney stone colic, asthenia, phlegm, palpitation, tinnitus, dizziness, waist and knee pain, diabetes, hypertension and so on.

Modern medical research has proved that acupuncture at Zusanli can make gastrointestinal peristalsis more powerful and regular, increase the activity of a variety of digestive enzymes, enhance appetite and help digestion; in the nervous system, it can promote the recovery of brain cell function, increase the supply of oxygen to the head and improve the working ability of cerebral cortex cells; in terms of circulation and blood system, it can improve cardiac function, regulate heart rhythm, increase red blood cells, white blood cells, hemoglobin and regulate blood glucose; in terms of endocrine system, it has bi-directional benign regulation on the function of pituitary-adrenocortical system and can improve the body's ability to defend against diseases.

Health researchers have always attached great importance to the magical role of Zusanli in health preservation. In the past, the commonly used method of disease prevention and fitness at Zusanli point was moxibustion, usually with moxa strips, once or twice a week for 15 minutes each time. When applying moxibustion, the temperature of moxa strips should be slightly higher to make the local skin red. Moxa strips slowly move up and down along the Zusanli point, in order not to burn the local skin. There is a folk saying: "It is better to press three miles than to eat an old hen." Everyone knows the nutrition of old hens, but after countless years of verification, people have found that if they often clap or press Zusanli, their health is much better, and some long-lasting problems are gone unconsciously, and they are even better than eating old hens. That's why they have such a sentence.

After long-term practice, some people have summed up the fitness method of Zusanli massage, which is more convenient to implement than moxibustion, and easier to see the effect quickly.

(1) Pressing zusanli: regardless of posture, relax the body. Press Zusanli acupoint with the thumb or middle finger, and operate on both sides of acupoints at the same time. First press and hold Zusanli for a few seconds and then release it quickly, then press and slowly add force until you are unable to add force, and then quickly release, when loosening, the finger does not leave the skin, operating according to this process for 5 minutes. Then press Zusanli, press for 5-10 minutes each time, and pay attention to making Zusanli have the same sore, numb and feverish feeling as acupuncture does. If you can't get used to it with your fingers, you can use an instrument instead.

(2) Kneading Zusanli: regardless of posture, relax the body. Rub Zusanli points on both sides with your thumb or middle finger. Press both hands on the acupoints on both sides, turn the circle in the same direction (either forward or reverse), and then turn the circle in the opposite direction after 36 laps. Pay attention to kneading not too fast, keep breathing evenly and gently, press your fingers to make them stick to the skin and turn, not rub on the body surface.

(3) Ironing Zusanli: take the sitting position and relax the body so that the skin around the Zusanli point is exposed. After the palms of the two hands are relatively hot, they are quickly applied to the acupoints on both sides and stay for 5 to 6 seconds. The hands move along the upper and lower directions, slightly lighter when pulling up, and heavier when pushing down. Operate for about 5 minutes, when there should be a sense of heat on the two calves. If you don't feel hot enough, you can prolong the operation time.

Adhering to the above methods of exercise for 2 to 3 weeks, will enhance gastrointestinal function, improve sleep status, make people refreshed and energetic. Many chronic diseases will be improved to varying degrees.

2 Shenque—rejuvenating the weak yang qi, saving the adversity and prolonging the life

Shenque is also known as the navel. Shenque acupoint is the most secret and crucial acupoint of the human body. It is located in the navel parallel to Mingmen acupoint. It is the longevity acupoint of the human body.

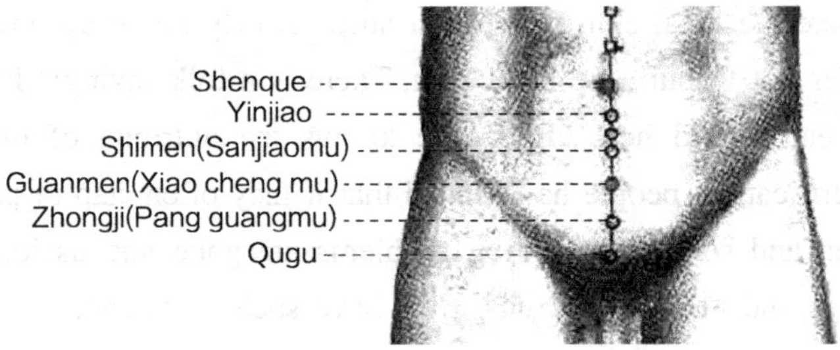

Figure 9-2 Location of Shenque

Shenque is a yin acupoint on Ren Meridian, and Mingmen is a yang acupoint on Du Meridian. The two acupoints are connected and the yin and yang are in harmony. They are the location of the life energy of the human body. Therefore, the ancient practitioners called the two acupoints the official of water and fire. Human scientific research shows that Shenque acupoint is the only hidden part of congenital true rest. Through exercise, people can activate human fetal breath and restore congenital true rest energy.

There are three methods of health care at Shenque acupoint. One is the kneading method: with an empty stomach before going to bed every night, rub your hands hot, stack your hands on the navel with the right hand on the left hand, and knead them clockwise (on the contrary for women), 360 times each time. The second is the method of gathering qi: sit upright, relax, slightly close your eyes, idling with your right hand toward Shenque, and use your mind to gather the genuine qi in the universe into the navel. The third is the mind concentration method: relax, sit, close your eyes, and put your mind on Shenque for more than half an hour at a time. Over time, the genuine qi occurs in the acupoint, and the fetal breath starts slowly.

Moxibustion at Shenque can not only cure diseases, but also keep fit, because the navel is connected with all meridians, regulating yin and yang, tonifying qi and blood, warming spleen and kidney, strengthening and nourishing vital energy. Therefore, moxibustion at Shenque can strengthen the body, prevent disease, delay aging, resist oxidation and enhance immunity. The warming effect of moxa, the yang-heat attribute of fire and the attribute of the cushioned medicine, can reach the viscera through meridians, regulate the meridians and collaterals, balance the body yin and yang, and reconcile qi and blood, so as to strengthen the physique, prevent diseases and prolong life. The health-preserving method of moxibustion at Shenque acupoint has been widely valued and welcomed by people since ancient times because of its simplicity, natural harmlessness and low cost.

There are two main methods of moxibustion at Shenque: ①moxa (or moxa stick) direct moxibustion; ② Shenque ginger (or salt) moxibustion. Moxibustion with moxa sticks is relatively simple. You only need to go to the drugstore to buy moxa sticks (those with no experience had better use moxa sticks), light the moxa sticks and aim at Shenque acupoint, about two centimeters away from Shenque, to the degree that the skin feels warm and comfortable, the time is 10-15 minutes. Salt-separated moxibustion is a method of moxibustion using salt as a cushion. Salt is salty and cold, can enter into the stomach, kidney, large and small intestine meridians, has the effects of promoting vomiting, clearing fire, cooling blood and detoxification. When applying moxibustion with salt, you can fill the navel with pure, dry or fried salt and moxibustion with moxa strips. It has a certain curative effect on constipation, diarrhea, irregular menstruation, stiffness and pain of the knee joint of the elderly. This method is also used for the treatment of typhoid yin syndrom or vomiting and diarrhea, apoplexy and so on.

It has the power of returning to yang, saving adversity and relieving depletion, but it needs continuous moxibustion, regardless of the number. Usually using this method to apply moxibustion for 1 to 2 zhuang (burning a column of moxa represents a zhuang) has a very good health care effect. Ginger-separated moxibustion is to cut fresh ginger into thin slices about 2-3 cm in diameter and about 0. 2-0. 3 cm in thickness, stab several holes with toothpicks in the middle, and then put the ginger slices on the salt. Put the moxa column on the ginger slice and light it, and if you feel a little burning pain, you should replace the moxa column. Generally, you can apply moxibustion for 3 to 9 zhuang, or directly aim the ignited moxa column at Shenque acupoint separated by ginger. The time is 10-30 minutes. This method is suitable for acute abdominal pain, vomitting and diarrhea, dysentery, cold syncope of limbs, gonorrhea, prolapse and so on.

Matters needing attention in moxibustion at Shenque: first, it is forbidden for umbilical injury, inflammation and pregnant women; second, moxibustion should not be applied just after eating or on an empty stomach; third, moxibustion should not be too close to the navel, otherwise it is easy to burn; fourth, attention should be focused to avoid lighting clothes.

Modern medicine improves the dosage form of drugs through new technology, so that drugs can be absorbed through "Shenque" to treat diseases, such as antiperspirant powder, Ding Guier umbilical paste.

3 Qihai and Guanyuan—invigorating qi, producing blood and warming kidney yang

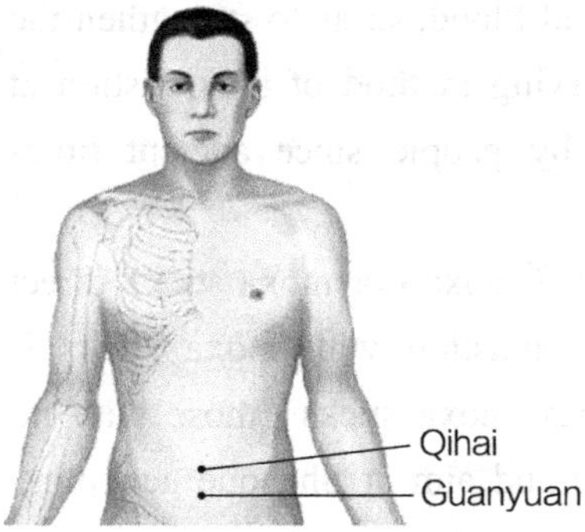

Figure 9-3 Location of Qihai and Guanyuan

Three inches below the navel, there is an acupoint called Guanyuan (Figure 9-3), which is also an important acupoint for health care, that is, what we often call "Dantian", which can play a role in warming the kidney and tonifying yang. Between Shenque and Guanyuan is Qihai acupoint, which can greatly replenish vital energy, qi can produce blood, so tonifying qi can also promote tonifying blood. The two acupoints can be massaged all the year round, and moxibustion can also be used in early spring, late autumn and winter. It can be stimulated every night or when you get up early. In ancient times, the way to keep people in good health is to get up early every day to massage Qihai and Guanyuan, until they feel a fever in the skin, and the health care effect is particularly good.

As a commonly used health care acupoint, Guanyuan is as important as Zusanli. In ancient times, it is said that "It is suitable to apply moxibustion at Qihai in spring and at Guanyuan in autumn".

It can be seen that moxibustion of Guanyuan can not only treat all kinds of deficiency, true yang decline and other syndromes, but also can prolong the life.

Both ancient and modern medical scientists believe that Guanyuan is an important acupoint that can bring the dead back to life, and that moxibustion is an important means to stimulate the acupoint. It is a must to master the heat for moxibustion at this point , that is, warm but not hot. Meantime moxibustion needs to last for a long time. Continuous warm moxibustion can make the heat reach the inside of the human body and make people feel warm and comfortable. If moxibustion at Guanyuan acupoint is effective, the chill in the abdomen will dissipate immediately. The time of each moxibustion is generally about 20 minutes, or longer, depending on the comfort of the individual, once every other day or twice a week.

4 Yongquan—sweet spring extinguishing the fire and the kidney becoming strong

Yongquan acupoint is an important point in Shaoyin Kidney Meridian of the human body. It is located in bottom of the foot, when the toes are flexed, it is in the pit of the front foot. Yongquan acupoint is a human longevity acupoint, often massaging this acupoint can tonify kidney qi, make kidney essence sufficient, and make people hear and see clearly, develop normally, energetic, waist and knees strong, walk in a powerful manner. It can also treat a variety of diseases, such as syncope, headache, shock, heatstroke, hemiplegia, tinnitus, nephritis, gynecological diseases and reproductive diseases.

The feet become old before people get old, so the feet should be treated before the disease, and Yongquan acupoint is just at the bottom of the foot. The kidney is the congenital foundation of the human body. The kidney governs water and is in charge of the body's water metabolism and genitourinary system, and the starting point of the Kidney Meridian is Yongquan.

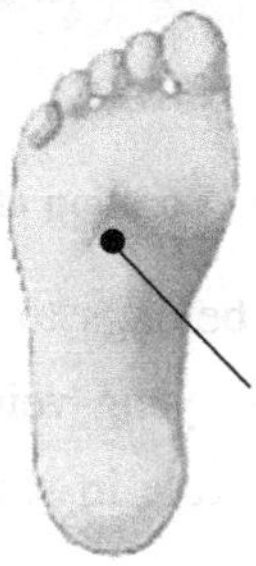

Figure 9-4 Location of Yongquan

Yongquan acupoint can be said to be a collection of "top priorities" in one. The kidney governs water, and that the water metabolism is disadvantageous will cause the water to sink to lower energizer and accumulate into a stagnant pool. The stranded "stagnant water" in the human body is harmful to the body health, so 95% of the diseases at and below the waist are related to adverse water metabolism, such as acute pain in the lower abdomen, severe diarrhea, low back pain, abdominal distension. Yongquan acupoint gushes out of fresh sweet springs, which can dredge the stagnant water and restore the vitality of the body. In addition, the heart belongs to fire, and the diseases of the cardiac system (that is, cardiovascular system and mental system) are mostly caused by overheated heart fire, such as heartache and upset. Water can extinguish fire, and Yongquan acupoint at this time just like the water for fire fighting, which can put out this overheated heart fire.

The main health care technique of Yongquan acupoint is mainly massage. Methods: sit upright before going to bed, rub Yongquan and foot bottom 108 times with one palm's support until you feel hot and feverish; after rubbing, press Yongquan 49 times with thumb pulp and exchange feet; it's proper to feel sore. Finally, use your fingers to press left and right Jianjing acupoints 49 times. Why to press Jianjing acupoints? Yongquan, as its name implies, means water gushing. Jianjing acupoint is on the shoulder, forming a straight line with Yongquan acupoint at the bottom of the foot. The two acupoints are just like the "well" and the "water", the "well" echoes with the "water", and the "spring water" can be seen from the "well". Where there is water, there is life. Yongquan is like the source of water around the mountain, which forms a powerful aura for the human body and maintains the life activities of the human body.

5 Baihui—good effect of invigorating brain and stabilizing pressure

Baihui acupoint (Figure 9-5), located above the governor's vein, is in the center of the

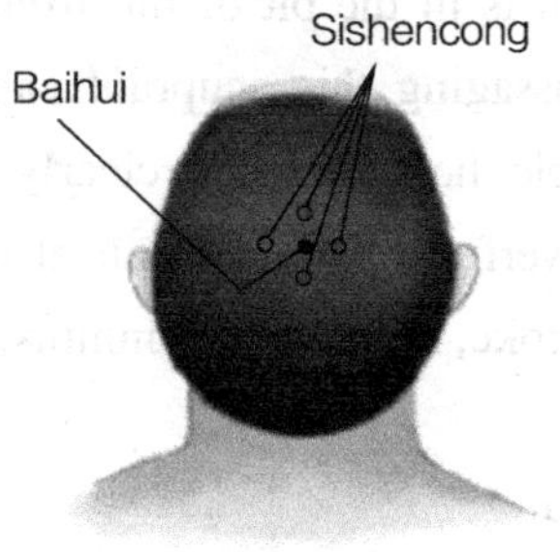

Figure 9-5 Location of Baihui

top of the head, also called "Sanyang Wuhui", which means that many meridians meet here. It is the place where yang qi converges in the human body, concentrating the functions of many meridians.

Baihui acupoint has a very close relationship with the brain, and it is an important acupoint for regulating brain function. The head is the meeting place of all the yangs of the whole body, the clan of a hundred veins, and Baihui acupoint is the place where many meridians of the human body converge. Its acupoint belongs to yang, and at the same time, yin is contained in yang, so it can access the body's yin-yang veins and connect the whole body's meridian acupoints, which plays a very important role in regulating the balance of yin and yang of the human body.

Baihui acupoint can treat too many diseases, especially those related to the head, such as headache, vertigo, hypertension, insomnia, forgetfulness, anxiety, senile dementia, hemiplegia after stroke, which is the most important acupoint for head care.

Baihui acupoint is located at the intersection of the midline of the top of the head and the connection line of the tips of the two ears. When you look for the acupoint, you can put your thumbs on the position of the two ear holes, with two middle fingers extending towards the top of the head, and the place where the fingertips touch each other is Baihui acupoint.

You can always use your fingers to rub this acupoint for health care. Massage strength does not need to be great, and it is proper to make this acupoint have a feeling of swelling pain, 3-5 minutes a day. It can dredge the meridians and improve the yang qi of the governor meridian. Patients with high blood pressure can also press their palms close to Baihui acupoint and gently massage clockwise for 5 minutes a day, and their blood pressure will soon come down and stabilize.

There are four health care methods for Baihui acupoint. One is the massage method: sit up before going to bed and use your palm or fingers to rub Baihui acupoint back and forth until it warm up, 108 times at a time. The second is the smashing method: gently tapping Baihui acupoint with the right hollow palm, 108 times each time. The third is the mind concentration method: the eyes are slightly closed, the whole body is relaxed, the mind is focused on Baihui acupoint and keep it. It is effective with the beating and warm feeling of this point. The time is about 10 minutes. The fourth is the gas extraction method: you can stand or sit, relax the whole body, and imagine that your Baihui acupoint is opened and the sunshine and clear air in the nature continue to enter the body through Baihui. The time is about 10 minutes.

In hospitals, doctors often use moxibustion to deal with Baihui acupoints, but this method has strict indications, and it is not convenient for everyone to operate at home, so moxibustion at Baihui acupoint is not recommended for health care.

6 Neiguan—the village of calming the mind and relieving pain

Neiguan (Figure 9-6) is located two inches above the transverse line of the wrist, between the long palmar tendon and the radial flexor wrist tendon, that is, the three transverse fingers are measured backward from the transverse line of the wrist, and the acupoint is selected between the two tendons. Neiguan acupoint belongs to the Pericardial Meridian. Therefore, the classical meridian theory has long linked heart disease with the Neiguan acupoint of the Pericardial Meridian. For thousands of years, numerous examples have proved that acupuncture and massage at the Neiguan acupoint of the Pericardial Meridian can treat and prevent the heart diseases. In addition, because the Pericardial Meridian starts in the chest, acupuncture and massage at Neiguan have a certain curative effect on respiratory diseases, such as asthma, emphysema, cor pulmonale and other difficult diseases. Massaging Neiguan has the functions of calming the mind, regulating qi and relieving pain, so traditional Chinese medicine often use it to treat heart system diseases, which plays a good role in regulating arrhythmia and relieving chest tightness. It is also used to treat gastrointestinal discomfort, nausea and hiccups, often combined with Zusanli, and even carsickness can be relieved by clicking on this acupoint. It should be noted that pressing and kneading this acupoint has a slight feeling of sore distension, generally pressing Neiguan for 3 minutes. The method of pressing Neiguan is to press the thumb vertically on Neiguan, the direction of the fingernail should be parallel to the two tendons, and the fingernails should be short. Press the fingertips rhythmically and cooperate with some kneading movements, and there should be a certain effort to massage Neiguan to produce a certain sense of gas. It is best to make the sour, numb, bloating sensation down to the middle finger and upload to the elbow, so as to have a better effect.

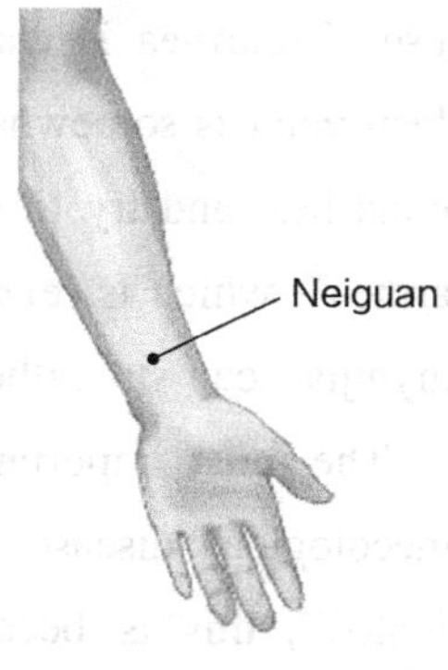

Figure 9-6 Location of Neiguan

7 Sanyinjiao—regulating three meridians and gynecological diseases

Sanyinjiao acupoint (Figure 9-7) is located in the medial leg, with a distance of four-finger width to the upper edge of the medial malleolus of the foot, and in the pit of the edge of the tibia.

Sanyinjiao is the intersection point of Foot Taiyin Spleen Meridian, Foot Jueyin Liver Meridian and Foot Shaoyin Kidney Meridian, which is very important and similar to the transportation hub. It can regulate the qi and blood movement of

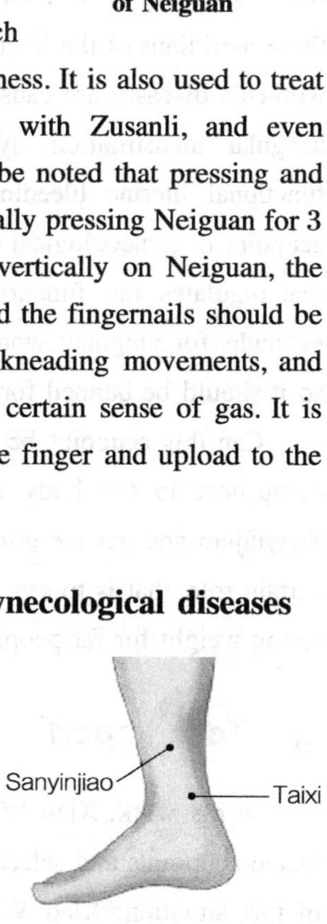

Figure 9-7 Location of Sanyinjiao

the Foot Sanyin Meridian and benefit the liver, spleen and kidney at the same time. Therefore, this acupoint has the effects of invigorating the spleen and tonifying qi, tonifying the liver and kidney, stopping bleeding and relieving pain, and is widely used. This acupoint has a therapeutic effect on all diseases involving Foot Sanyin Meridian.

Diarrhea is commonly known as loose bowels. Traditional Chinese medicine believes that the disease is mainly caused by deficiency of spleen qi or deficiency of spleen yang. The cause of diarrhea is mainly adnominal cold. When cold air enters the stomach, because the spleen yang is somewhat deficient and can't warm it, you have no choice but to settle for the second best and try to expel it from the body. In addition, there is a diarrhea called "dawn diarrhea", which is related to kidney yang deficiency, and the reason is consistent with this. Sanyinjiao can strengthen the spleen and replenish qi, and tonify the liver and kidney.

The most important feature of this acupoint is that it is the omnipotent acupoint of gynecological diseases. Traditional Chinese medicine believes that "women are blood-oriented", this is because women's menstruation, pregnancy, milk production and other physiological functions or pathological changes are closely related to blood. In addition, an obvious feature of women is "emotionality", and the liver is in charge of emotion, so the three meridians of the liver, spleen and kidney are most closely related to women, and most of women's diseases are caused by the problems of the three meridians. The common ones are irregular menstruation, dysmenorrhea, postpartum blood dizziness, climacteric syndrome, functional uterine bleeding and so on. However, although Sanyinjiao is the omnipotent acupoint of gynecological diseases, but, as a broad category of "traditional Chinese medicine" that regulates the function of the body, it has both advantages and disadvantages. For example, for pregnant women, acupuncturing Sanyinjiao has the risk of causing miscarriage, so it should be banned for pregnant women.

Can this acupoint be used by men? The answer is yes. For example, people who have damp heat in the body with dry mouth and always want to drink water, can massage Sanyinjiao and get the effect. In particular, no matter too fat or too thin, massage can play a certain role, that is to say, Sanyinjiao has the function of gaining weight for thin people and losing weight for fat people.

Task import

In his work, Xiao Wang found that the elderly in the community could not accurately locate acupoints and select symptomatic health care acupoints in health care massage. In view of this situation, Xiao Wang plans to invite community doctors to teach the elderly the acupoint method of health care massage.

Task analysis

In order to help the elderly in the community to master the choice and location of acupoints of health care massage, Xiao Wang needs to invite community doctors to carry out health education for the elderly.

Task implementation

1 Operation procedure

Evaluate the accuracy of acupoint selection in health care massage for the elderly→ Invite relevant professionals to carry out training→Organize and implement training activities for the elderly.

2 Precautions for operation

(1) Accurately identify the needs of the elderly.

(2) Pay attention to selecting the way that the elderly like to carry out training and educational activities.

(3) In the training, combine theory with practice and the training content should be simple and easy to understand.

Task work order

Figure 9-2 Task work order

Task name	Health care massage acupoint training for the elderly in the community	**Credit hour**		**Trainee**	
Student name		**Contact number**		**Task score**	
Task equipment		**Operation time**		**Operation location**	
Task purpose	(1) Master the acupoints of health care massage; (2) Be able to assess the physical condition of the elderly and organize training activities; (3) Implement the health care massage acupoint training for the elderly; (4) The elderly can use relevant knowledge and skills to find commonly used acupoints for health care massage				
Task implementation	Preparation				
	Implementation process				
	Implementation summary				
	Implementation evaluation				
Teacher's evaluation					

Thinking and practice

Gaining weight is opposite to losing weight, but massaging Sanyinjiao acupoints plays a role in gaining weight and losing weight, what is the reason for this?

Task 3 Master common massage techniques for the elderly

Detailed knowledge

Massage is the most relaxing method in hand care. Massage can relax muscles, promote blood circulation, open pores and allow nutrients to seep into the skin; relieve hand fatigue and make skin more delicate and tender; help the nail matrix of the hand to absorb nutrients and make the nails grow healthily.

1 Basic techniques of massage therapy

The basic techniques of massage therapy include pressing method, massaging method, pushing method, pinching-lifting method, clicking method, rubbing method, kneading method, squeezing method, twisting method, rolling method, shaking method, beating method, patting method, etc. These techniques are described in detail as follows.

1. Pressing method

Pressing method includes finger pressing method and palm pressing method.

2. Massaging method

Massaging method is a method of regular circular stroking of the wrist joint together with the forearm by attaching palms or finger pulps (palms or finger pulps of index fingers, middle fingers and ring fingers) to certain parts of the body surface or acupoints. Massaging method is divided into palm massaging method and finger massaging method.

3. Pushing method

Pushing method is a method of using fingers, palms, fists, or elbows to move in a straight line (or arc) in a single direction on a certain part or acupoint, which can be divided into finger pushing method, palm pushing method and elbow pushing method.

4. Pinching-lifting method

Use finger pulps of the thumb, the index finger and the middle finger or those of the thumb and the other four fingers, make a relative force of symmetry, and carry out tight and loose pinching actions on a certain acupoint or part. That is to say, "pinch and bring it up". The method of pinching-lifting is divided into three-finger pinching-lifting method and five-finger pinching-lifting method.

5. Clicking method method

Clicking method is a technique of exerting point pressure on a certain part or acupoint with the tip (peak) of the finger or the dorsal side of the interphalangeal joint as the focus. It can be divided into finger end clicking method and interphalangeal joint clicking method.

6. Rubbing method

Rubbing method is a technique, in which the finger or palm is used as the focus part to move back and forth in a straight line quickly at the operation site to produce heat by friction. It can be divided into palm rubbing method, thenar rubbing method, hypothenar rubbing method and finger rubbing method.

7. Kneading method

Kneading method is a technique of using the fingers and palms as the focus part, which are attached to the body surface operation site or acupoint, and driving the subcutaneous tissue there to do circular movement. It can be divided into finger kneading method and palm kneading method. Finger kneading method can be divided into single finger kneading method, two-finger kneading method and three-finger kneading method. Palm kneading method can be divided into thenar kneading method, hypothenar kneading method, palm root kneading method, whole palm kneading method.

8. Squeezing method

Squeezing method is a technique of using the thumb, the index finger and the middle finger or the thumb and the other four fingers to apply symmetrical force to squeeze and twist for stimulation. It can be divided into three-finger squeezing method and five-finger squeezing method.

9. Twisting method

Clamp a certain part of the limb near the heart with both palms, or focus on the operation site with one hand or both palms, and make a quick alternation or back-and-forth rubbing with relative effort.

10. Rolling method

The dorsal side of the fifth metacarpophalangeal joint is attached to a certain part of the human body surface, and the rotation of the forearm and the flexion and extension of the wrist joint are used to make the ulnar side of the back of the hand roll continuously on the operation site.

11. Shaking method

Hold the distal end of the limb with one hand or both hands to make a continuous, small-amplitude, high-frequency up and down shaking.

12. Beating method

Beating method is a technique of using the back of the fist, the root of the palm, the finger tip, etc., as the focus part, tapping the operation site rhythmically and alternately. It can be divided into empty fist beating method, clapping beating method, palm root beating method, thenar beating method, five-finger beating method, middle finger beating method and stick beating method.

13. Patting method

Patting method is a technique of beating the operation site rhythmically and alternately, with virtual palms or special beats as the focus part. It can be divided into virtual palm patting method and Ruyi patting method.

2 Compound techniques

1. Dialing method

Dialing method is a technique of vertically moving the tendons and other cord-like tissues at the operation site, with the threaded surface of the thumb and the tip of the finger as the focus part, just like “plucking the strings”, poking in one direction or back and forth.

2. Vibration method

The finger and palm are attached to the treatment site to make a frequency-intensive and rapid tremor.

3. Wrench method

Use both hands to pull in the opposite direction or in the same direction at the same time. Wrench method includes neck wrench method, chest and back wrench method, waist wrench method and four-limb wrench method.

4. Stretching method

Hold the distal and proximal ends of the limb with both hands and pull hard in the opposite direction, or use the weight of the limb as reverse pulling force, hold the distal end of the limb with both hands and pull upward or forward. It mainly includes neck stretching method, waist stretching method, shoulder joint stretching method and finger stretching method.

5. One finger pushing method

Attach the fingertip and threaded surface of the thumb to a certain part or acupoint, relax the shoulder and drop the elbow, and suspend the wrist joint, through the rotation of the forearm and the coordinated swing of the wrist joint, so that the alternative light and heavy pushing force can be continuously applied to the treatment site or acupoint.

Task import

In his work, Xiao Wang found that the elderly in the community could not use massage techniques correctly in health care massage. In view of this situation, Xiao Wang plans to invite community doctors to teach health care massage for the elderly.

Task analysis

In order to help the elderly in the community master massage techniques, Xiao Wang needs to invite community doctors to carry out health education for the elderly.

Task implementation

1 Operation procedure

Evaluate the use condition of health care massage techniques for the elderly→Invite relevant professionals to carry out training →Organize and implement training activities for the elderly.

2 Precautions for operation

(1) Accurately identify the needs of the elderly.

(2) Pay attention to selecting the way that the elderly like to carry out training and educational activities.

(3) In the training, combine theory with practice and the training content should be simple and easy to understand.

Task work order

Table 9-3 Task work order

Task name	Health care massage technique training for the elderly in the community	**Credit hour**		**Trainee**	
Student name		**Contact number**		**Task score**	
Task equipment		**Operation time**		**Operation location**	
Task purpose	(1) Master health care massage techniques; (2) Be able to assess the physical condition of the elderly and organize training activities; (3) Implement the health care massage technique training for the elderly; (4) The elderly can use relevant knowledge and skills to implement health care massage				
Task implementation	Preparation				
	Implementation process				
	Implementation summary				
	Implementation evaluation				
Teacher's evaluation					

Thinking and practice

(1) What are the main points and characteristics of massage techniques?

(2) What are the functions and clinical applications of massage techniques?

Project 10
Activity design for the elderly in the community

Task 1 Understand activity theories of the elderly in the community

Detailed knowledge

1 Theory of empowerment

Empowerment refers to the enhancement of human power and ability. Barbara Solomon, an American scholar, first put forward the concept of empowerment in his 1976 book *Empowerment of Black People: Social Work in Oppressed Communities*. Empowerment-oriented social work believes that the lack of personal needs and the occurance of problems are caused by the oppression of individuals by the environment, and social workers should focus on strengthening the power of their service objects when providing assistance to the recipients, in order to counter the oppression of the social environment and dominant groups. The basic assumptions of the empowerment theory include that the recipients are capable and valuable, everyone doesn't lack power, and there are direct or indirect obstacles in the social environment that make individuals unable to realize their power. Personal sense of powerlessness is caused by the oppression of the social environment, this obstacle can be changed, and the relationship between social workers and service objects is an equal cooperative partnership. When the empowerment theory is applied to the services for the elderly, we must first realize the value of the elderly themselves. The elderly have the ability to solve problems and control their own lives independently. Many difficulties and problems encountered by the elderly are due to the hindrance of the social environment to the elderly. Educational development activities can enhance the self-awareness of the elderly, stimulate their own potential and enhance the ability of the elderly.

2 Theory of social support

Social support is perceptual and actual instrumental or expressive support provided by communities, social networks and close partners. Among them, social network refers to some people that individuals can contact directly, including relatives, colleagues and friends; intimate partners are people who are close to personal life, and people in this relationship agree and expect to be responsible for each other; Instrumental support includes guidance, assistance, tangible support and problem-solving actions; expressive support includes psychological support, emotional support, self-esteem support, identity, etc.

The concept of the intensity of interpersonal connection can be expressed by the amount of interaction time, emotional intensity, intimacy and mutual assistance to each other. Strong connection plays an important role in self-psychosocial activities, and the purpose of interaction is to maintain existing connections. Weak connection is to connect individuals to a wider social circle, and the purpose of interaction is to expand the diversity of connections. There are different views on the role of strong and weak connections. Generally speaking, individuals are more likely to get expressive support from strong connections, while it is easier to obtain instrumental support from weak connections.

Carrying out mutual support activities for the elderly in the community can help the elderly to establish their own social support network. Through the social support network, the elderly can obtain instrumental support and expressive support, and can get corresponding support from the strong connection and weak connection established with others, so as to solve the difficulties and problems in old age and improve the quality of life.

3 Theory of advantage perspective

In the field of social work, the theory of advantage perspective is a theory that has been used more and more frequently in recent years. The theory of advantage perspective focuses on combing individual abilities, growth and advantages rather than problems, in order to help the object adapt to the environment and change the helpless status. Specific to the field of work for the elderly, the theory of advantage perspective is obviously also applicable. In order to develop the human resources of the elderly, it is necessary for the government and all sectors of the society to fully rebuild their understanding of the value of the elderly, and to give them the opportunity to give full play to their knowledge accumulation, experience and network advantages. There should also be a platform for information docking, while affirming social responsibility, we might as well give appropriate economic feedback and protect their legitimate rights and interests.

Task import

The service object is over 80 years old this year. When he was young, he experienced three years of severe difficulties and the Cultural Revolution, and suffered a lot. He was poorly educated, and only knows some simple words. After marriage, the couple did not have children for various reasons. Later, his mother and wife died of illness one after another. From then on, he has been alone.

At present, the service object has no work, live on a meagre pension and subsidies for the disabled in need, and live in a house of less than 10 square meters, which has no independent toilet and bathroom. Most of the neighbors next door are migrants. He doesn's have much contact with them. Due to the inconvenient travel, the service object basically doesn't participate in the activities held by the community, so he have a cold relationship with other residents in the community and has no deep feelings towards them. In private, he often worries about his current situation and future life, and his loneliness can be always felt from his words. Recently, the service object is seriously ill at home (suffering from heart failure, asthma and other diseases for a long time) for more than a month, and only one distant relative takes care of him. But seeing that the condition has not improved for a long time, the distant relative also feels unable to take care of him and comes to the community. The distant relative hopes the community can help contact the nursing home that provides hospice care services[①].

Task analysis

1. Problems faced by the service object

Because the service object is older and has more inconvenience in life, he seldom goes out, and even often encounters difficulties in purchasing daily necessities. Due to the physical disability of the service object, it is extremely difficult to go out at ordinary times, there are few opportunities to interact with others, and there are basically no conditions to participate in community activities, so he has a cold relationship with neighbors, with few social resources and lack of help from others when encountering difficulties in his life.

2. Existing resources of the service object

After the social worker came to learn about the situation, he found that there are more elderly disabled people in the community where the service object lives, and there are fewer people who can help the service object.

For the travel problems and loneliness of the service object, on the one hand, the social

① This case is cited from the Internet (http://practice.swchina.org/case/2015/0511/21833.shtml).

worker can come to his home and chat with him, so as to help him get rid of loneliness; on the other hand, the social worker can help him to participate in community activities, connect him with others in the community, help him to reintegrate into the community, and help him to obtain more social resources.

With regard to the current problems of illness and unattended care, the social worker can actively contact with nursing homes, taking into account various factors such as expenses, and focus on contacting nursing homes in the far suburbs, where the service object will pay the relevant expenses with his own pension, where he will spend his twilight years with other elderly people.

Task implementation

1. Community care goal

Overall goal: help the service object actively communicate with others and participate in collective activities, so as to make him integrate into the society and enjoy a better life.

(1) By understanding the situation of the service object, the social worker found that although he is an elderly person who is lonely and widowed, he does not meet the requirements of the "three noes" elderly people (having no children to support them, no ability to take care of themselves and no basic means of living), because he has a pension to ensure a basic living. If he wants to live in a nursing home for the elderly, he can only bear the relevant expenses by himself.

(2) In view of the lonely and depressed situation of the service object, the social worker chats with the service object regularly to relieve his inner depression and help him to do housework to improve his living environment.

(3) If the service object's physical condition is improved and he still lives in the community, when people hold activities in the community, the social worker can come to invite the service object to participate in the activities in the community.

(4) The social worker visited his neighbors and asked them to pay more attention to the life of the elderly and to give him some help if necessary.

2. Implement the service plan

(1) The social worker first visited the service object's home to learn about his physical and financial condition, so as to determine the area for him to choose a nursing home. After learning about the charging situation and service attitude of many nursing homes, the social worker introduced the situation of each nursing home to the service object, asked for his opinion, and helped him choose a nursing home suitable for his own conditions. During the consultation process, the service object said that the nursing homes were more expensive than he could afford, and that even if he could afford cheap nursing homes, there would be little pension left. The social worker actively communicated and negotiated with several nursing

homes with relatively low prices and good service attitude, told them the basic situation of the service object, and expressed the hope that they could give preferential treatment. After many days of efforts by the social worker, a nursing home with a good reputation finally reduced its price to 1, 800 yuan a month, and the service object could afford it, so he moved into the nursing home with peace of mind.

(2) After solving the problem of living in the nursing home, the social worker further helps to solve the problem that he is divorced from the society. The social worker and community volunteers take turns to go to the nursing home to chat with the service object every week, talk to him about life problems, understand his life needs, and relieve his loneliness. After chatting, they help the service object do housework, tidy up the room, keep the home clean and tidy, make him live in a relatively comfortable environment, and make him feel more comfortable. In addition, every social worker or volunteer who visits the service object will have a heart-to-heart chat with other elderly people in the nursing home, sincerely invite them to communicate with the service object and encourage them to take more care of the service object.

(3) The social worker visited the neighbor's house. On the one hand, the social worker needed to understand the daily life of the service object; on the other hand, he needed to understand the basic situation of the neighbors. At first, the neighbor expressed some resistance to the social worker, and only after the introduction of the community leader did the neighbor let his guard down. The neighbor said that he was not familiar with the service object and didn't know the details of his family but that he was an lonely old man. The social worker briefly introduced the basic situation of the service object, hoping that if the service object came back from the nursing home, the neighbor could pay more attention to the life of the elderly and give timely help in times of difficulty. After some hesitation, the neighbor agreed to the request of the social worker. He also said that he would help the service object take care of the house when he left home and stayed in a nursing home.

3. Case evaluation

(1) The lonely and widowed elderly are those who have no children to support but have a certain economic foundation. Most of them will feel lonely in their old age. In addition, they are also faced with the danger that diseases can not be treated in time in their old age. These elderly people can choose home care or stay in a nursing home. However, judging from the current pension situation of the lonely and widowed elderly in the community, they mostly choose home care because of economic, emotional and other reasons.

(2) Admission to nursing homes for the elderly has greatly improved the life quality of the service object. When the service object lives alone at home, it is not convenient for him to go out to buy daily necessities, so he is often in the situation of lack of salt and oil. However, after living in a nursing home with the help of the community, his daily life is taken care of and he is able to eat three meals a day on time.

(3) After social workers and community volunteers come to accompany the service object to chat, many negative emotions of the service object have been dispelled, he has more and more trust in the social worker, and he is willing to communicate more with the social worker. To the surprise of the social worker, the service object slowly takes the initiative to have a heart-to-heart chat with other elderly people in the nursing home and helps each other, more and more able to follow the pace of society. Compared with the time when he first arrived in the nursing home, the obviously has more communication with other elderly people and more friends in the nursing home. Now, when there is nothing to do, the service object will sit in the yard of the nursing home and take the initiative to talk when he meets people he is familiar with. The service worker obviously feels that the circle of contacts of the service object has expanded and his mood is relaxed.

(4) After the social worker communicated with the neighbor of the service object, the neighbor gradually pays attention to the service object, who not only helps to take care of the house, but also take the initiative to ask about the current situation of the service object when he encounters. And he expresses the hope that the service object's body can gradually recover. The social worker is very pleased to see such a gratifying situation.

4. Professional reflection

(1) As far as the community is concerned, statistics should be made on the lonely and widowed elderly in the community in time, and some elderly people who are in urgent need of help should be selected to form objects to help each other, so that the elderly can help each other, care for each other, and enhance their feelings for each other. Such a practice can help the elderly get rid of empty nest sensation, loneliness and sadness, so that the elderly can be comforted and understood psychologically and emotionally.

(2) For the lonely and widowed elderly who choose home care, the community should regularly visit the elderly, arrange volunteers to do housework for the elderly, and organize the elderly to participate in various collective activities.

(3) Social workers can help the lonely and widowed elderly with spacious housing to rent their spare houses to others, preferably the elderly of the same age, so as to increase their economic income, realize their desire to make friends and communicate with the elderly of the same age, and help the elderly get rid of loneliness. At the same time, the elderly can use the increased income to hire some professional medical care and domestic service workers to take care of their diet and daily life.

(4) At the beginning, the service object was wary of the social worker, especially unwilling to let social workers enter the home. Therefore, social workers should make home visit requests after full communication with the service object, which is not only conducive to winning the trust of the service object, but also conducive to the development of work.

(5) The social worker felt powerless in this service and often fell into remorse, because he could not directly solve the life and economic difficulties of the service object, and could only partially alleviate the difficulties of the service object through some auxiliary ways.

Task work order

From a theoretical perspective, analyze the problems and needs of the clients in the case, and put forward a community care plan.

Theoretical analysis	
Community care program	

Thinking and practice

(1) What are the implications of these theories for conducting community activities for the elderly?

(2) How can we effectively learn from these theories in the design and organization of activities for the elderly in the community?

Task 2 Master activity methods of the elderly in the community

Detailed knowledge

There are some differences between community activities for the elderly and general community activities. First of all, in terms of activity object, the main object of community activities for the elderly is targeted at the elderly in the community, not all community residents. Second, in terms of activity goal, it emphasizes the participation of the elderly, so the activity design and organization need to meet the group characteristics and special needs of the elderly, and need to enhance the activity ability of the elderly. Finally, in terms of professionalism, community activities for the elderly also emphasize the orderly planning and organization, and professional methods should be used to carry out activities under the guidance of professional concepts.

To sum up, community activities for the elderly refer to the professional activities carried out by community workers under the guidance of the professional concepts of social work through a series of planning and organization in order to meet the needs of the elderly in the community, solve the problems of the elderly in the community and promote the development of the elderly. Therefore, the activities of the elderly in the community must formulate a scientific and reasonable activity process planning table in advance, that is, the successive steps of activity planning and implementation, and rationally allocate the resources, which is also the concrete embodiment of the scientificity of activity planning.

According to the theories and methods of community social work, the activities of the elderly in the community can be divided into five stages from planning to implementation: early demand assessment, setting of activity goal, activity plan design, concrete implementation of the community activities, evaluation of the activities.

Ⅰ. Early demand assessment

The early demand assessment is mainly the investigation and evaluation of the target groups, that is, to answer the questions such as "what is the needs of the service object".

Ⅱ. Setting of activity goal

Through the early demand assessment, after clarifying the needs of the elderly in the community, we should formulate the goal and theme of the activity for the elderly in the community according to the activity information and the strength of the sponsors.

The goal of the activity points out the direction for the overall activity and is the most basic link, which can be defined by the principle of "Smart".

Ⅲ. Activity plan design

The activity plan design for the elderly in the community is one of the core links of the activity planning. According to the previous evaluation results, the determined activity theme and the clear activity goal , especially the detailed, specific activity goal in line with the needs of the elderly in the community and the current situation of the community, the corresponding community activities for the elderly are designed. The community activity plan for the elderly should not only reflect the theme and goal of community activities, but also have a certain degree of innovation, which can maximize the participation of community residents and make them feel comfortable and sympathetic in their activities, in order to achieve the service purpose of community workers.

Ⅳ. Concrete implementation

The specific implementation of activities is a process of putting the activity plan into practice. In the process of implementation, we should focus on three aspects. First, make preparations in accordance with the activity plan, including staff training, material preparation, venue setting and activity publicity, etc., to ensure the smooth development of the activities. The second is to pay attention to overall control, develop effective countermeasures to the possible problems in advance, adjust and improve them at any time according to the situation, and ensure that the activities are carried out in accordance with the established plan. Third, pay attention to the elderly. The general activity time of the elderly should not be too long. The time arrangement of activities should be controlled within 1 hour; if more than 1 hour, intermediate rest should be properly arranged, otherwise it will make the elderly feel tired. Staff should also have empathy and initiative, respect the elderly, and enhance the effectiveness of the activities.

Ⅴ. Evaluation of the activities

Activity evaluation refers to the process of using scientific research methods and technology to systematically evaluate the activity environment, activity content and activity effect, summarize the whole activity planning process, and examine whether the activity is effective and whether it has achieved the expected goal. Activity evaluation can be divided into process evaluation and result evaluation.

Before the end of the activity, on the one hand, communicate more with the elderly, collect their feelings, talk about the harvest of the activity, whether the activity goal has been achieved, whether there are unfulfilled wishes and ask for opinions. On the other hand, fully communicate with the sponsors, the organizers and the community, and evaluate the process and result of the activities, so as to summarize the experience and improve the quality of activities.

Task import

The total area of Kuixinglou community is about 0. 6 square kilometers. According to the data of the Seventh National Population Census, as of December 31, 2021, there were 9, 224 permanent households, with a total population of 22, 139 and a permanent population of 17, 408. Among them, the active population is 5, 664 and the registered permanent population is 16, 475. From the specific population data of the community, we can clearly grasp the current age distribution of residents in the community. According to the grass-roots data of the community-level mapping data, there are 2, 805 residents aged 0-20 years old, 6, 262 residents aged 21-40 years old, 6, 087 residents aged 41-60 years old, and 3, 216 old people over 60 years old, accounting for 18. 40% of the permanent population of the community. Among the old people, there are 384 elderly people of advanced age, 342 aged 80-89 , and 42 over 90.

Kuixinglou community is a typical compound community. Because it is located in the old urban area, old courtyards account for the vast majority, there are a large number of elderly people in the community, the aging problem is prominent, in which the elderly of advanced age, living alone, with disability and other special elderly people generally have care problems in their daily life. The community hopes to analyze the common problems and real conditions faced by the elderly in the community through the evaluation and investigation of the current life situation of the special elderly people, such as the elderly of advanced age, living alone and with disability in the community, grasp the actual living conditions of the elderly in the community, collect and identify the needs of the elderly and plan activities for the elderly in Kuixinglou community①.

Task analysis

The community is divided into four groups according to the community grid, and 160 elderly people in the sampling data are evaluated and investigated by means of household observation, interview, questionnaire and so on. The following findings are obtained.

1. Current situation of daily life and home care for the elderly

Through research and evaluation, we can see that the total number and proportion of female elderly in Kuixinglou community are higher than men, especially among the elderly living alone and the empty-nest elderly, female is significantly more than male. Most of the elderly have a strong ability to take care of themselves, and most of them take care of themselves in daily life, except the special cases of illness and old age, in which the elderly

① Excerpt from the network report "Kuixinglou Community Elderly Life Research Report".

are taken care of by their children and family members. Under the influence of traditional concepts, the elderly in the community still tend to take care of themselves or be taken care of by their children and family members.

From the perspective of the income source of the elderly, the income of the elderly is basically stable, the main source of income is pension, and a very small number of the elderly are supported by their children. As the elderly people assessed are the elderly in urban communities, their degree of living security is relatively high. The elderly are generally satisfied with the continuous improvement of living standards. Although most of the elderly are satisfied with the current situation, there are still some elderly people who are not satisfied with the safety of housing, which is mainly related to the lack of elderly-oriented facilities at home. With the increase of age, elderly people spend more and more time at home, and home care has become the main way of pension in the community. The elderly-oriented design of the home has a great impact on the daily life and living safety of the elderly. Residential facilities that are not suitable for the elderly are the main cause of injuries such as falls among the elderly.

From the perspective of population quality, the educational level of the middle-aged and elderly is generally low, and the proportion of the elderly only with primary educational level is the highest. The educational level of the young elderly is higher than that of the elderly with advanced age, and the quality of education has a direct impact on the quality of life of the elderly. In terms of the health of the elderly, with the increase of age, the proportion of elderly people suffering from chronic diseases is increasing. In terms of gender, the proportion of female elderly suffering from chronic diseases is higher than that of male elderly, and the elderly aged 80 and above suffer from multiple chronic diseases, so the prevention and nursing of common diseases in the elderly are very important.

In terms of daily life arrangements for the elderly, doing housework and watching TV are the main content of the life for the elderly, followed by going out for a walk and taking care of their families. A small number of elderly people will arrange entertainment time, such as travel, going to university for the elderly and other forms of entertainment. Due to the limitations of community public entertainment space, the leisure entertainment of the elderly is mostly carried out in the residential space. With the advent of the Internet era, more and more elderly people begin to use smartphones. From the evaluation survey, we can see that the majority of the elderly who can use smartphones are the young elderly. Of course, for the elderly who can use smartphones, they mainly answer and make phone calls, chat on Wechat and watch short videos. For relatively complex intelligent services such as online registration, ticket purchase, food booking and study, the elderly will hardly be involved.

2. The pension problems faced by the elderly

First, the elderly are unaccompanied and daily care is difficult. Due to busy work and fast pace of life, families have gradually weakened their pension function. On the one hand, children do not have more leisure time to take care of the elderly; on the other hand, they often ignore the psychological comfort of the elderly. Therefore, there is an obvious gap in spiritual care for the elderly. In the evaluation, it can be found that 80% of the elderly people living alone have the feeling of loneliness, but they do not want to add trouble to their children. In the demand collection, the installation of help bells is the highest demand in addition to daily life services.

Second, the elderly are in poor health, with limited mobility and lack of recreational activities. In the process of household assessment, there are some elderly people who often say that they or their spouses are unable to go downstairs or go out for a long time because of their poor health and inconvenience in movement, and that they mainly watch TV or listen to the radio every day. It can be seen that it is necessary to speed up the elderly-oriented transformation of communities and families and enhance the convenience and entertainment of the elderly.

Third, it is difficult to use the intelligent service function. From the evaluation data, it can be seen that 49% of the elderly use dumb phones, and most of the elderly who have smartphones do not independently use the smart service functions of smartphones. With the development of intelligent pension and more and more life services from "offline" to "online", that they can not use intelligent services, or only use simple operations, has become a difficult problem that the elderly have to face.

Fourth, the community home safety pension service project is relatively single, the home safety facilities for the elderly in the community are not perfect, the daily life care service also lack professional guidance, and the integration of community pension resources is not systematic. The pension team also needs to increase fresh blood and professional strength.

Task implementation

1. Make use of the local advantages of Kuixinglou community

1) Financial support

By soliciting opinions from residents at early stage, Kuixinglou community has invited Tong Meng 0-3 Early Education, Jiangxin Chanyue Yoga, Jingxin Bakery, 18 Craftsmen Convenience Service, Yuting Aesthetic Studio to settle in the community party and mass service center in partnership mode, which adopt the operation mode of business + low price + commonweal , provide professional, personalized service for residents , meet the needs of different age groups in the community, and carry out the corresponding public welfare activities for the elderly in the community. The partners will inject 5% of the income into the community public welfare fund, expand the community fund pool, feed back the community residents, and provide financial support for the activities related to the elderly services.

2) Service support

Kuixinglou community has such convenience service brands as "Friendly Neighbor Market" and 18 Craftsmen Convenience Service, which carry out courtyard activities on the eighth day of every month. They bring knife sharpening, shoe mending, haircut and other services that residents need in daily life into the community, and residents can enjoy the intimate service of craftsmen at a commonweal price of 1 yuan in their own courtyard, promote the soundness of the 15-minute convenient life circle, and enhance the convenient life service experience of the elderly in the community.

3) Talent support

Veteran party members in the community, people's mediators, judges and court lawyers form a harmonious team and join the community partner team. Around the daily contradictions and disputes of residents, family frictions, etc., integrate the internal social resources of the community, and make community social organizations contribute to the development of community governance. At the same time, the community self-organization and volunteer team are more active, which play a good exemplary role in the daily activities of helping the elderly, and lay a solid foundation for the construction of the community home care system for the aged.

2. Strengthen the construction of friendly system for the elderly in the community

1) Improve the function of community pension service

Improve the community information database for the elderly, according to the needs of the elderly in the community, provide personalized customized services for the elderly, and improve community pension facilities and services. Rely on home care volunteers through door-to-door companionship, meal delivery, free clinic, haircut and other voluntary services to improve the happiness index of the elderly. At present, the most important task is to improve the services for the needs of the daily life of the elderly, such as free clinics, meals for the elderly, cultural and sports activities, spiritual care and other high-demand old-age services, link the local advantage resources of the community, and hold supply-and-demand meetings for the elderly, effectively integrate self-organization, partners, 18 Craftsmen Convenience Service and other community organization resources, build a service resource bank for the community, and form resource docking closed loop. Further improve venues and facilities for the elderly, such as canteens and day care centers when conditions permit.

2) Introduce voluntary service to enrich the life of the elderly

On the one hand, we can rely on home care volunteers through door-to-door companionship, meal delivery, free clinic, haircut and other voluntary services to improve the happiness index of the elderly. Through the service model of demand list claim and participation, volunteers set up a volunteer service platform, record the duration and content of volunteer service in detail, and establish a volunteer points mechanism through time bank to enhance the enthusiasm of volunteer service and build a volunteer team for the elderly in the community.

On the other hand, professional pension service institutions and organizations can also be introduced to regularly hold training on aging policies and nursing knowledge for the elderly, enhance the skills of old-age nurses and provide multi-faceted demand services for the elderly, so as to meet the spiritual needs and psychological needs of the elderly, so that the elderly can integrate into the dynamic social life and spend their twilight years in peace.

3) Speed up the aging transformation of the community

After investigating the hidden dangers of living safety and furniture furnishings, focus on elderly-oriented renovation, add barrier-free facilities suitable for the elderly, and enhance the convenience of life for the elderly. For example, install bedroom access handrails, toilet chairs, walkers and so on for the elderly living alone, the empty-nest disabled elderly.

4) Apply intelligent pension technology

To help the elderly integrate into the intelligent society is not only the responsibility of the family, but also the responsibility of the society. It is necessary to establish a training mechanism for the use of smart devices for the elderly. In addition to the corresponding obligations of family members, the community can regularly set up training courses on the use of smart devices and adopt one-to-one Q&A method to remove the obstacles for the elderly to use smart devices.

Task work order

Draw the flow chart of the activity design for the elderly in the community.

Thinking and practice

(1) How to accurately identify the needs of the elderly in the community?

(2) How to reasonably evaluate the objective conditions for carrying out activities for the elderly in the community?

Task 3 Design group activities for the elderly in the community

Detailed knowledge

With the assistance and guidance of the group workers, the group activities for the elderly are to make use of the interaction and group cohesion among group members to provide professional services for the elderly and increase their opportunities to participate in social activities. Group activity for the elderly is a working process of promoting the change and growth of the elderly through entertainment, learning, communication and other activities in the group. It has a variety of therapeutic and preventive functions.

Task import

There are more than 3, 800 people over 60 years old in Jianxin community of Chongqing.

In the community health records, it is found that more than 60% of the elderly suffer from different kinds of chronic diseases. Among them, there are more elderly people with diabetes, accounting for more than 20%. After a visit by social workers to the elderly with diabetes, it is found that some elderly patients' understanding of diabetes still stays in the stage of getting sick due to eating too much sugar, and that the control of diabetes in life is to eat less sugar. There are even some elderly people who have diabetes but do not pay attention to it, do not test their blood sugar on time, and do not take medicine in accordance with the doctor's advice. In addition, some elderly people with severe diabetes have been sick for a long time, have had complications, and must control diabetes by regular injection of insulin, which has a greater impact on the quality of life and personal health. The elderly hope to learn some pathological knowledge of diabetes and master how to control their blood sugar in life in order to avoid aggravation of the disease. Based on the above findings, community social workers plan to carry out a supporting group for the elderly with diabetes. Through group activities, the group members can understand the pathology of diabetes, master the health care knowledge of diabetes, and through the sharing of experiences among group members, remove their own confusion, achieve new physical and mental balance, and improve the quality of life.

Task analysis

According to the above case, it can be known that the problems of the elderly with diabetes in the community include the following three aspects: a large number of elderly people with diabetes, the high prevalence rate of the disease; unclear understanding of the pathology of diabetes, wrong cognition easy to produce; long course of diabetes, many complications, the need for continuous monitoring of blood sugar, and medication control, which have an impact on the physical and mental health, quality of life and economic status of the elderly.

Therefore, in the activity design, we should try our best to put forward the activity goal and plan according to the above problems. In the activity, we can analyze and design the activity under the guidance of the following theories.

(1) Social learning theory. According to Bandura, behavior is learned by observing other people or things. One can acquire or learn new behavior by seeing, listening and reading rather than practicing it himself. The effect of learning promotion can be achieved through example learning and sharing among members in the group.

(2) Rational emotional therapy. Rational emotional therapy, also known as rational emotional therapy, was founded by Ellis in the United States in the 1950s. It is a kind of cognitive therapy. The theory holds that people's emotional and behavioral disorders are not caused directly by a stimulating event, but by the individual's incorrect cognition and evaluation of it, which finally leads to emotional and behavioral consequences in a particular situation. The misunderstanding of diabetes among the elderly in the community is the main reason for their neglect of the disease. In order to change the negative treatment attitude and behavior of the elderly in the community, it is necessary to popularize the pathology of diabetes and correct the wrong cognition.

(3) Activity theory. The theory holds that elderly people with a high level of activity are more likely to feel satisfied with their lives and are more able to adapt to the society than those with low level of activity. The elderly should replace the lost roles with new roles so as to integrate themselves into the society.

Therefore, this group activity will, according to the above theories, strengthen the popularization of the pathology and health care methods of diabetes, enhance the interaction among the group members, form effective behavior and experience sharing, and correct the misperceptions of the sick elderly, promote them to transform group behavior and experience into their own new behavior and experience. And through a variety of activities, help group members improve their own ability and level of activities, and establish a mutual support system, so as to improve the elderly's satisfaction with life and the ability to adapt to the environment.

Task implementation

Support group of the elderly with diabetes

1 Basic information of the group

Group name: Life is sweet and sugar-free.

Group objects: people with diabetes, aged 60-75, who have realized that illness has a significant impact on their lives and want to change.

Number of participants: 10-15.

2 Group objectives

(1) Make the team members have a better understanding of the pathology of diabetes and relevant health care knowledge, and form a healthy lifestyle.

(2) Through the support of the group, alleviate the psychological pressure of the elderly caused by disease, and work together to solve the problems encountered.

(3) Increase communication among the elderly and promote social participation of the elderly.

3 Characteristics of the group

(1) Nature: short-term supportive learning group.
(2) Number of lessons: 6.
(3) Date: August 11, 2022 to October 11, 2022.
(4) Time: 15:00-16:30 every Tuesday.
(5) Venue: community conference room.

4 Outline of unit design

Outline of unit design is shown in Table 10-1.

Table 10-1 Outline of unit design

No. of lesson	Unit name	Activity content	Activity flow	Time
Lesson 1	Sugar friends get to know each other	(1) Ice-breaking: team members get to know each other. (2) Understand the significance of the group, make the rules of the group, and put forward expectations. (3) Pretest: assess team members' diabetes cognition situation	(1) Opening introduction of the group. (2) Through the drum-and-pass game, team members make personal introduction. (3) Sign a group contract. (4) Conduct a team membership assessment	60 minutes
Lesson 2	Life of sugar control	(1) Share the impact of diabetes on your body and life. (2) Share your sugar control methods in your life. (3) Share your feelings about diabetes	(1) Learn the first section of Baduanjin for the elderly. (2) I talk about diabetes. (3) Tips for controlling sugar	60 minutes
Lesson 3	Reveal the secrets of diabetes	(1) Invite diabetes experts to give lectures on diabetes knowledge. (2) Answer team members' questions about diabetes	(1) Learn the second section of Baduanjin for the elderly. (2) Expert lecture. (3) Experts answer questions	60 minutes
Lesson 4	A clever way to control sugar	(1) Invite nutritious diet experts to give lectures on sugar control. (2) Work with team members to develop personalized sugar control recipes	(1) Learn the third section of Baduanjin for the elderly. (2) Expert lecture. (3) My sugar-controlled diet	60 minutes
Lesson 5	Competition for sugar control	(1) According to the knowledge points learned before, rush to answer and strengthen the cognition. (2) Discuss the dilemma and hold a group discussion on the unsolved problems at this stage	(1) Learn the fourth section of Baduanjin for the elderly. (2) Competition for knowledge of sugar control. (3) A secret master plan	60 minutes
Lesson 6	Sweet life contains no sugar	(1) Review and summarize the knowledge and methods learned in the group. (2) Share the gains and feelings of the group. (3) Team evaluation. (4) Group graduation ceremony	(1) Learn the fifth section of Baduanjin for the elderly. (2) Group review. (3) Share the harvest of the group. (4) Team evaluation. (5) Graduation ceremony	60 minutes

5 Specific procedure of group activity

Scan the QR code for the specific procedure.

6 Recruitment plan

(1) Post event posters and send event messages to the elderly in the community.

(2) The recruitment objects are the elderly in the community who take the initiative to sign up and have diabetes.

(3) The recruitment time is expected to be one week.

(4) Confirm with the participating elderly before carrying out the activity.

7 Resources needed

(1) Community venue support.

(2) Markers, large white paper and other materials.

(3) Expert on diabetes and nutrition for lectures.

(4) Projector, computer, audio and video equipment.

(5) 2-3 social workers in the group.

8 Anticipated problems and contingency plans

(1) After the elderly promise to join the group and fail to participate in the activity, or fail to persevere.

Inform them of the schedule and discipline of the activities when recruiting team members. Call them the day before each event and confirm whether they can participate. The old people who know each other in the group are teamed up to urge each other to participate.

(2) The elderly are often late for activities.

Call the elderly before each start to confirm whether or not to attend. Call those who are late to confirm whether they go out or not. The elderly who live closer will be teamed up and come and return together in groups.

(3) The elderly can't communicate smoothly because of the language problem.

The pace of communication in the group is slower, and the staff will explain it in time to make sure that all the old people know the information.

Task work order

Table 10-2 Plan of group activities for the elderly

<table>
<tr><td>Basic team information</td><td colspan="6">Team name:
Time and number of sessions of the group:
Venue:
Team characteristics:
Number of people in the group:</td></tr>
<tr><td rowspan="2">The background and theoretical framework of the group</td><td>Group background</td><td colspan="5"></td></tr>
<tr><td>Theoretical framework</td><td colspan="5"></td></tr>
<tr><td>Group goal</td><td colspan="6"></td></tr>
<tr><td rowspan="5">Specific plan for group activities</td><td>Number of section</td><td>Date and time</td><td>Purpose</td><td>Content</td><td>Worker's role</td><td>Material</td></tr>
<tr><td>Section 1</td><td></td><td></td><td></td><td></td><td></td></tr>
<tr><td>Section 2</td><td></td><td></td><td></td><td></td><td></td></tr>
<tr><td>Section 3</td><td></td><td></td><td></td><td></td><td></td></tr>
<tr><td>…</td><td></td><td></td><td></td><td></td><td></td></tr>
<tr><td>Anticipate difficulties and methods</td><td colspan="6"></td></tr>
<tr><td>Evaluation method</td><td colspan="6"></td></tr>
<tr><td>Material preparation</td><td colspan="6"></td></tr>
</table>

Thinking and practice

(1) What is the basis for defining the types of group activities for the elderly?

(2) How to consider the venue and time in the group activities for the elderly?

(3) How to establish a good relationship with the elderly when carrying out group activities?

Task 4 Carry out cultural and sports activities for the elderly in the community

Detailed knowledge

The cultural and sports activities of the elderly in the community refer to a variety of cultural and recreational activities by organizing and guiding the elderly who have roughly the same hobbies, so as to enrich the life of the elderly and make them happy. Relatively speaking, the cultural and sports activities of the elderly have the characteristics of simple planning, less investment, strong self-entertainment, relatively single participants, low technical requirements, conforming to the interest and psychology of the elderly and so on.

Task import

Huafu Home community in Chongqing is a newly built community dominated by public rental housing. Most of the old people in the community have just moved here because of house demolition. The elderly in the community are very strange and indifferent to each other. There are few activities in the community. Most of the elderly in the community reflect that they are not familiar with the community situation and community residents, do not adapt to the current community environment and way of life, feel boring, and even often feel lonely and helpless.

As an important living place for the elderly, community affects the lifestyle of the elderly to some extent. Living in a familiar and friendly community environment will help the elderly to get emotional support, community care and opportunities to participate in activities, so as to maintain their own good development.

Task analysis

According to the community survey, we can see that there are two outstanding needs of the elderly in the community, one is that they are not adapted to the community environment, and the other is that they are unfamiliar with each other, which leads to the lack of a sense of belonging to the community, loneliness and helplessness. To change this situation, we should start with the enhancement of the individual adaptability of the elderly, the improvement of the community environment, and the establishment of a mutual assistance system. We can choose ecosystem theory and symbolic interaction theory as the reference of activity design.

Task implementation

The specific activity task implementation plan scans the QR code.

Task work order

Table 10-3 Activity plan for the elderly in the community

Activity name			
Activity time		**Location of activity**	
Activity background			
Activity goal			
Service object			
Specific activity arrangement			
Material preparation			
Anticipated difficulties and solutions			
Activity evaluation			

Thinking and practice

(1) What factors should be considered in the activity plan for the elderly in the community?

(2) How to do a good job in risk prevention and control of the activities of the elderly in the community?

Task 5 Carry out festival activities for the elderly in the community

Detailed knowledge

All kinds of festival activities are generally based on traditional Chinese festivals, such as Spring Festival, Lantern Festival, Mid-autumn Festival, Dragon Boat Festival, Double Ninth Festival. These festivals play a more important role among the elderly, so they also take them more seriously in the festivals, such as various traditional customs and etiquette during the Spring Festival, various matters needing attention when celebrating Qingming Festival, the food that should be eaten during the Dragon Boat Festival and Mid-autumn Festival. Therefore, when it comes to Chinese traditional festivals, the elderly hope to carry out some related celebration activities in the community to create a festive atmosphere and enrich their life.

Task import

Chongqing Eling community is an old military family area. Because the houses are old, the young people in the community gradually move out, and the permanent residents are mainly the elderly, and most of them are veterans or military families. These elderly people have better economic conditions, have a high degree of mutual familiarity, have a high collective consciousness, and are keen on community activities. On major festivals, the army will carry out condolences and celebration activities for the elderly in the community, and is also willing to sponsor some community activities, and the funds for community work are relatively abundant.

There are a number of elderly interest organizations in the community, such as dance team, singing team, and performing team, which regularly rehearse performance projects and are happy to display them. The elderly often suggest organizing a self-designed party for the elderly in the community in traditional festivals such as Double Ninth Festival and the Mid-autumn Festival to enhance the interaction among the elderly and fully display their elegant demeanour.

Combining with the upcoming National Day and Double Ninth Festival, the community is going to prepare a performance party to meet the needs of the elderly and to create a community festival atmosphere.

Task analysis

From the situation of the community, we can see that the Eling community has some typical characteristics: first, the elderly in the community have strong homogeneity, most of them have military experience or are military families; second, the economic conditions are good, and their spare time life is rich; third, the community has more resources and the army often provides financial support. According to the analysis of the needs of the elderly in the community, they want to have a platform to show themselves, so we can consider celebrating some major festivals to let the elderly show their talents and meet their value needs.

According to the theory of advantage perspective, everyone or everything contains its own advantages.

Give respect and trust to the elderly, let them fully show their talents, so as to help them to stimulate their potential, at the same time enhance their own power, and promote the healthy development of the elderly.

According to Maslow's hierarchy of needs, people have five kinds of needs: physiology, safety, destination and love, respect and self-realization. When the low-level needs are basically met, there will be high-level needs. The elderly in the community generally have good economic conditions, and their basic needs are easy to be satisfied, so they need more respect and self-fulfilling satisfaction. Through the organization of cultural evenings and other activities, we can give the elderly a platform to show their talents, which is helpful for the elderly to seek a new sense of satisfaction.

In the design of cultural evenings and other activities, we should give more play to the advantages and initiative of the elderly, so that they can fully participate and take a lead. Community workers should play a role of supporters to help them connect the resources, ensure the development of activities and provide necessary protection measures.

Task implementation

1 Name of the party

Double Ninth Festival Art Gala on National Day

2 Theme of the party

To eulogize the spirit of the "five elders" and celebrate the festival of the motherland.

3 Organizational structure

Sponsors: local troops, Eling community

Organizers: You'ai Social Work Service Center, Jiayu Performing Arts Co., Ltd.

4 Time and place of the performance

Time: October 4, 2022, 18:30-20:00.

Venue: community center plaza

5 Preparation for activities and division of work

(1) Venue wall background, banner production: Jiayu Performing Arts Co., Ltd.

(2) Stage design and installation: Jiayu Performing Arts Co., Ltd.

(3) Preparation and security of audio, video, lighting and other equipment: Jiayu Performing Arts Co., Ltd.

(4) Photography: Jiayu Performing Co., Ltd.

(5) Programme rehearsal: You'ai Social Work Service center.

(6) Personnel organization and on-site order: You'ai Social Work Service center.

(7) Event manuscript and publicity: Eling community.

(8) Security, medical care and other emergency work: Eling community.

6 Agenda

(1) The host delivers the opening speech and introduces the guests.

(2) The representative of the army makes a speech.

(3) The leader of the Eling community announces the start of the performance.

(4) Performance of community senior art teams.

(5) Take a group photo at the end of the event.

7 Form of performance

Songs, operas, dances, sketches

8 Performing program.

1) Chorus of"Sunset Red"

Singers: Community Senior Singing Team, Community Senior Performing Team.

2) Dance "The East Is Red"

Performer: Community Senior Dance Team

3) Poetry recitation of"Today Is Chongyang"

Singer: Community Senior Poetry Team

4) The song "Old Men"

Singers: Community Senior Singing Team, Community Senior Performing Team

5) The sketch "Warm Community Service Station"

Performers: community workers, You'ai Social Work Service Center

6) Beijing opera "Selected Films from Famous Segments"

Performers: Community Beijing Opera Performers

7) Taijiquan performance

Performer: Community Senior Fitness Team

8) Chorus of "Me and My Country"

Singers: Community Senior Singing Team, Community Senior Performing Team

Task work order

If you are the host of the art gala in Eling community, please write a host speech according to the activity plan.

Thinking and practice

(1) Combining with your life experience, which traditional festivals and customs do you think the elderly pay more attention to?

(2) What aspects should be paid attention to when carrying out festival activities for the elderly in the community?

References

[1] WEI Chen, ZHU Qinlin. Study on the effect of community care on the health level of the elderly living alone [J]. Health economics research, 2022. 39 (11): 32-36.

[2] CAO Xiaoman, LU Jie. Study on community care for the disabled elderly in cities [J]. Employment and security, 2020 (17): 18-19.

[3] DAI Zongping. Analysis of community care for the elderly [J]. East, west, north and south, 2020 (2): 252-254.

[4] The editorial department of this magazine. Community care [J]. Chinese general medicine, 2018 (13): 1538.

[5] MO Wang, PAN Guifang. Research on the model of community care under the background of aging [J]. Science and technology vision, 2018 (12): 74-75.

[6] GUO Jianxin. The characteristics and enlightenment of British community care [J]. China management informatization, 2016, 19 (13): 214-215.

[7] DENG Xiwen. Analysis of the new pension model from the perspective of community care [J]. Modern commerce and trade industry, 2022, 43(12): 61-62.

[8] LIU Huayu. Study on the community care model of hospice care for the sick elderly [J]. Heilongjiang human resources and social security, 2021 (20): 57-59.

[9] JIA Bingjie. Study on the pension problem of urban elderly women in Fujian Province from the perspective of community care [J]. Statistics and management, 2020, 35 (11): 85-89.

[10] YUAN Rui. Empty nest and homing: modern significance of the concept of filial piety and analysis of community care model [J]. Social construction, 2018. 5 (1): 53-61.

[11] CHEN Panpan. The mode of community care for the elderly who have lost their only child [J]. Chongqing social sciences, 2015 (6): 47-54.

[12] CUI Hengzhan. Research on the origin and evolution of home-based pension and its connotation [J]. Shandong social sciences, 2015 (7): 120-124.

[13] LI Yanzhong, LI Jun. To construct the model of community care for the aged in China [J]. Chinese journal of gerontology, 2014, 34 (6): 1710-1713.

[14] XIONG Liang, LUO Jie, CHEN Yuetang. Research on the construction of "community +" precision support model for the group who have lost their only child in China: enlightenment based on the practice of community endowment service abroad [J]. Journal of Xiangtan University (Philosophy and social sciences edition), 2021, 45 (4): 85-91.

[15] CHEND Haijun. The advantages and development countermeasures of home and community old-age services in China [J]. Social governance, 2019 (11): 43-51.

[16] LI Yingsheng. Introduction to social work [M]. 2rd ed. Beijing: China Renmin University Press, 2010.

[17] LI Xin. Psychological maintenance and service for the elderly [M]. Beijing: Beijing Press, 2013.

[18] PU Cunfu, PENG Zhen. Community work practice [M]. Beijing: China Light Industry Press, 2014.

[19] YANG Ping, XIAO Jin, CHEN Baozhen. Medical humanities vocabulary [M]. Shanghai: Second Military Medical University Press, 2004.

[20] LE Guo'an. Counseling psychology [M]. Tianjin: Nankai University Press, 2002.

[21] HUANG Haijing, WANG Zhibin, JIN Hongbin The evolution and development of mobility aids [J]. Chinese journal of orthopaedic surgery, 2006, 14(18).

[22] ZHANG Yezhen, XU Hua. Introduction to the design of mobility aids for the elderly [J]. Art and design (Theory), 2007(6): 107-109.

[23] ZHENG Yi. Community activity planning and organization practice [M]. Chengdu: Southwest Jiaotong University Press, 2018.

[24] TAN Luoming, ZHUANG Lihua. Community activity planning [M]. Nanjing: Nanjing University Press, 2013.